本书受上海市法医学重点实验室资助出版

老年常见慢性疾病
家庭康复照护

吴　军　朱蟾玉　编著
郭津生　蔡　婷　审阅

世界图书出版公司

上海·西安·北京·广州

图书在版编目(CIP)数据

老年常见慢性疾病家庭康复照护/吴军,朱蟾玉编
著. —上海:上海世界图书出版公司,2021.7
ISBN 978-7-5192-8602-6

Ⅰ.①老… Ⅱ.①吴…②朱… Ⅲ.①老年人-常见
病-慢性病-康复-护理 Ⅳ.①R592②R473.59

中国版本图书馆 CIP 数据核字(2021)第 106161 号

书　　名	老年常见慢性疾病家庭康复照护	
	Laonian Changjian Manxing Jibing Jiating Kangfu Zhaohu	
编　著	吴　军　朱蟾玉	
责任编辑	芮晴舟	
封面设计	袁　力	
出版发行	上海世界图书出版公司	
地　　址	上海市广中路 88 号 9 - 10 楼	
邮　　编	200083	
网　　址	http://www.wpcsh.com	
经　　销	新华书店	
印　　刷	苏州彩易达包装制品有限公司	
开　　本	787mm×1092mm　1/16	
印　　张	25	
字　　数	430 千字	
版　　次	2021 年 7 月第 1 版　2021 年 7 月第 1 次印刷	
书　　号	ISBN 978-7-5192-8602-6/ R · 591	
定　　价	150.00 元	

内容提要

本书由三部分组成：

第一部分　名词解释

老年慢病、家庭康复、家庭照护、法律保障解读，旨在为读者阅读本书第二部分病症提供指导性意见。

第二部分　参阅病症

含有癌症、心脑血管疾病、内分泌代谢病、骨关节疾病等 40 多种病症，每个病症按概述、康复照护、预防分述，重点在家庭康复照护，旨在照护者规范行为和心理准备；被照护者树立信心，遵医嘱，通过饮食营养康复、运动康复、心理康复、合理用药指导、手术后康复等恢复健康。

第三部分　附录

节选《中华人民共和国老年人权益保障法》，旨在老年人用法律维护自己的合法权益，保护生命和财产安全，使其不受侵害和破坏。

目 录

第一部分

名词解释

一、老年慢病

老年慢病是老年人(我国法律规定老年人是指 60 周岁以上的公民)所患的相关病理变化缓慢或不能在短时期内治愈的病症。

1. 老年相关性疾病分类 一般可分为以下三种:

(1) 老年期特有的疾病,也就是衰老过程中自然发生的疾病,如以动脉硬化为病理基础的疾病,老年人如不死于其他疾病,则常死于此病。

(2) 虽然青壮年也发生但多见于老年期的疾病,如恶性肿瘤、前列腺增生症等。

(3) 老年人和青年人都可发生的疾病,但老年人的发病率和临床表现却往往与青年人不同,如肺炎、消化性溃疡等。

2. 老年慢病特点 具有以下临床特点:

(1) 多器官损害性。老年患者同时常患有多种疾病,如有些老人有冠心病、高血压,同时还有慢性支气管炎、胆石症、糖尿病等。此外,同一脏器易发生多种病变,例如冠心病、肺心病、传导系统或瓣膜的退行性病变可以同时存在。由于同一人的多种脏器患有多种病变,必然使临床表现变得很复杂和不典型。

(2) 迁延和难愈性。老年人器官功能储备低下,代偿力和修复功能差,加之几种脏器病常同时存在,因而一旦患病多只能缓解病情,无法痊愈。

(3) 突变性。许多慢性病,随着增龄,器官功能衰退,病损逐渐加重,常可以急剧的症状出现。老年人各种脏器功能减退,内环境稳定机制减退,应激能力随之减弱,故一旦发病,病程进展快,病情常迅速恶化,使医生措手不及。

(4) 脑功能易受损害性。因大脑比其他脏器对应激或疾病更敏感,故无中枢神经系统病变的老年患者易出现意识障碍,常出现淡漠、精神错乱、烦躁不安、谵妄等症状。

(5) 容易发生并发症。老年人口渴中枢敏感性降低,常处于潜在的脱水状态,患病时常易引起脱水和电解质紊乱。患肿瘤、中枢神经系统疾病、肺部疾病时,可有抗利尿激素分泌异常引起的慢性低钠性脱水。老年人肾处理钾的能力减退,如发生腹泻或使用利尿剂,应注意防止失钾;而肾功能减退伴有感染时,又易引起高血钾。老年人因活动少,有些老年人长期卧床,易引起肌肉失用性萎缩、骨质疏松、体位性低血压、压疮、静脉血栓形成、坠积性肺炎、肺栓塞、精神抑郁等并发症。

(6)药物及不良的生活习惯对病情的影响。随着老年人药物应用的日益增多,不仅药物不良反应及相互作用易于发生,而且可改变原发疾病的病情。老年人体力活动少,可能掩盖心血管疾病所致的气短或胸痛。久坐习惯可引起踝部及下肢水肿。

二、老年病家庭康复

1. **家庭的含义** 以婚姻和血缘关系为基础的社会单位,包括父母、子女和其他共同生活的亲属在内。

2. **"康复"的含义** 康复有许多种定义,世界卫生组织(WHO)所做的定义,认为康复就是"包括了所有的措施,借以减轻残疾和残废带来的后果,使残疾、残障者能够重新回到社会中去"(残障是指残疾严重,因而限制或妨碍一个人作为社会的一员参与社会活动)。

3. **老年病家庭康复** 由于老年人机体各器官的原有功能存在不同程度的衰退,患病后极易产生某些器官功能的障碍或致残。在家庭通过各种措施包括理疗、体疗、针灸、技能锻炼、言语锻炼、心理护理等尽可能保持或恢复其原有功能,以期达到让老年患者能生活完全或部分自理。这就是老年患者的家庭康复治疗。

家庭康复应注意以下几点:① 掌握老年人心理状态,耐心做解释工作,不断鼓励增强信心,坚持锻炼。② 安全很重要,防止跌倒、碰伤及负荷过重。③ 原则上根据个人具体情况让老年人主动锻炼,给予必要的扶持,过分的扶持和保护起不到康复作用。④ 预防感染和其他并发症。⑤ 严密监视在康复治疗中老年人出现的心、肺、脑、肾的变化,并及时找医师处理。⑥ 创造必要的条件如用具、设施等以利老年患者能在家庭中坚持锻炼,巩固疗效。

三、老年病家庭照护

----------------------------------❧✦❧----------------------------------

老年病家庭照护是在家庭老年患者及护理者配合医师的治疗,老年患者观察并了解自己的病情及安全合理用药;照料者在医师护士指导下照顾调理老年患者的日常生活、饮食起居等,是在安全环境下增强老年患者生活自理能力的自我保健、锻炼能力的一种形式。

家庭照护应注意以下几点:① 老年人患病后多有精神和情绪的变化,护理工作更要耐心细致、体贴和周到,要得到老年人的信任和合作。② 老年病有并发症多、病情多变和错综复杂的特点,故观察要严密细致。老年人的主诉往往不多且出现晚,因此通过护理早期发现病情变化和妥善处理尤为重要。③ 老年人患病后食欲更差,易发生营养不良和水电解质紊乱,在护理时预防和妥善处理以上问题关系到老年病的预后。④ 老年人患病后卧床时间长,抵抗力低,极易发生并发症,如老年人股骨颈骨折后并发肺炎,卧床不起的患者易生血管栓塞症等。为此,预防并发症的发生应是老年患者护理工作的重点。呼吸道、泌尿道、皮肤、血管等是并发症最易发生之处,加强以上器官的护理对老年患者尤为重要。⑤ 保证给药途径的畅通,严密观察老年患者用药时易出现的不良反应和过敏反应。采取措施预防对胃肠道用药的反应,合理地应用和保护好老年患者静脉血管以保证用药。⑥ 大小便失禁在老年人患病后容易出现或加重。为此,护理工作应予注意,创造条件方便老人大小便及便后保持会阴部清洁干燥。⑦ 随着老年人疾病的发生和发展,器官和系统的功能常有不同程度的受累,其中以脑、心、肺、肾及骨骼肌肉最为常见,应注意维护其原有功能和改善已受损的功能。⑧ 加强康复期老年患者功能训练,使其能生活自理。⑨ 做好老年人卫生保健的健康教育。⑩ 护理工作要为老年患者的安全创造条件,防止发生意外。

坚持家庭照护可使老年患者的脏器功能达到最好水平,而做到生活上的基本自理又可增进老年患者康复和继续生活的能力。

四、老年人法律保障

1. **法律的含义**　在我国,只有全国人民代表大会依立法程序制定和颁布的规范性文件才称法律。法律通常规定一些最根本的问题,如国家的政治和经济制度、国家机关的组织和职权、公民的基本权利和义务等,以及某些基本的和主要方面的社会关系,如民事方面的财产关系、婚姻家庭关系、刑事方面的各种关系等。它反映统治阶级的根本利益和意志,具有最高的法律效力,是制定从属性法规的依据。凡与法律相抵触的文件均属无效。

2. **老年人法律保障**　用法律维护老年人的合法权益,保障老年人的生命安全和财产安全,使其不受侵害和破坏。

第二部分

参阅病症

一、癌　　症

【概述】

我国每年新发癌症 300 万人左右，每年因癌症死亡人数达到了 270 余万人，癌痛发生率达到 50％以上，其中 30％为重度疼痛。世界精神病学会（WPA）出版的《抑郁与恶性肿瘤》显示，3％～38％的恶性肿瘤患者被诊断为患有抑郁症。恶性肿瘤极易给患者带来巨大的精神压力，加重患者的不良情绪反应。多数肿瘤患者从检查开始，就长期处于紧张、焦虑的心理状态，抑郁是肿瘤患者最常见的情绪问题。

（一）所有癌症诱发因素

1. **吸烟**　吸任何种烟草或者二手烟。

2. **超重**　体质指数（BMI）≥25 kg/m^2。

3. **缺乏果蔬膳食**　每日摄入量不足 5 个供应份（Portion：西方餐饮食物供应单位）。

4. **乙醇（酒精）**　饮用任何类型的乙醇。

5. **职业**　工作中暴露于致癌化学物质或环境。

6. **物理因素**　每日大剂量接受放射线以及紫外线照射。

7. **感染**　暴露于致癌性感染例如人乳头瘤状病毒（HVP）感染以及乙型、丙型病毒性肝炎等。

8. **红肉**　摄入任何种类的红肉或加工肉类。

9. **辐射**　暴露于任何种类的电离辐射，包括源于土壤等的背景辐射。

10. **低纤维膳食**　每日纤维摄入量低于 23 g。

11. **少运动**　每周适度运动时间少于 150 分钟。

12. **非母乳喂养**　婴儿母乳喂养时间短于 6 个月。

13. **激素替代疗法**　接受任何类型的激素替代疗法（HRT）。

14. **多盐**　每日至少食盐 6 g。

(二) 人老缘何易患癌

癌症虽然可发生在任何年龄,但除中枢神经系统肿瘤与白血病在儿童期高发外,大多数癌症的发生率随年龄增长而呈上升趋势,而51%以上的癌症患者是65岁以上的老年人。老年人癌症发病率较高有以下几方面原因。

1. 免疫功能低下 正常人的免疫功能有三大特征:即生理防御、自身稳定和免疫监视功能。人体内的细胞不断有突变的发生,突变细胞达到一定数量即可发生癌变,而免疫监视功能的责任正在于及时清除突变细胞,使之达不到癌变数量。随着年龄的增长,人体免疫功能逐渐衰退,因此免疫监视功能也下降,突变细胞不能被及时清除,较容易发生癌变。

2. 超越了"致癌潜伏期" 目前公认的人类癌症80%～90%都是直接或间接与接触致癌物质有关。从接触致癌物质到癌症发病通常要经历一个漫长的过程,医学上称之为"致癌潜伏期",一般为10～40年。这样,尽管开始接触致癌物质时还是青壮年,但日积月累到老年时已接触大量的致癌物质,自然就形成了年龄大的人患癌症多的现象。

3. 患有慢性疾病 许多癌症往往发生在原有慢性病的基础上,如口腔黏膜白斑可发展为口腔癌;萎缩性胃炎和胃溃疡可演变成胃癌;直肠多发性息肉可导致直肠癌等。由于老年人慢性病多,因而患癌的机会也增多。

4. 内分泌紊乱 人到老年内分泌系统失调,体内激素不平衡,这样容易使某些激素持续作用于敏感组织,导致细胞的恶变。研究发现,人体组织细胞的衰老可增加对致癌物质的"易感性",这是老年人易患癌的关键所在。

【康复照护】

(一) 癌症康复治疗的重要性

癌症患者在临床治疗后不等于痊愈,因为一部分患者会出现复发和转移的情况,所以癌症康复期间的治疗同样重要,甚至可以决定患者后期的生活质量和生存期。

康复治疗涉及心理康复和生理康复,是临床治疗必要的巩固、延续和进一步的完善。

康复治疗期间要做到:心态乐观,膳食平衡,尽早开展适当锻炼,根据需要合理用药,出现不适及时去医院治疗,此外定期复查也很重要。

癌痛是患者最常见、最主要的症状。应科学镇痛，不要因为忍受痛苦带来不良的心理状态，影响康复。

要正视癌症。癌症不等于绝症，通过保持良好身心状态，规律作息，膳食平衡，积极锻炼提高免疫力，达到病情长期稳定，与癌症"和平共处"。

（二）癌症居家疗法，提升患者生命质量

癌症是一种"典型的属于 20 世纪的苦难"。对于患者来说，目前常用的癌症治疗方法包括手术、放化疗等，均是由医生向患者的单向治疗。如何让患者及其家人主动获悉癌症相关知识的最新进展，指导他们有针对性地配合治疗和居家看护，对提高癌症综合治疗的疗效起着非常关键的作用。

通过医院内外的有效衔接，医生和患者及家属携手，共同运用科学规范的手段来抗击癌症；癌症患者也要保持阳光的心态，积极地接受治疗，同时进行营养、心理和运动干预，科学规范地进行综合康复，去创造生命的奇迹。

（三）心理护理，让癌症患者远离恐惧

1. **别让恐惧乘虚而入**　众所周知，疼痛是中、晚期癌症患者的常见症状，他们除了要面临死亡带来的巨大精神压力外，还要忍受癌性疼痛和治疗性痛苦对肉体的折磨，容易产生各种不良情绪，并加重患者的疼痛感。同时，焦虑的情绪还可导致自主神经功能紊乱，引起睡眠障碍、食欲缺乏，从而进一步加重患者的症状。因此，加强对患者的心理护理，显得尤为重要。

通过对晚期癌症患者及时有效的心理干预及认真细致的综合护理，可增加患者的舒适度，提高他们对生活的满意度，从而改变患者的心理状态，减轻患者的疼痛、焦虑、抑郁，并可改善患者的睡眠和食欲情况，帮助患者重建生活信心，提高生命质量。这不仅需要患者家属的帮助，也需要医院护理人员的配合，需要具有高度的同情心和责任感，并且熟练掌握基础护理和各专科护理的理论与技术，才能做好心理护理和疼痛护理，提高晚期癌症患者的生命质量。

对晚期癌症患者进行心理护理，家属与医务人员应努力让患者以客观而平静的心情接受现实，正确对待现实，消除患者的恐惧和精神创伤，积极地配合治疗，以提高患者的生命质量。

2. **接受才能真正享受**　如何破解癌症患者的"肿瘤心理"，让他们真正接受疾病，从而继续享受生活？面对不同时期的心理，需要用不同的处理技巧来"破解"。

（1）否认　当患者得知自己患有癌症即将面临死亡时,都有短暂的否认期。他们会对诊断做出质疑,这时,医务人员一定要提前做好告知准备,让其亲人陪伴在身边,使患者有安全感。

当患者处于否认期时,医务人员或家属都应与患者坦诚沟通,不要轻易揭露患者的防卫机制。家属不必过早要求患者面对现实,更不必以局外人的身份来纠正其行为,而应耐心地陪伴,并请医生多讲解关于恶性肿瘤的相关知识,维持患者合理的期望,顺势诱导并给予关心和支持。

（2）焦虑　焦虑情绪是癌症患者患病早期的主要心理问题,焦虑心理已经成为老年癌症患者的首要心理问题。对此,家属可用心理暗示的积极作用,来提高患者的安全感、满足感。医生和家属可在使用某些药物或做某些治疗后,向患者暗示病情正在稳定并逐渐好转,让其安心。

（3）恐惧　临终患者的心理都会有一种可怕的恐惧感和悲伤感,当得知自己的生命即将结束时,顿觉难以逃避而感到震惊、害怕、坐卧不安、心神不定及感情脆弱。恐惧感是癌症患者普遍存在的心理反应,癌症常见的恐惧有对疾病未知的恐惧,对疼痛的恐惧,对与亲人分离的恐惧等。

大多数患者都愿意知道自己的诊断,主动而有分寸地把医生的诊断告诉患者,同时明确指出癌症已不是不治之症,并结合一些成功治愈的实际病例,可以减轻患者的恐惧。因此,家属不能依据自己的心理感觉而选择不让患者知道真相,这样可能反而会适得其反。

（4）愤怒　处于这个阶段的患者常表现为生气与激怒,充满怨恨与嫉妒的心理,变得难以接近或不合作。患者会对自己的病情产生积怨感。觉得自己得了不治之症随时都会去世,随时会失去一切,因而产生一系列的不良生理反应。

此时医务人员和家属应切记患者的愤怒是发自内心的恐惧绝望,要尽量让患者表达其愤怒,宣泄内心的不快,理解患者的痛苦,进行安抚和疏导,注意保护其自尊心。这时,要主动与患者沟通、交流,鼓励患者说出心里的恐惧,这段时间家属要一直陪在患者身边,给予他们温暖。

（5）抑郁　抑郁情绪及抑郁综合征是患病后期容易出现的心理问题。患有抑郁综合征的肿瘤患者,其内心体验是压抑、沮丧、悲伤,多表现为兴趣的下降或缺乏,具有无望、无助、无价值之"三无症状"和自责、自罪、自杀之"三自症状"。

抑郁综合征还会有伴随症状,如睡眠障碍、幻觉和妄想精神病性症状,以及疼痛和消化系统症状等。随着病情的进一步恶化,患者意识到自己将会永远失去所热爱的生活、家庭、工作、地位以及宝贵的生命时,有巨大的失落感,出现全身衰竭,表情淡漠,心情忧郁,或暗自流泪,或沉默无语,尤其当知道同种疾病的患者死去时,更加剧了思想压力。

(6)接受 有些患者深知病情加重将面临死亡,却显得很平静安详,不心灰意冷,更不会抱怨命运;但会向他人表达曾经历过的生活感受,准备接受死亡。这个阶段的患者面对死亡已有所准备,恐惧、焦虑、悲哀也许都已消失,显得平静安详,患者能坦然面对自己的疾病,接受癌症这个现实。但患者情绪低沉,觉得一切都不那么重要,对周围事物丧失兴趣,有的进入嗜睡状态。这时,家属要多与患者沟通、交流,并提供安静、舒适的环境,尊重其选择,陪同患者坦然、愉快地走完剩下的人生。

3. 与疾病和平共存 事实上,癌症在我国已是高发的慢性病,患者及家属在与癌症共存中,保持良好心态更重要。

(1)安排舒适的环境 患者通常都需要有人陪伴,家属应多给患者以抚爱、拥抱、轻言细语,多拉家常,使患者感到亲友的关爱,激发其珍惜生命、热爱生活的热情,增强对治疗的信心,帮助患者和家属面对现实,积极应对死亡的挑战。

保持室内空气的舒适与流通,室内温度应保持在 21~23℃,湿度应保持在 40%~60%;室内应保持安静,并有适当的照明。因为在濒死过程中,患者的视力逐渐模糊,而且害怕处在黑暗的房间,但应避免过强或刺眼的光线。将对患者有意义的东西,如纪念物、照片或标志等放置在患者能看见的地方。

(2)满足精神需求 家属在与患者交谈时,尽量使用患者的语言。仔细地倾听患者的谈话,表达自己的感受,耐心倾听患者的诉说,尽量解答患者提出的问题和提供有益的信息,与患者建立良好的关系,鼓励患者之间的交流,调整患者的情绪,使者以积极的心态面对死亡,保持忠诚、忠实、感兴趣的态度。对患者温和亲切,支持了解,并保持适当的同情心,使其安心并感受到被关怀。

(3)加强医患沟通 家属应与患者的主管医师和专业护理人员进行必要的交流和沟通,以了解医师的治疗计划和安排,协助医护人员做好有关诊疗的准备和善后工作;对治疗后可能发生的情况和不良反应需有所了解,并对患者进行恰当的解释,鼓励患者接受治疗,仔细观察患者病情,及时准确地向医师反馈治疗后的情况,做好医患之间的联系和沟通,使长期的治疗计划得以顺利实施。

4. 家属亦需心理支持 家属从最初得知患者所患疾病是不治之症时,心理也同样承受着打击,也会有一定的心理情绪变化过程。若家人自身情绪也无法控制,在患者面前表现出痛苦不已的情绪,并一意孤行地认为患者将要随时离开这个世界,因而做事慌张、表现出悲哀过度的状态,这些行为举止都会直接加重患者的心理负担,并影响疾病的治疗与缓解。家属一旦得知患者的病情,就需要了解如何正视现实面对患者,给患者精神支持,分担患者的压力,同时分享患者的情感,理解患者的情感宣泄,并且仔细讲解癌症的相关知识,探讨有关癌症的治疗方法,了解癌症的基础常识,积极抗癌,以提高治疗的依从性。作为临终患者的家属,在亲人患病期间消耗了大量的体力和精力,表现出悲伤、恐惧、忧虑、愤怒等各种不同的心理反应。因此,对家属心理的正确辅导也是从侧面在支持患者,给患者多一份的心理支持。

(四)饮食

1. 合理膳食补营养 营养不良是癌症患者的常见并发症,严重影响癌症患者的生存质量和抗肿瘤治疗效果,影响患者预后和总生存期。其临床表现主要有几种:食欲下降、疲乏、腹泻、体重减轻或水肿等。还有人体各项指标低于正常、肌肉减少症等组织消耗和脏器功能损害的表现。

值得注意的是,癌症患者在患病后切不可盲目忌食或只吃特定的食物,要学会均衡摄取各种健康食物和自己喜好的健康食物。营养不良会导致各器官系统功能低下、免疫功能受损,影响切口的愈合,增加感染和手术风险,使术后恢复期、住院时间延长,抗癌治疗并发症发生率和病死率增高。此外,由于对放疗和化疗的耐受性降低,也会严重影响生存质量,降低肿瘤治疗效果,影响预后和总生存期。

此外,癌症患者日常饮食在营养均衡、搭配合理的基础上,根据癌症患者的病情,可以适当选用一些经国家认证、从天然食材中提取、易于癌症患者吸收的特殊膳食产品,如一些短肽类特殊营养食品,可以帮助癌症患者增加营养,尤其是对消化不良的癌症患者,可以帮助他们解决因直接食用自然食物有障碍而导致的营养不全或营养不吸收问题。而癌症患者康复需要充足的蛋白质和各种营养素。

2. 六类食物防癌抗癌

(1)菌藻类食物 香菇和冬菇等富含多糖,有抗癌作用。金针菇有降低胆固醇和抗癌的作用,有研究发现,金针菇对肿瘤的抑制率达 81％。海带含有藻酸,可抑制致癌物质的吸收。

(2) 新鲜蔬菜和豆类　都含有叶绿素,可预防直肠癌等其他癌症的发生。四季豆含有血凝素,在体外能抑制肝癌细胞的生长,对肿瘤如肉瘤、癌性腹水等均有作用。卷心菜、南瓜、豌豆等蔬菜中含能破坏亚硝胺的物质。胡萝卜、菠菜、番茄和紫菜等含有大量的胡萝卜素和维生素 C 等具有防癌作用的成分,经常食用有预防癌症的作用。萝卜中含有多种酶,可使亚硝胺分解,消除其致癌作用。另外,萝卜中的粗纤维能预防大肠癌,木质素可提高人体中巨噬细胞的活力,而巨噬细胞有杀伤肿瘤和病毒感染的靶细胞的作用。大蒜含硒、脂溶性挥发油,可激活巨噬细胞,提高机体的免疫力。葱类含有谷胱甘肽,可与致癌物结合,有解毒功能。葱也含有维生素 C,经常食用有益健康,并可预防癌症。莼菜含维生素 B_2、天门冬氨酸、多戊糖及海藻多糖,尤以海藻多糖能有效地阻止癌细胞的增殖。大豆中含有大豆异黄酮,由于其特殊的氨基酸模式、蛋白酶抑制剂和植酸等成分,可推迟或预防肿瘤的发生。

(3) 水果　苹果含有苹果酸、柠檬酸和酒石酸,还含有大量膳食纤维,苹果中的果胶与致癌性放射性物质结合有防癌作用。大枣有抑癌作用。无花果也是较好的抗癌食品。

(4) 鱼类　鱼类含有丰富的锌、钙和碘等物质,具有防癌的作用。尤其是青鱼含丰富不饱和脂肪酸,有利于防癌。

(5) 人参　人参中的蛋白合成促进因子可抑制胃癌、胰腺癌、结肠癌和乳腺癌,增强机体的免疫力。

(6) 茶　茶叶尤其是绿茶含有茶多酚及黄酮类物质,经常饮茶有一定的防癌作用。

(五) 运动

1. **常做有氧运动**　在喜爱运动的人群中,癌症的发病率较低;女运动员的癌症发病率比不运动妇女要低得多。

(1) 长期坚持做有氧运动　有以下益处:① 增加机体吸氧量:经常做有氧运动,人体吸氧量增加,呼吸频率加深加快,通过体内细胞的气体交换,有助于代谢废物排出体外。② 消耗体内多余脂肪:乳腺癌的形成与体内雌激素水平增高有直接关系,运动消耗了脂肪,减少了雌激素的生成。③ 改善免疫系统功能:当机体处于运动状态时,每小时分泌的干扰素量较平时增加,有助于抗病毒和抗癌。④ 帮助调节情绪：有氧运动是以增加人体吸入、输送和使用氧气能力为目的的耐力性运动,对心肺功能有良好的训练作用,还有助于调节心情,远离抑郁。⑤ 利于大便通畅：经常做运动的人很少便秘,有助于减少致癌物滞留在肠内的时间。

(2) 值得推荐的有氧运动　① 散步：适当散步有助消除疲劳,达到放松、镇静的效果,体弱的人可以放慢脚步,减小步幅。② 慢跑：适当慢跑,运动强度不大,呼吸相对轻松,可增加血中含氧量。但慢跑过程中要注意呼吸调整,呼吸调整不好效果会打折扣。另外,天气太热时不建议在室外慢跑。③ 打太极拳：能提高心肺功能,长期坚持可使人心情愉快、情绪稳定。但有一些上举动作幅度过大,术后 3 个月内的患者不太适宜。④ 游泳、跳舞等：也是值得推荐的有氧运动,不同的人群可根据自己的喜好和身体情况选择适宜的运动方式并长期坚持。

2. 癌症患者运动禁忌

(1) 严重贫血的患者应该推迟运动,直到贫血改善。

(2) 免疫力降低的患者应该避免去公共场所,直到白细胞计数值恢复到安全水平。接受过骨髓移植治疗的患者,1 年之内一般也不建议去可能有细菌感染机会的公共场所,如体育馆等。

(3) 抗癌治疗导致患者出现严重的乏力症状时可能会感觉不能胜任锻炼计划。如果这样,可鼓励他们每日做 10 分钟的牵伸训练。

(4) 正接受放疗的患者应该避免放疗照射部位的皮肤暴露于含氯的环境,如游泳池等。

(5) 有留置导管的患者应避免接触水或其他有菌环境,防止出现感染。要避免导尿管局部肌肉的抗阻训练以防导尿管移位。

(6) 有明显周围神经病变的患者,患病肢体因为无力或者失去平衡而导致运动能力降低。建议骑固定自行车而非户外步行。

(六) 放疗期间康复照护

1. 放疗　放疗引起的不良反应主要与放疗的部位、照射范围、照射剂量以及照射次数有关。在放疗 2~3 周后,患者容易出现急性期不良反应,且会持续至放疗结束后的 3~4 周,甚至更久。

2. 放疗中须注意事项

(1) 放疗前应与治疗医生充分沟通,告知以前的治疗病史、基础疾病、是否接受过放疗或其他治疗。

（2）放疗初期没感觉，2～3周才会有所反应，要进行连续照射，达到一定剂量后才能得到最好的疗效，未经医师允许，请勿自行停止治疗。

（3）治疗期间，需遵医嘱，随时或定期检查，如血常规等，以观察治疗中的身体变化，以便采取相应的措施。

（4）治疗期间饮食上无须忌口，可适当补充高蛋白质食物，保证充足睡眠。

（5）如果其他医师要求变更治疗方式，如加入化疗等，需及时与放疗医师联系，以免加重毒副作用。

（6）放疗照射部位需保持清洁、干燥，不要擅自涂抹各种药物和贴胶布等，以免加重放射反应。

（7）放疗前，医师在治疗部位所做的记号为放疗所必需的，治疗期间切勿擦掉；若记号变淡，请不要擅自加深，一定要告诉医生，请放疗科医生来帮助加深标记。

（8）放疗完毕后，应继续遵医嘱，定期接受检查，以了解病情治疗后的变化。

3. 放疗结束后须注意事项

（1）放疗部位的皮肤要注意防晒，不要用力摩擦，也不要随意涂抹强刺激性物品，以保护皮肤。

（2）放疗结束后，患者要健康饮食，平时多动，注意保持体重。同时，应按医嘱定期复查随访。一般放疗后第一年每1～3个月去医院随访一次，一年以后每3～6个月随访一次。如发现放疗局部或其他部位异常，应随时去医院诊治。

4. 患者家属注意事项　家属一定要按医生的建议给患者补充营养。不要随意去外面买广告产品给患者吃，如果买也要先咨询主管医生，否则钱虽花了却可能对患者不利。亲戚朋友送的营养保健品也要问过医生再吃。不要单纯地认为贵的食物营养就好，营养只有来源于多种食物才会均衡。

5. 放疗患者的不良反应及应对　总的来讲，放疗是一种局部治疗手段，所发生的毒副作用也往往与局部重要脏器有关，常见的可有以下几种。

（1）**食欲缺乏、疲乏无力**　往往为接触射线后的一过性反应，即使发生也不会很严重。

（2）**血象反应**　可表现为周围血中白细胞计数降低、血小板减少等骨髓抑制现象，往往取决于照射部位、剂量、以往化疗病史等。

（3）局部反应　由于身体各组织部位对放射线的耐受性不同，且放射线的类型、剂量、照射面积也不同，各组织部位的表现也不一致。如照射部位在头部会出现头晕、脱发等；照射部位在盆腔会出现腹泻；照射头颈部，会出现口腔溃疡、咽喉糜烂、疼痛等症状。

6. 减轻放疗不良反应应注意事项

（1）放疗后注意卧床休息，多饮水，以利代谢物的排泄。吃容易消化的食物，口服 B 族维生素等，可减轻恶心症状。

（2）放疗期间要避免阳光照射，皮肤瘙痒时避免抓挠，在皮肤没有完全恢复正常时避免用刺激性物质涂搽，包括洗澡时用的刺激性皂类。

（3）头颈部肿瘤患者放疗前应请口腔科医师全面检查，必要时治疗口腔内病灶，拔除残留牙齿断根和修补龋齿等。

（4）鼻咽癌患者放疗后鼻咽黏膜抗感染能力下降，局部易产生黏膜炎，每日鼻咽冲洗可以解除症状。放疗中及放疗后患者应经常做张口运动，防止咀嚼肌及周围组织的纤维化。

（5）护理皮肤　① 护理时的动作要轻柔。不要使劲揉搓放疗部位的皮肤，同时可以使用医生开具的油脂类护肤霜保护皮肤。② 洗澡时的动作应轻柔。可以每日用温水洗澡，若选择温水泡澡，则时间应少于 30 分钟。不论患者是冲淋浴还是泡澡，要选择温和、无除臭剂及香氛的沐浴露或香皂。在洗澡结束后，使用清洁的毛巾轻柔地拍干皮肤，而不是使劲地擦干皮肤，注意不要擦掉或洗掉用于放疗的皮肤上的标记。③ 多待在凉爽、湿润的地方。凉爽、潮湿的环境会让患者感觉皮肤很舒适。④ 穿着舒适松软的衣服。穿着的衣服及盖的被子应松软，最好是纯棉的。注意不要穿束身衣或连裤袜等紧身衣服。⑤ 在户外时要注意防晒。患者应戴宽檐帽，穿长袖衣服和长裤。即使放疗结束后，患者也要特别保护皮肤。⑥ 尽量不要使用电热毯。电热毯使用不当会损伤放疗部位的皮肤，有时所造成的伤害会很严重。⑦ 不可在治疗部位使用皮肤胶带或绷带，会直接损伤治疗部位的皮肤。皮肤伤口需要包扎时，可以咨询医生。⑧ 直肠部位皮肤的防护。如果放疗的部位是直肠及肛门部位，排便后皮肤可能变得更糙，应使用婴儿擦拭纸或从喷雾瓶喷出的水来清洁，也可以向医护人员咨询其他的清洁办法。

（七）化疗期间的康复照护

1. 化疗　化疗一般通过口服或静脉输注药物来杀灭肿瘤细胞，药物在杀灭肿瘤细胞的同时,也会损伤骨髓细胞、毛发的毛囊细胞以及口腔、食管、胃、小肠黏膜细胞等人体极易受损的正常细胞,造成食欲差、排便习惯改变、味觉和嗅觉改变、乏力、口腔炎、恶心和呕吐等不良反应。

2. 化疗后的注意事项 应配合医生进行血常规检查;经常用肥皂和流动水洗手;注意不要造成外伤;注意观察经外周植入中心静脉导管(PICC)穿刺点的情况。

(1) 做好身体保暖 注意适量增减衣物,避免着凉感冒;搞好口腔卫生;如果出现寒战、头痛、发热、皮肤红肿、咳嗽等情况定要及时就医。

(2) 合理调剂饮食 饮食要合理、均衡。并不是所谓的不能吃鸡、鱼、羊肉等,只要既往吃过的食物在化疗期间均可食用。化疗期间注意不要过分"大补",这样可能导致血脂升高。

(3) 克服胃口不佳 当食欲欠佳时,可以少量多餐,每日可进食5~6餐,每餐吃少量食物;如果不能进食固体,可选择奶制品、果汁和汤等液体食品。餐前可增加一些活动如散步等以增加食欲,可在进餐时听听收音机、看看电视节目,分散一下注意力。

(4) 应对不良反应 患者要根据自己输注的药物针对性地进行预防。比如输注的是铂类药物,那么患者一定要注意多喝水,帮助药物代谢,减少对肾脏的伤害;再如输注的是奥沙利铂,那要注意一定不能接触凉的东西,避免接触冷空气,外出时戴口罩;如果输注的是伊立替康,那么要注意是否有腹泻的情况,不同的药物有不同的不良反应,及时预防、及时解决才能避免不必要的紧张和不良后果。

(5) 维护好 PICC 导管 如果携带 PICC 回家,不要干重活、拿重物,也不要做扩胸运动等;洗澡时选择淋浴,并按护士宣教的方法进行洗澡;导管贴膜有固定不好的情况需及时维护;如置管处有任何不适,应及时返回医院。

3. 化疗患者的不良反应及应对

(1) 恶心呕吐 这是化疗最常见的不良反应。常引起严重呕吐的药物有顺铂、环磷酰胺等,镇吐药分为静脉用药和口服用药。静脉化疗时,医生一般会提前根据药物引起呕吐的严重性,进行预防性治疗。但如果患者在用药后仍有呕吐发生,请告诉医生,医生会帮助调整镇吐治疗的方案,口服镇吐药的选择有昂丹司琼、阿瑞吡坦等,可根据呕吐的剧烈程度选择相应的药品。

(2) 白细胞减少 化疗患者需要定期复查血常规。当白细胞计数降低到一定程度时,患者发生感染的可能性会加大,同时,白细胞过低也会影响下一周期化疗的如期进行。通常当白细胞低于 $3\times10^9/L$ 应及时去医院就诊,这时,医生会根据情况开具可以使白细胞升高的药物,如重组人粒细胞集落刺激因子、重组人粒细胞巨噬细胞集落刺激因子等。吉西他滨、卡铂等化疗药物对白细胞的影响较大。

(3)脱发 脱发也较常见,一般是可以恢复的,不需要治疗。患者可以通过戴头巾、帽子、假发等来减少脱发对外表的影响。

(4)腹泻和便秘 对于因化疗而出现便秘的患者,一方面要保证充分的水分摄入,如在清晨起床后喝一杯温水,刺激肠道蠕动,开启幸福美好的一天。合理的膳食搭配、适度的运动也可以加速肠道蠕动。另外,可使用乳果糖、开塞露等通便药物配合治疗。一般使用长春花生物碱化疗的患者多出现便秘。与此相反,伊立替康、阿糖胞苷、氟尿嘧啶、卡培他滨等化疗药物可引起腹泻。对于化疗后轻中度腹泻的患者,可通过多喝水、少量多餐、进食易消化食物等手段进行饮食调节和观察,亦可口服镇泻药物如蒙脱石散、洛派丁胺、益生菌如酪酸梭菌活菌片等治疗。与治疗前相比,每日大便次数增加≥7次时,就应及时就医。

(5)心脏毒性 表柔比星、多柔比星、伊达比星、氟尿嘧啶、曲妥珠单抗等化疗药物有可能会导致心脏损害。对于使用上述药物的患者,医生会在治疗前、治疗中和治疗后进行全面的心脏评估,以便及时发现化疗药物对心脏的毒性作用,尽早处理。

(6)手足综合征 很多使用卡培他滨、替吉奥等传统化疗药物及舒尼替尼、阿帕替尼等靶向药物的患者,用药后会出现手足麻木、感觉迟钝、皮肤脱屑、皲裂等症状,称为"手足综合征"。患者不用惊慌,可以涂抹凡士林、尿素维生素 E 软膏等保持皮肤的湿润,同时需要减少与刺激性物质接触,并在下次就诊时告诉医生,医生有可能会对后续的治疗方案做进一步调整。

(7)口腔黏膜炎 氨甲蝶呤、氟尿嘧啶和阿糖胞苷是产生口腔毒性最常见的化疗药物。通常,患者饮食上应注意食用无刺激性的食物,避免辣、酸和过咸的食物,避免过硬的食物,避免进食极冷和极热的食物。另外,注意每日三餐后使用软毛牙刷刷牙,或使用不含乙醇的漱口液漱口来减少口腔炎的发生。

(8)肝功能异常 就像高血压患者需要持续服用降压药一样,癌症也可以被看作是一种特殊的"慢性病",需要长期使用抗肿瘤药物。因此,谷丙转氨酶或胆红素升高,有可能是化疗药物导致的肝脏异常。情况严重的,一般需要暂停化疗,并使用一些保肝药物如还原型谷胱甘肽、多烯磷脂酰胆碱或腺苷蛋氨酸进行治疗。

(八) 手术期间的康复照护

1. 手术　患者在手术前一晚或一天内通常禁食,直至术后几小时或 1~2 天后,才能恢复常规饮食;另外,手术及麻醉往往会给患者带来口干、咽痛、乏力、味觉异常、食欲缺乏、咀嚼或吞咽困难以及脂肪不耐受等不良反应。对于一些涉及消化道的手术,如胃切除术、结肠切除术等,还可能永久性改变患者身体吸收营养的途径。

2. 手术患者的不良反应及应对

(1) **疼痛**　疼痛是主观感受,患者若述说有疼痛,家人和医生应信任和接纳。① 正确使用镇痛药,按疼痛强度选择相应的药物。轻度疼痛选择阿司匹林、吲哚美辛、布洛芬等;中度疼痛可选择可待因及可待因控释制剂等;重度疼痛选择吗啡、芬太尼、布桂嗪等。② 服用镇痛药的注意事项:要定时服用,不要等到疼痛时才服用。按医生指示的剂量和方法服用,切勿自行增减用量。③ 一般镇痛药的不良反应有头晕或昏昏欲睡,通常在两三天内消失;便秘或恶心、呕吐,可用通便药和镇呕药来预防或消除。

药物以外控制疼痛的方法:① 陪伴患者:聆听及体会患者心声,让其说出自己的担心和忧虑,有助减轻其内心的痛楚。② 自我松弛:可做深呼吸运动,或者进行一些轻松的消遣活动。③ 使用冷敷、热敷的方法:可缓解某些部位的疼痛,但使用前必须先请教医护人员。④ 分散注意力:例如看电视、听音乐等。⑤ 坐姿或卧姿:对于长期卧床的患者,可帮助其变换姿态,并用软枕垫托受压部位。⑥ 按摩:进行些简单的肢体按摩,以减轻因长期卧床而引起的不适。

(2) **伤口护理**　在居家照顾患者时,应鼓励患者多运动,增加血液循环。应每 2~4 小时替患者翻一次身,避免出现压疮。① 先清洁双手。将清洗伤口所需的药品备齐并带至患者身边。② 使患者处于舒适体位,并保持温暖。③ 除去伤口上的敷料,若敷料粘贴皮肤不可用力撕去,应用棉球蘸盐水湿润敷料,再与皮肤分开。④ 观察伤口情况。⑤ 消毒伤口时应注意消毒顺序,一般伤口应由内向外,感染伤口应由外向内,每个棉球使用 1 次,直至将伤口消毒干净为止。⑥ 晾干后,覆盖纱布,用胶布或绷带固定。⑦ 将污染敷料放入垃圾桶内。⑧ 清洗双手。

注意事项：① 清洗时，应分散患者注意力，使其尽量保持轻松状态。② 伤口有疼痛者，可于清洁伤口前服用镇痛药或喷镇痛药止痛。③ 伤口有脓液者，用两个棉球尽量将之挤压干净。④ 伤口有出血者，可在出血处稍施加压力，以助止血。⑤ 溃疡性伤口有恶臭，表示有坏死组织，要尽量将腐肉清除再覆盖活性炭敷料，有助于吸收臭味。⑥ 若伤口有窦道或瘘管，应以纱条填塞，以助于引出渗液。⑦ 当伤口逐渐愈合时，可见皮肤增生，此时应用脂质水胶敷料，以防去除敷料时影响皮肤愈合。

（3）便秘　运动量减少以及镇痛药、镇吐药的服用都会抑制肠道蠕动，诱发便秘。患者可通过以下几点缓解症状。① 建议多摄入富含纤维素的食物，例如蔬菜、水果、豆制品和全谷物面包等，可在日常饮食中逐渐增加此类食物的摄入量，另一方面，此类食物易引起腹胀，请注意不要过度摄入。② 多饮水，或者饮用温热的果汁、茶或者柠檬水。③ 每天定时进行腹部按摩，同时适当增加活动量，促进肠道蠕动。④ 尝试使用非处方的大便软化剂，如开塞露等，如不缓解可向医生求助。⑤ 需要使用泻药时，需在医生指导下使用，一般情况下，出现3天以上大便未解的情况，才考虑使用泻药。⑥ 不要嚼口香糖或者饮用可乐之类的碳酸饮料，以免造成过多空气进入肠道，引起腹胀。

（4）乏力　乏力是指自我感觉疲惫，即使休息也不能得到缓解，这在接受抗肿瘤治疗的患者中很普遍。乏力症状可通过以下措施加以缓解。① 及时与医生沟通，如果乏力由药物引起，医生可通过调整药物来减轻患者的症状。② 合理规划每日活动量，虽然不建议运动过量，但也不应长期静卧，规律运动有助于减轻与肿瘤相关的乏力症状。③ 脱水会加重乏力症状，患者应多饮水，另外，如果同时伴有体重下降，则建议饮用果汁、牛奶等含有能量的饮料。④ 保证每日充足休息，可以每日增加2～3次小睡或午休，休息时可以阅读和听音乐，但是休息时间也不宜过多，以免影响夜间睡眠质量。⑤ 注意不要吃甜度太高的食物，这会形成血糖高峰，之后会加重乏力感，建议摄入富含蛋白质、脂肪或纤维素的食物，这类食物能够维持血糖水平，让人感觉精力充沛。杏仁、花生之类的坚果就是不错的选择。如患者使用肠内、肠外营养制剂，也应尽量选择低糖配方。⑥ 注意不要过多摄入维生素以及矿物质，有些食品补充剂会对抗肿瘤治疗产生影响，盲目摄入可能损害身体健康，降低治疗效果。

（5）水肿　水肿可发生于身体任何部位，如四肢、躯干、头面部，常以足背及脚踝处最早出现，越早处理成功率越高。① 把水肿的部位抬高，如把手抬高到肩部、把脚抬高到臀部。② 穿着压力裤或用绷带包扎，尽可能白天穿着晚上脱掉,并注意血液循环是否正常。避免穿紧身上衣。③ 若水肿的部位是手指,应用绷带将每根手指包扎。④ 穿着压力裤或绷带进行温和的运动,每天两次。⑤ 按摩:从接近身躯部位开始,例如先按大腿、后按小腿、再按脚部。⑥ 按医嘱服用消肿药。⑦ 若有皮肤渗液,可敷上纱布,然后再用绷带包扎。

(6)失眠 原因包括生理因素(疼痛、盗汗、气促等)、心理因素(焦虑、抑郁、不安等)及环境因素(太冷、太热、光线刺激等)。① 识别患者可能存在的生理心理及环境因素,并适当干预。② 对担心尿失禁的患者,可提供纸尿裤。③ 聆听、关心和安慰,可以缓解患者的焦虑和不安情绪,或尝试陪伴在床旁至其入睡。④ 睡前可以喝杯热饮料、热水泡脚后轻轻按摩听些轻松柔和的音乐。⑤ 可做些松弛神经的练习,例如放松肌肉及留意自己的呼吸。⑥ 避免在床上做睡觉以外的事情,例如看书、写信等。⑦ 避免日间睡眠太多,鼓励患者做自己喜欢的事。

(7)神志混乱 此症状大多出现在老年的晚期癌症患者,可持续数天到数小时不等,一般是短暂并可治疗的。① 处理导致神智混乱的原因。② 按医嘱服用镇静药。③ 减少外来的刺激,例如噪声。④ 让患者接触熟悉的面孔,用患者熟悉的语言沟通,使其有安全感。⑤ 关于某些解释,要耐心重复多次,不要斥责和质问患者的古怪言行。⑥ 给予患者自主权。情况允许下轻微神志混乱的患者可居家治疗,因为熟悉的环境有助于减少混乱。

3. 肺癌术后康复

(1)咳嗽 咳嗽技巧训练和呼吸训练是肺癌术后康复治疗及护理的重要任务,其训练的目的是促进肺扩张、改善通气功能,并有助于胸腔引流,因此被认为是术后康复的"基本功"。① 咳嗽技巧训练:患者术后一苏醒,家属就应该鼓励其咳嗽,有助于肺部小细支气管分泌物的排出。无效咳嗽不能真正维持呼吸道通畅,有效的咳嗽是通过正常的呼吸调节达到的,而不是靠用力或排除气体量进行调节的。医师应指导患者深吸气,然后短暂屏气,使气体在肺内得到最大的分布;关闭声门,进一步增强气道中的压力,当肺泡内压明显增加时,突然将声门打开,这样高速的气流可使分泌物移动并排出。② 深呼吸训练:患者麻醉清醒后,每隔 2 小时左右深呼吸 15 次,直到 48～72 小时后胸腔引流管拔除为止。③ 腹式呼吸:患者仰卧,两手分别放于胸、腹部,膝关节屈曲。深吸气时,尽可能使腹部膨起,放于腹部的手随着腹部的隆起而抬高,才能确认为吸气有效。然后将空气慢慢地吐出,放于腹部的手向内上方压,帮助膈肌上移。使用腹肌咳嗽,双手合拢放于上腹部,帮助用力。④ 辅助呼吸活动：随患者呼气动作，用手压迫胸廓，使吸气时胸廓扩张，增加吸气量和气流速度，并促进气管内分泌物排出，从而促进残存肺的扩张。

（2）心态　经过外科手术等治疗措施，肺癌是完全有可能治愈的。靶向药物治疗也可以长期控制肿瘤进展。因此，对自己的病情和治疗期间的不良反应要有正确的认识，务必保持乐观开朗的情绪，坚信自己一定能够战胜疾病。只有调整心态，树立信心，积极配合治疗，才能调动身体内部的抗病机制，而消极悲观对康复是非常不利的。

（3）饮食　建议维持正常饮食。菠菜中含有多种抗氧化物，有助于预防自由基损伤造成的癌症。每天吃 1 碗菠菜可使患肺癌的概率至少降低一半。此外，番茄、胡萝卜、南瓜、梨和苹果也都可以预防肺癌的发生。

（4）保养　重视呼吸道的保养，注意气候冷暖变化。

（5）不适　如果有一些刺激性咳嗽，不必紧张，因为肺切除后，支气管残端在愈合过程中可能会引起咳嗽。注意有痰一定要及时咳出来。如果痰较为黏稠，可以服用一些祛痰药物；如果咳嗽较为严重而影响休息，可以服用一些镇咳药物。如果感觉手术伤口有针刺样疼痛和麻木感，这与手术时切断了胸壁的神经有关，要耐心，数月后这种不适感才会慢慢消退。

（6）随访　应坚持长期定期随访，这是非常重要的。术后年内每 3 个月复查一次，之后每半年复查一次，至第 5 年可延长至每年复查一次。随访内容包括复查胸片、胸部 CT、腹部 B 超等，根据需要可能行全身骨扫描、颅脑磁共振等其他检查。如果还有任何其他问题，随时向医生咨询。

（7）化疗　如果需要接受术后化疗，一般于术后 3～4 周开始。化疗不良反应因人而异，并不如想象中那么可怕，不必过分担心。化疗前半小时可注射镇吐药物，减少胃肠道反应。化疗每 3 周重复 1 次，视情况可能需要 2～6 次甚至更多。每次化疗前，应验血查白细胞和肝、肾功能，若白细胞或肝肾功能异常，则应终止化疗。

（8）放疗　如果医生告知需要接受放疗，应听从放疗科医生的安排，每日坚持放疗。一般于术后 3～4 周开始，疗程需要 2～6 周时间。

（9）中药　可以在放化疗的同时服用中药，包括中成药和中草药。建议在有经验的中医师指导下用药，不要随便服用一些所谓的秘方或偏方，以免不良反应的危害。所谓中药没有不良反应的说法是完全错误的。必要时可以在医生的指导下应用些免疫调节药物和生物制品如干扰素等，以增强机体抗病能力。

（10）滋补 可以服用一些保健品来加快恢复,提高免疫力,减轻放化疗的不良反应。但请注意,目前保健品市场较为混乱,不要轻信一些不法厂商的不实宣传,警惕上当受骗。如果需要服用某些保健品,最好事先征求一下医生的意见。

（11）工作 因手术创伤较大,术后常辅以化疗或放疗,需要一段时间的休养和恢复,待这些治疗结束后,再休息2~3个月。可视体质情况逐步恢复工作,一般可以胜任除较重体力劳动以外的任何工作。最后需要再次强调的是:一定要保持乐观开朗的心态,坚信肺癌是完全有可能治愈的。正确对待自己的病情和治疗期间的不良反应,积极配合治疗。

4.肝癌术后康复 对于肝癌患者来说,疾病的预后及转归情况很大程度上取决于术后的康复治疗。手术可以将肿瘤有效切除。但是,对已经逃逸到血液循环、淋巴循环的恶性肿瘤细胞,或术后肉眼无法看见的残存恶性细胞,手术却无能为力。因此,做好肝癌术后的康复治疗非常重要。

（1）饮食指导 术后一般禁食3天,待肠蠕动恢复后,给予全流食物,逐渐过渡到半流再到普食。

饮食原则以高蛋白质、适当热量、高维生素为宜,避免摄入高脂、高热量和刺激性食物,使肝负担加重。如有肝性脑病倾向,应减少蛋白质摄入。现根据不同证型指导饮食如下。① 肝气郁结型:宜进食健脾、理气之品或用沸水泡佛手片后代茶饮,有理气消胀之功效。② 气血淤滞型:宜食高热量、易消化食物,禁食滞气碍胃之品。血淤为主者应禁食石榴、柿子、栗子等食物。③ 热毒淤肝型:饮食宜以清淡柔软为主,可食清凉饮品,病情允许可多饮水,少量多餐。忌辛辣、油腻、油炸食物。可用玉米须煎汤代茶饮。便秘时可予蜂蜜温开水冲服。④ 脾胃气虚型:腹泻者可常食薏苡仁,以健脾益气。禁食肥甘厚味及凉性果蔬,以免损伤脾胃,不宜饮绿茶、咖啡等。⑤ 肝肾阴虚型:宜食清凉多津的食物,出血时禁食。口干舌燥者可用地骨皮煎汤代茶饮,有养阴生津的功效。

（2）情志指导 《黄帝内经》有"怒伤肝,喜伤心,忧伤肺,思伤脾,恐伤肾"的记载,从生理学和心理学的角度讲,每一种情志变化,可直接影响或导致脏腑功能失调而加重病情。① 本病病情可发展快、预后差,患者精神压力大,情绪低落时,应予以关心、体贴、帮助、支持和鼓励,使患者对疾病有正确的认识,积极主动配合治疗。② 保持心情愉快,学会自我心理调节,避免不良因素的刺激。控制情绪波动,防止病情恶化。

(3) 运动保健指导 ① 根据体质、病情和耐受情况进行体育锻炼,如打太极拳、做保健操等。② 遵医嘱继续用药。③ 戒除嗜酒、酗酒等不良习惯,不喝烈性酒、劣质酒,以防乙醇对肝细胞的破坏而造成慢性肝中毒。④ 定期随诊复查,了解肝功能变化及病情复发情况。术后还应注意甲胎蛋白追踪检查结果,或注意观察有无肝癌的转移。

(4) 合理用药 为有效降低肝癌的术后转移和复发,肝癌患者即使手术后也应继续服用药物治疗,其中包括中药,中药除可有效提高机体免疫、提高抗病能力外,还可最大限度地恢复肝功能。

5. 胃癌胃切除术后的康复

(1) 术后镇痛 胃部手术后术区疼痛会影响患者的呼吸、早期活动,有效的镇痛可缓解患者的紧张和焦虑情绪,提高早期进食、早期活动等依从性。术后镇痛可采用多种镇痛方案,非甾体抗炎药为术后镇痛基础用药。镇痛还包括口服对乙酰氨基酚、切口局部浸润注射罗哌卡因或联合中胸段硬膜外镇痛等。由于阿片类药物的不良反应较大,包括影响肠功能恢复、呼吸抑制、头晕、恶心、呕吐等,所以应尽量避免或减少阿片类镇痛药物的应用。

(2) 引流管的管理 这也相当重要,可尽量减少和尽早拔除各类导管,有助于减少感染等并发症,减少对术后活动的影响。术后不推荐常规使用鼻胃管,仅在发生胃排空障碍时选择性使用。如无特殊情况,推荐术后 1～2 天拔除导尿管。在手术创面存在感染以及吻合口瘘等高风险因素情况下,建议留置引流管。

(3) 术后尽快恢复经口进食 胃癌手术患者应尽早恢复经口进食及饮水。术后早期肠内营养可促进肠道功能早日恢复、维护肠黏膜功能、防止菌群失调和移位,还可降低术后感染发生率及缩短术后住院时间。推荐术后清醒即可少量饮水,术后第 1 天开始口服液体或少量清流质食物 500～1 000 mL,以后每天逐渐增量,若口服液体量达到 2 000～2 500 mL/d 的生理需要量时,可以考虑停止静脉输液。一旦患者恢复通气可由流质饮食转为半流质饮食,进食量根据胃肠耐受量逐渐增加。术后康复阶段推荐口服营养制剂进行补充;术前营养不良患者按原则进行肠内或肠外营养支持治疗,直至口服营养能满足患者 60% 的能量需要。

(4) 术后促进胃肠功能恢复 术后胃肠功能恢复时间是决定患者术后住院时间的主要因素之一。胃手术后由于消化道结构发生改变,以及术中对胃肠的牵拉,易引起术后肠麻痹。可采取多模式镇痛、减少阿片类药物用量、控制液体入量、采用微创手术尽量减少留置鼻胃管和腹腔引流管,并早期进食和下床活动等。尤其是老年患者更要重视预防术后常见并发症如胃瘫(PGS)。因为老年患者肠道收缩能力较弱,对大手术、创伤、感染的应激能力降低,加之老年体弱患者腹肌和盆腔肌张力不足及活动减少,容易造成胃肠功能紊乱,并且术后更易焦虑,促使体内一系列激素水平改变,包括激肽酶、5-羟色胺和糖皮质激素等的改变,从而减弱胃平滑肌蠕动功能,导致食糜及胃肠液潴留,促进 PGS 的发生。所以,应采取综合干预措施及时纠正和消除导致 PGS 的危险因素,预防和减少胃癌患者 PGS 的发生。

(5) 术后早期下床活动 患者术后早期下床活动可以促进呼吸系统、肌肉骨骼系统等多系统功能恢复,并可促进胃肠功能恢复,预防肺部感染、压疮和深静脉血栓形成。实现早期下床活动应加强术前宣传教育,施行多模式镇痛,以及早期拔除胃管、尿管和腹腔引流管等各种导管。推荐术后清醒即可半卧位或适量床上活动,无须去枕平卧 6 小时;术后第 1 天开始下床活动,建立每日活动目标,逐日增加活动量。

(6) 饮食调养 胃癌术后饮食调养应紧扣"清、频、温、养"这四个字:"清"是说饮食应清淡为宜;"频"是说应少食多餐,循序渐进;"温"是说食物以温热为好,过冷、过热和生硬食物都会对胃产生不利影响;"养"是说饮食不仅要注重营养价值,还要注重养生保健。其一在于进食的方法。应减慢进食的速度,细嚼慢咽,使得唾液与食物充分的搅拌混匀,让唾液分担一部分胃液的消化功能,降低胃的负担,切忌贪快暴饮暴食。其二在注重养生保健的功效。如化疗期间白细胞降低可用鳝鱼骨熬汤慢饮,术后胃酸减少影响人体铁的吸收出现贫血则可用菠菜切细做羹食用;另外,还可选用一些药膳,如黄芪猴头菇母鸡汤、党参薏米粥、人参茯苓饮等,不仅可增加患者体质,也可起到健脾益胃的作用。

6. 大肠癌术后康复 原则是:早期进食需循序渐进,切不可急功近利。具体建议按以下四个阶段进行。

(1) 第一阶段 术后第 1 天,可先饮水,进食清流质(糖盐水、菜汤等),进餐时少量开始,每餐 50 mL,一日可分 5~6 餐。

(2) 第二阶段 流质,类似于米汤、米糊等。若在进食清流质后无腹痛、腹胀,经医生允许后可进食流质,同样仍是少量开始(每餐 50~100 mL),无不适感可适量增加。

(3) 第三阶段 半流质,包括白粥、鸡蛋羹、烂面条等,同时可加配要素型肠内营养粉、蔬果汁。但要注意避免产气食物的摄入,如牛奶、豆浆。若食用期间无明显症状,可适量增加菜泥、肉泥。此阶段一般持续1～2周。

(4)第四阶段　软食,如软饭、面条、少渣蔬菜及水果。从150 mL开始,可逐量增加至200～300 mL餐。注意饮食要易消化,避免刺激性、粗纤维及油腻食物的摄入(如辣椒、大蒜、芹菜、肥肉、奶油等)。此阶段需持续2～3个月,后可过渡到普食。

术后一旦康复到一定程度,患者应该主动参与社交活动,这样既有利于扫除癌症带来的心理阴影,也有利于提升生活质量,包括逐步把自己作为健康人看待。首先是只要体力允许,应尽早回到工作状态。即便存在造口也不会影响工作,只要不是过度疲劳或重体力劳动就行。在恢复工作的同时,适当休闲和旅游也能愉悦身心和提高生活质量,无论坐船、飞机、火车,还是偶尔短时间开车都不会对伤口及造口有很大的影响。

随访建议患者手术后每3～6个月复查1次,2年后可改成半年复查1次,5年后每年1次就够了。部分复发的患者如果能在第一时间被发现,治疗效果也是相当不错的。对于大肠癌术后的患者,术后5年内每年都应进行肠镜检查,5年后可延长随访间隔但不要中断肠镜随访。肠镜不仅可以观察肿瘤是否有局部复发,而且还能及时发现新的大肠息肉并及时摘除,减少大肠再发生肿瘤的风险。

附一:造口患者的日常护理

(1)战胜心理问题,放下自卑感。随着造口灌洗器材、造口袋工艺的改进,造口患者的生活质量已大幅提高,能完全像正常人一样工作和生活。家人和社会应该给予造口患者更多的关爱和帮助,让他们感受到生活的信心和希望。

(2)学会换造口袋。一套标准流程是:去除旧袋＋清洗造口及周围皮肤＋擦干→观察→测量造口大小＋裁剪底盘＋贴上造口袋。

(3)注意保护造口周围的皮肤。每次排便后及时用温水将造口周围皮肤清洗,若局部皮肤红肿,可使用爽身粉。

(4)为防止产气致造口袋经常鼓起,可使用过滤片贴在造口袋上部,或使用带过滤片的造口袋。

(5)衣服以柔软、舒适、宽松为原则,不需要特别制作衣服。避免穿紧身衣裤,以免压迫、摩擦造口,影响血液循环,避免腰带或皮带压迫造口。

（6）造口患者术后待肠道功能恢复就可以慢慢恢复饮食，从流质半流质→普食逐渐过渡。此外，饮食应该均衡。按正常的餐次饮食，摄入足够量的膳食纤维，足量饮水。

（7）洗澡时，可用造口袋覆盖造口或拿开造口袋，以淋浴方式来清洗身体及造口，使用中性肥皂，注意不要用力擦洗造口或碰撞造口。

（8）一般造口手术后半年即可恢复工作，并且鼓励造口患者参加工作，但应该避免从事重体力工作。

（9）鼓励造口患者适当运动，但应避免有肢体撞击的运动，如打篮球、踢足球等。把握活动强度，避免过度增加腹压，太极拳、自行车慢跑等是可选的体育运动。

（10）造口患者可参加任何正常的社交活动，多参与社交活动有助于他们的心理康复。

（11）造口患者可以和正常人一样进行性生活。性生活前先检查造口袋的密封性，排空或者更换造口袋。

（12）造口人进行外出旅行时，要准备充足的造口袋，将造口用品放在随身行李里。

（13）造口出现问题时，如造口脱垂、造口出血、皮肤皮炎、造口旁疝等等，应尽快去造口门诊就医。

附二：直肠癌保肛术后

对于大部分的低位直肠癌肛保全的患者来说，术后有效的肛门锻炼也是保持肛门功能的重要措施。方法如下。

（1）吻合口扩张　大部分极低位直肠癌患者均有可能面对临时性粪便转流的手术（预防性造口）。所以术后及时定期的吻合口扩张可预防吻合口瘢痕挛缩所致的肛门狭窄。

（2）提肛运动　术后2周开始，每天定时的提肛运动能够刺激提肛肌增强其收缩力，有效控制排便。

（3）便意感受指导　患者术后1～2周开始有便意，表现为下腹隐痛、腹胀、肛坠胀感等。指导患者有便意时立即如厕，防止大便失禁。

（4）排便反射训练　术后2周开始，每餐进食后半小时如厕，进行排便训练。每日3次，每次10分钟，无论是否排便均按时终止。长时间训练可形成条件反射性排便习惯，有利于早日恢复排便功能。

（5）排尿中断训练　术后2周开始。指导患者在排尿过程突然中断排尿，至尿流完全停止后再继续排尿。这对盆底肌的收缩功能及诱导括约肌收缩有帮助。

（6）腹肌训练　术后2周开始。呼气时收缩腹肌，保持3秒，吸气时放松。每天5次，每次10下左右。有规律地收缩腹肌可增加腹压，促进粪便排出。

（7）仰卧起坐和直腿抬高　术后2周开始。仰卧于床按住双下肢，嘱坐起，再逐渐平卧。直腿抬高时双下肢并拢，直腿逐渐抬高至与躯体呈90°，再逐渐放平。这能够帮助锻炼盆底肌的协作共济肌与毗邻肌，使盆底肌和肛门括约肌非常协调地收缩。

7. 乳腺癌患者术后康复

（1）早期康复操　（术后两周内）　① 术后1～2天，练习握拳、伸指、屈腕；② 术后3～4天，前臂伸屈运动；③ 术后5～7天，患侧的手摸对侧肩、同侧耳（可用健肢托患肢）；④ 术后8～10天，练习肩关节抬高、伸直、屈曲至90°；⑤ 术后10天后，肩关节进行爬墙及器械锻炼。

（2）中后期的康复　① 正确认识乳腺癌，保持良好的心态。目前乳腺癌的预后显著优于其他肿瘤，许多患者甚至可以被治愈，不必过于焦虑。② 家人给予充分的鼓励和支持，同时，患者应积极与医务人员沟通，接受正确的心理疏导或通过药物缓解症状，以改善生活质量。③ 维持健康的体重，将BMI指数控制在18.5～23.9，或者按照《中国成人超重和肥胖症预防控制指南》达到正常体重标准。④ 在医生指导下，进行适度、规律的运动，多数患者可采取慢跑、健步走、游泳等运动项目。乳腺癌患者诊断后应避免静坐生活方式，尽快恢复诊断以前的日常体力活动。18～64岁的成年乳腺癌患者，每周坚持至少150分钟的中等强度运动或75分钟的高强度有氧运动，力量性训练每周至少2次。锻炼时以10分钟为一组，最好保证每天都进行锻炼。年龄超过65周岁的老年乳腺癌患者应尽量按照以上推荐进行锻炼；如果合并患有使行动受限的慢性疾病，则根据医师指导适当调整运动时间与运动强度，但应避免长时间处于不运动状态。⑤ 合理营养膳食。膳食结构和食物选择确实与乳腺癌患者的疾病进展、复发风险，总体生存率有关。除了蔬菜水果以外，健康的膳食结构还应包含丰富的鱼类、禽类而非红肉、加工肉类，低脂奶类而非全脂奶类，全谷物而非精制谷物，植物油而非其他油脂。同时，患者应消除对豆制品的误解，豆制品充足摄入可以降低乳腺癌患者复发和转移的风险。⑥ 注意食品安全，警惕因不洁食物造成的感染。尤其是放化疗期间的乳腺癌患者，免疫力较差,容易受到病原体的侵袭。⑦ 患者在戒烟禁酒的同时,还应避免二手烟的危害,以降低复发风险。⑧ 谨慎使用保健品。目前尚无任何保健品或膳食补充剂可以改善乳腺癌的预后,因此乳腺癌患者应尽量从饮食中获取必要的营养素。在临床表现或生化指标提示营养素缺乏时,才需要考虑服用营养素补充剂:当患者无法从食物中摄取足够的营养素,摄入量仅为推荐量的2/3时,可以考虑服用营养素补充剂。此类诊断应由营养师进行。⑨ 乳腺癌患者应定期去医院进行随访。随访频率一般为:术后2年内每3个月1次,术后3～4年内每6个月1次。术后5年后每年随访1次,其频率可根据个体情况随时进行调整。

8. 宫颈癌的术后康复

宫颈癌的治疗主要以手术切除为主,而术后的康复成为宫颈癌患者康复的关键。

(1) 注意卫生　手术后每日2次擦洗外阴及尿道口以保持外阴清洁,适当使用抗生素预防感染,保留导尿管7～10天,每周更换尿袋2次。拔管前2日每2～3小时开放尿管一次,热敷按摩膀胱及锻炼腹式呼吸,提肛训练,增强尿道肌、尿道括约肌的收缩能力,促使膀胱受损神经逐渐恢复,促进自主排尿。

(2) 疼痛护理　手术时间较长,范围广,手术切口会给宫颈癌患者带来很大疼痛,此时家属可采用沟通、触摸、安慰,分散其注意力,增强对疼痛的耐受性。必要时适当应用镇痛药,以缓解痛苦,保证休息。

(3) 心理护理　必须重视患者的心理护理,患者被查出是癌症以后会产生心理恐惧、焦虑不安、孤独感,不愿接近人群,家属必须主动接近患者给他们关心体贴。这在宫颈癌术后护理中是关键的一环。

(4) 手术后饮食　应补气养血,可用山药、桂圆、猪肝等。宫颈癌患者的阴道出血多时,应食用补血的食物,如藕、山楂、黑木耳、鹌鹑蛋等。患者在放疗时饮食调理以养血滋阴为主,可食用肉类、鸭蛋、木耳、油菜、莲藕等。

9. 前列腺根治术后的康复

(1) 术后患者的康复须知　前列腺癌根治性切除术后患者在日常生活中应注意以下几点:① 戒烟禁酒。烟、酒可刺激前列腺周围组织,引起盆腔长期反复充血,对患者术后康复不利。② 多饮水。尤其是夏季出汗多,更需要多喝水,保持排尿通畅。因为如果平时很少喝水,可使尿液浓缩、排尿次数减少,加之有些人有憋尿的习惯,进一步加重尿液浓缩,甚至发生尿液反流,这对前列腺健康是不利的。③ 清淡饮食。注意均衡营养搭配,多吃新鲜的蔬菜、水果。④ 生活规律。⑤ 合理运动。前列腺手术后的患者或内分泌治疗期间的患者,体质有所下降、肌肉萎缩,应该适当运动增强体质,以提高抵抗力和免疫力。

(2)康复训练改善术后尿失禁　目前,盆底肌功能锻炼是改善前列腺癌根治术后尿失禁的首选方法,患者应根据医嘱进行相应的康复治疗。盆底肌功能锻炼就是有意识地对以提肛肌为主的盆底肌群进行自主收缩,达到增加尿道阻力和控制排尿的能力,起到防治尿失禁的作用。① 盆底肌运动。仰卧:双膝分开约 45°,大腿和腹部肌肉收紧 10 秒,然后放松 10 秒,重复 20～30次。坐位:全身自然放松,双膝微分,上身微向前倾,手平放在大腿上,臀部适度上抬,收紧会阴肌肉并维持 5～10 秒,然后放松 10 秒,重复 20～30 次。站位:双膝微分与双肩垂直,收紧会阴肌肉并维持 10 秒,然而放松 10 秒,重复20～30 次。② 间断排尿训练。在排尿过程中有意识地中断排尿,维持 3～5秒,然后再继续排尿。开始练习时,每次排尿中断 1 次。随着盆底肌控制能力增强,可逐渐增加中断次数,以无不适感为宜。熟练后,每次排尿可中断 3～4 次。

10. 甲状腺术后的康复

(1)饮食　术后第 1 天:甲状腺手术后当天患者应进食温凉的流质饮食,如肉汤、果汁、米汤。

术后第 2～3 天:患者仍给予温凉的半流质饮食如粥、面条等,以免对伤口造成刺激。

手术 3 天后:患者可逐步改为软食、普通饮食,以高钙、富含维生素的食物为主,避免辛辣刺激性食物。术后转为甲状腺功能减退的患者,要注意低脂饮食;原来甲状腺功能亢进的患者,不必禁碘饮食,可适量吃碘盐和海鲜。

(2)运动　术后 2 周内不要运动,不要提重物。2 周后可进行轻度运动,如快走、骑自行车等。手术 1 个月后可恢复正常运动。

(3)情绪　保持良好情绪,避免刺激,调整心理状态。

(4)伤口　保持伤口的清洁和干燥。

(5)出现声音嘶哑怎么办　甲状腺癌最主要的治疗方式是手术治疗,但颈部血管神经丰富,手术治疗有一定的风险。甲状腺手术后最常见的并发症就是声音嘶哑、音调降低。由于术中对神经的牵拉损伤,术后水肿、缺血,会引起声音嘶哑、音质改变,影响患者的语言交流,给日常生活带来不便。

神经损伤分为暂时性和永久性。暂时性喉返神经损伤多见于手术操作中对神经的牵拉,以及术后神经周围组织水肿、血肿、纤维瘢痕压迫。暂时性的喉返神经损伤一般 3～6 个月可以恢复,适度的保护嗓子,进行发音训练有助于恢复声带功能。

具体康复训练有以下几种。① 发声练习:在起床后练习发声,主要为低音调、短时间的讲话训练,张口发"a"音,并向两侧运动发"yi"音,然后再发"wu"。同时做吹蜡烛、吹口哨口型,发"ya"音,每次不超过 5 分钟,3～5 次/d。患者根据自身的情况,可适当延长训练时间。发声练习期间,不发高音,不尖叫,大声讲话持续时间不能过长。此外,为促进声带充分外展,可以在非睡眠状态时多做深呼吸动作,口服 B 族维生素等营养素。② 心理康复训练:由于手术的刺激,加之术后声音嘶哑,患者的心理压力较大。平时应注意情绪的调节,保持心情愉快,减轻焦虑、抑郁,适当参加体育锻炼,增强机体免疫力。

(6)出院后复查 甲状腺手术后,患者一般先留院 3～5 天,使用抗生素,观察伤口、发声状况,检查甲状腺功能、血钙、血磷等指标。

出院后复查做以下几种检查 ① 血钙和血磷:暂时性低血钙者每周检查 1 次,2～4 周后逐渐恢复正常水平。永久性低血钙者每月检查 1 次,如连续 3 个月正常,可缩减为 3 个月检查 1 次。如出现手足和口面部麻木、抽搐加重,请尽快就医。② 甲状腺功能:甲状腺功能减退者每月检查 1 次,连续 3 个月正常,可缩减为每 3 个月检查 1 次,依然正常,可缩减为半年检查 1 次。如怕冷乏力加重,出现明显水肿,提示甲状腺功能减退加重,也请尽快就医。③ 甲状腺彩超:甲状腺癌术后 1 年内,每 3～6 个月检查 1 次,无异常以后缩减。

(7)终身坚持替代治疗 治疗甲减的目的是纠正疾病引起的代谢紊乱,防止发生各种严重的并发症。治疗的主要措施是进行甲状腺激素的替代治疗。

以往进行替代治疗主要是用甲状腺片。这种药物通常是以猪的甲状腺作为原料,经过加工制作而成。由于受生产工艺的限制,甲状腺组织中所含的甲状腺激素浓度不一致,从而导致甲状腺片的质量不稳定。目前主要推荐使用左甲状腺素(商品名为优甲乐、雷替斯等),其质量稳定,疗效可靠。

甲减替代治疗时,药物的剂量存在明显的个体差异,通常应该从小剂量开始,逐渐增加剂量。以优甲乐为例,一般以每日 25 微克作为起始剂量,密切监测血清甲状腺激素水平,每 2～4 周增加一次剂量,每次增加 25 微克。当用药后血清激素水平能够稳定地保持在正常范围内时,就是该个体所需的最佳剂量。对于老年人、心脏病患者,起始剂量还可以再适当减少,增加剂量的间隔时间还应该再适当地延长。以期机体有较好的适应过程,在相对较长的时间中,逐步纠正体内甲状腺激素的缺乏。

经过有效的替代治疗后,甲减临床症状会逐渐得到控制并消失,患者的自我感觉改善。但由于主要病因是自身免疫功能紊乱,而替代治疗并不能够纠正这种紊乱,因此对于大多数患者而言,需要终身用药。有的患者随意将药物停用,是不可取的,甚至是危险的。即使合并了其他疾病,也需要坚持替代治疗。

【预防】

(一) 防微杜渐,采取七大生活方式

推荐七个简单的预防癌症的方法:① 不要吸烟;② 不要吸二手烟;③ 要保持合理的膳食;④ 保持规律的运动;⑤ 要远离乙醇;⑥ 要保持健康的体重;⑦ 要接种乙肝疫苗。

除了要保持健康的生活方式以外,还需要有定期的体检,参加人群的筛查,诊断越早、疗效越好,可以从很大程度上改善愈后。

(二) 防治癌症,从筛查与预防做起

监测数据显示,肺癌、乳腺癌、大肠癌是影响本市居民健康的常见肿瘤。因此,应该普及如何防治这三个常见肿瘤的知识。

1. 肺癌筛查和预防推荐

(1) 高危对象 年龄>40 岁,至少合并以下一项危险因素:① 吸烟≥20年包(年包是指每天吸烟多少包乘以持续多少),其中包括戒烟时间不足 15 年者。② 被动吸烟者。③ 有职业暴露史(石棉、铍、铀、氢等接触者)。④ 有肺癌家族史者。⑤ 有慢性阻塞性肺疾病或弥漫性肺纤维化病史者。

(2) 筛查建议 ① 对于肺癌高危人群,建议行低剂量螺旋 CT(LDCT)筛查,建议尽可能进行螺旋 CT 肺癌筛查。② 如果检出肺内结节,根据结节不同特征,毛玻璃、亚实性、实性结节及多发结节具体情况进行复查。③ 根据国情和效能以及我国人群特征,不推荐将 PET - CT 作为人群肺癌筛查的方法。

(3) 预防建议 ① 不吸烟或戒烟。② 对于有职业暴露危险的,应做好防护措施。③ 注意避免室内空气污染,如被动吸烟、明火燃煤取暖、接触油烟

等。④ 大气严重污染时,不外出和锻炼。⑤ 要及时规范地治疗呼吸系统疾病。

2. 乳腺癌筛查和预防推荐

(1)高危对象　① 未育或≥35 岁初产妇。② 月经初潮≤12 岁或行经≥42 岁的妇女。③ 一级亲属有在 50 岁前患乳腺癌史的女性。④ 两个以上一级或二级亲属在 50 岁以上患乳腺癌或卵巢癌的女性。⑤ 对侧乳腺癌史或经乳腺活检证实为重度非典型增生或乳管内乳头状瘤患者。⑥ 胸部放射治疗史≥10 年。

(2)筛查建议　① 一般妇女:20 岁以后每月乳腺自查 1 次;20～29 岁每 3 年临床体检 1 次;30 岁以后每年 1 次;35 岁 X 线检查,摄基础乳腺片,以后隔年一次乳腺 X 线检查;>40 岁,每 2 年 1 次乳腺 X 线检查;60 岁以后可隔 2～3 年乳腺 X 线检查 1 次。超声检查:30 岁以后每年 1 次乳腺超声检查。② 乳腺高危人群。鼓励乳腺自查,20 岁以后每年做临床体检 1 次,30 岁以后建议乳腺做磁共振检查。

(3)预防建议　① 坚持健康的生活方式,远离烟酒,合理营养,保持健康体重,坚持锻炼。② 适时生育,母乳喂养。③ 参加乳腺筛查,定期体检。

3. 大肠癌筛查和预防推荐

(1)高危对象　① 40 岁以上有持续 2 周以上没有缓解的肛肠症状(指大便习惯改变如慢性便秘、慢性腹泻等;大便形状改变如大便变细、大便性状改变如黏液血便等;腹部固定部位疼痛)人群。② 有大肠癌家族史的直系亲属。③ 大肠腺瘤治疗后的人。④ 长期患有溃疡性结肠炎的人。⑤ 大肠癌手术后的人。⑥ 20 岁以上有结直肠家族性腺瘤性息肉病和遗传性非息肉性结直肠癌家族史的直系亲属。⑦ 50 岁以上无症状人群。

(2)筛查建议　① 40 岁以上有症状的高危对象,经过 2 周对症治疗没有缓解者,应及时做肛门直肠指检,大便隐血实验检查(FOBT)。任一指标阳性应进行肠镜检查,如 FOBT 阳性者经肠镜检查仍未有异常,建议做胃镜检查,以排除上消化道出血。② 40 岁以上无症状的高危对象,每年接受一次 FOBT 检查,如结果阳性,则进一步肠镜明确诊断。如 FOBT 检查连续 3 次阴性,可适当延长筛查间隔,但不应超过 3 年。③ 年龄大于 20 岁的 FAP 和 HNPCC 家族成员,当家族中先发病例基因突变明确时,建议基因突变检测,阳性者每 1～2 年进行 1 次肠镜检查。④ 45～75 岁无症状者,每年接受 1 次 FOBT 检查,每 10 年接受 1 次肠镜检查。

（3）预防建议　① 坚持体育锻炼，避免肥胖。② 健康膳食，增加粗纤维，新鲜水果摄入，避免高脂肪、高蛋白质饮食。③ 老年人可尝试服用低剂量阿司匹林，可能减少心脑血管疾病和肠癌发生的风险，具体使用需咨询医师。④ 戒烟。

二、脑 卒 中

【概述】

脑卒中,俗称"中风",是脑部血液循环障碍导致脑组织损害的一组疾病,可出现肢体瘫痪或麻木、言语不利、晕眩呕吐、视物成双、步态不稳、昏迷,甚至死亡。

脑卒中主要分为缺血性和出血性,其中出血性脑卒中占 10%~15%,缺血性脑卒中占 75%~90%。出血性脑卒中主要是全身性疾病在脑血管的损伤,如高血压、糖尿病等导致脑血管硬化破裂出血;脑血管自身存在缺陷,如动脉瘤、动静脉畸形、烟雾病、动静脉瘘等破裂出血;脑肿瘤出血,如脑胶质瘤出血、垂体瘤出血等,俗称"瘤卒中"。缺血性脑卒中主要是以脑动脉硬化狭窄导致短暂性脑缺血发作,脑血栓形成;身体其他部位的栓子脱落,造成脑血管堵塞;烟雾病导致多发脑梗死等。

(一) 发病概况

据世界卫生组织(WHO)统计,全世界每 6 个人中就有一个可能罹患脑卒中,每 6 秒就有一人死于脑卒中,每 6 秒就有一人因脑卒中而永久致残。近年来我国脑卒中发病率呈现上升趋势,约有 3/4 的患者不同程度丧失劳动力或生活不能自理,给家庭和社会造成巨大负担。目前,通过标化发病率推算我国>40 岁居民脑卒中现患人数 1 242 万,每年有 196 万人因脑卒中死亡,且我国脑卒中发病率处于持续上升阶段。

(二) 演变过程及处置

脑血管疾病的恢复阶段划分为三个不同时期:软瘫期、痉挛期、恢复期。各期治疗技术也不尽相同。

康复患者的康复过程分为三个阶段。第一阶段是综合医院治疗期,即急性期。康复治疗的开始时间越早越好,病后 72 小时即应开始早期的康复治疗。第二阶段是在康复医院或综合医院的康复专科病房,病后28天病情稳定即可转入,进行系统的康复治疗。第三阶段是社区康复期,即回归家庭、回归社会后,开始持久、科学的锻炼。

偏瘫患者经过正规康复治疗后,80%可以生活自理或大部分自理,其致残率明显降低,相当一部分患者可以恢复工作。

【康复照护】

(一) 家庭康复

很多脑卒中患者和家属都有类似体验,患者在住院2~3周后还没有完全恢复,医院让其出院,回家进行康复期治疗。很多人都不理解,认为医生不尽责,赶患者出院。其实,脑卒中住院完全不可能住到痊愈出院,因为现代医学水平无法让脑卒中"痊愈"。脑卒中的康复期是个长期的艰苦过程,需要患者积极主动锻炼、家属心理安慰、饮食调理等众多环节,才能最大限度地使患者重返家庭和社会。

对于患者家属而言,恢复期护理需要极大的耐心,细致地进行。这些内容包括:

积极帮助患者保持正确姿势(坐姿及睡姿),妥当帮助患者改变姿势和被动运动。

要根据其吞咽能力选择流质、半流质或软食。

护理脑卒中患者最重要的是预防脑卒中并发症的发生。患者脑卒中后由于活动不便、长期卧床,容易出现压疮、肺炎、泌尿道感染三大主要并发症,此外还容易出现抑郁、性情显著改变、智能明显下降等。所以家人要保持患者被褥平整干燥;保持居室洁净和空气流通;至少每2小时给患者翻身拍背,按摩受压的皮肤;大小便失禁的患者要使用吸水性强的尿垫,及时发现和清除排泄物,清洗局部。舒适、安静、方便的家庭休养环境和适当的心理安慰,可以使患者感受到熟悉的、融洽的家庭气氛,比躺在医院更能减少精神负担和挫折感。

一定要鼓励患者自己表达并完成各种日常生活活动,以期早日回归社会,提高生活质量。

脑卒中是复发率很高的疾病,先前的脑卒中史是以后再次发生脑卒中的独立危险因素,因此家属要帮患者定期去专科医生那里随访,定期复查相关危险因素,并调整用药。不要老是由家属代配药,患者实在活动不便,可以请社区的医生或者一级医院的医生上门建立家庭病房,定期访视,这样才能有效地减少脑卒中的复发。

家庭康复注意事项包括:

① 在仰卧位做缓慢的深呼气和深吸气运动,增加肺换气功能,促进胸腹腰背肌的运动(以腹式呼吸为主)。② 注意合适的训练强度,要考虑到患者的体力、耐力和心肺功能情况,在条件许可的情况下,适当增加训练强度是有益的。③ 当患者在训练时出现心率、血压、血氧饱和度的明显变化,或出现明显胸闷气短、晕厥、胸痛时应停止或调整训练强度。④ 家属要给予更多的关心和支持,预防患者发生并发症。

(二)饮食护理

1. 食盐摄入量 盐的摄入与高血压的关系明确。盐摄入量越多,高血压风险越高,对高血压患者更应控制盐摄入量。建议人均每日食盐摄入量不超过 5 g。

2. 膳食胆固醇量 2013 年版《中国居民膳食营养素参考摄入量(DRIs)》去掉了对膳食胆固醇<300 mg/d 的限定;《中国居民膳食指南(2016 版)》亦取消了对膳食胆固醇的限量。这并不意味着高胆固醇食物可以放开吃。预防心血管疾病的膳食包括脂肪的供能比控制在 20%～30% 以内,饱和脂肪摄入量占总能量的 10% 以内。限制了饱和脂肪相当于限制了胆固醇。特别是对于心血管疾病高危人群及患者来说,更加需要注意减少胆固醇摄入量。

(三)二便护理

1. 小便的护理 脑血管病患者虽意识清楚,但仍有不少患者存在尿失禁,在睡眠中更易发生。男性患者应采取尿道外阴茎套导尿,即将小号阴茎套套至阴茎,但是应注意阴茎套的松紧度要适中,避免过紧影响血液循环。尿液通过密封导管引入器皿,再根据患者的体位姿态放好。导管要适当长些,便于患者活动。且要定期适时更换。

2. 大便的护理 由于体位、长期卧床、肠蠕动减慢等因素,不少脑血管病患者有便秘,因此,患者的排便需要护理,不能起床的患者鼓励家庭成员在左下腹轻轻按摩,增加腹压;能站立者采取木椅坐式排便;便秘者除开塞露导泄外,可采用中药润肠通便,即番泻叶 50 g 煎至 50 mL,每次服 15～20 mL,每日1～2 次。条件允许时应该让患者多取坐位,甚至站立位(必要时用电动板床)

以改善其内分泌、消化系统及心血管系统的综合功能,并可一定程度改善大便排泄功能。

(四)动静指导照护

1. 避免强行拖拽 脑卒中康复训练最重要的一环,是根据患者的具体情况制订个体化的康复训练方案。我们建议患者和家属不要自作主张、自以为是地进行康复训练。

2. 注意"良肢位"摆放 所谓"良肢位",是指为防止痉挛姿势的出现,保护肩关节而设计的一种治疗体位。脑卒中偏瘫患者的典型痉挛姿势表现为上肢的肩下沉后缩、肘关节屈曲、前臂旋前腕关节掌曲、手指屈曲、下肢外旋、髋膝关节伸直、足下垂内翻。早期注意并保持床上的正确体位,有助于预防或减轻上述痉挛姿势的出现和加重。通常选用下列体位。

(1)患者卧位 采用患侧卧位,即患侧在下,健侧在上。头部用枕头舒适地支撑,患侧上肢前伸,使肩部向前,确保肩胛骨的内缘平靠于胸壁。上臂前伸,避免肩关节受压和后缩。肘关节伸展,前臂旋后,手指张开,掌心向上。手心不应放置任何东西,否则会反射性地抓握手掌中的物体。健侧上肢置于稍后方,放在身前是错误的,因为它带动整个躯干向前而引起患侧肩胛骨后缩。患侧下肢在后,膝关节略屈曲,足底蹬支撑物,这是重要的体位,由于患侧卧位,增加了对患侧的知觉刺激输入,并使整个患肢被拉长,从而减少痉挛。此外,健手能自由活动。在患者侧上肢的下面垫一个枕头,肩前屈 90°~130°,肘和腕伸展,前臂旋前,肘关节背伸。患侧骨盆旋前,髋、膝关节呈自然半屈曲位,置于枕上。患足与小腿尽量保持垂直位,注意足不能内翻悬在枕头边缘。身后可放置枕头支撑,有利于身体放松。健侧下肢平放在床上,轻度伸髋,稍屈膝。

(2)仰卧位 头下置枕头,但不宜过高,面部朝向患侧,患侧肩部垫一个比躯干略高的枕头,将伸展的上肢置于枕上,防止肩胛骨后缩。前臂旋后,手掌心向上,手指伸展、张开。在患侧臀部及大腿下垫枕,以防止患侧骨盆后缩。枕头边缘卷起,可防止髋关节外展、外旋,枕头右下角支撑膝关节呈轻度屈曲位。足底不应放置任何东西,防止增加不必要的伸肌模式的反射活动。应尽可能少用这种体位,因为这种体位受颈紧张性反射和迷路反射的影响,异常反射活动最强,而且采用这一体位时,低尾部、足跟和外踝等处易发生压疮。在患者的康复中,家属是有任务的。除了专业训练外,日常的家庭护理其实也是康复中的一部分,这就需要家属遵医嘱来执行。

（五）心理护理

脑出血患者的康复易出现悲观失望的情绪,因此,脑出血患者治疗后的康复是一个漫长而艰难的过程。家属应给予心理上的关怀、生活上的照顾,多用平静、微笑、轻松愉快的情绪感染患者,从而坚定其战胜疾病的信心。

保持心情舒畅,避免急躁恼怒、情志过激而使疾病再度复发。

（六）用药

多数患者会同时伴高血压、冠心病、糖尿病等疾病,家属应当严格遵照医嘱给药,同时监测患者的血压、血糖,不可私自停药或乱用药。

（七）脑卒中演变过程的康复照护

1. **急性期康复护理**　急性期(软瘫期),通常指发病或病情稳定后 1～2 周,相当于 Brunnstrom 运动功能评估法Ⅰ～Ⅱ级,应在早期开始康复以预防废用;从床上的被动性活动尽快过渡到主动性活动,预防可能的合并症和并发症;为主动性活动创造条件。该阶段的训练主要在床上进行,即躯干肌训练。

(1) 正确的体位摆放,将肢体置于抗痉挛体位　患侧卧位时,使患肩前伸,将患肩拉出,避免受压和后缩,肘关节伸直,前臂外旋,指关节伸展,患侧髋关节伸展,膝关节微屈,健腿屈曲向前置于体前支撑枕上。该体位可以增加患侧感觉输入,牵拉整个偏瘫侧肢体,有助防治痉挛。

健侧卧位是患者最舒适的体位,脑卒中患者应以侧卧位为主。患肩前伸,肘、腕、指各关节伸展,放在胸前的枕上,上肢向头顶方上举约 100°,患腿屈曲向前放在身体前面的另一支撑枕上,髋关节自然屈曲,足不要内翻。仰卧位,因受颈紧张反射和迷路反射的影响,异常反射活动较强,也容易引起骶尾部、足跟外侧或外踝部发生压疮。

必须采取仰卧位时,患臂应放在体旁的枕上,肩关节前伸,保持伸肘,腕背伸,手指伸展,患侧臀部和大腿下放置支撑枕,使骨盆前伸,防止患腿外旋,膝下可置一小枕,使膝关节微屈,足底避免接触任何支撑物,以免足底感受器受刺激,通过阳性支撑反射加重足下垂。应避免半卧位,因该体位的躯干屈曲和下肢伸直姿势直接强化了痉挛模式。

(2) 肌肉按摩　按摩对患侧肢体是一种运动感觉刺激,并可促进血液和淋巴回流。对防治失用性或营养性肌萎缩、深静脉血栓形成有一定作用。按摩动作应轻柔、缓慢而有规律。

（3）被动关节活动　对昏迷或完全偏瘫的患者,应做患肢关节的被动活动,以防治关节挛缩和变形。活动顺序应从近端关节至远端关节,活动幅度应由小逐渐扩大至全范围,每日 2 次,直至主动运动恢复。避免动作粗暴造成软组织损伤,多做一些抗痉挛模式的活动,如肩外展、外旋,前臂旋后,腕背伸指伸展,伸髋,屈膝,踝背伸等。

（4）主动活动　偏瘫肢体肌力达到 3 级以上时要进行主动活动。如双桥、摆肩、夹腿、摆髋、翻身、起坐等。要特别注意,早期的床上主动性康复活动都是在拮抗重力肌痉挛的体位或姿势下进行的。特别是在软瘫期过后,不要轻易进行抗重力肌的肌力训练,以防出现严重的痉挛(误用综合征)。

患者不需他人帮助能自己从平卧位向患侧翻并从患侧做起,则表明患者躯干肌的功能基本恢复。这提示床上的训练基本可以结束了。

2. 恢复早期康复护理　恢复早期指痉挛期,相当于 Brunnstrom Ⅰ～Ⅳ级。一般为病后 2 周至 3 个月,这一时期康复的主要目的是降低肌张力缓解痉挛,利用各种技术降低痉挛,进行分离运动训练,使运动模式趋于正常。不宜进行肌力和速度训练,以免过多的用力使痉挛加重。

（1）坐位平衡训练　应尽早进行坐起训练,从仰卧位到床边坐,从患者能无支撑坐在椅子上达到一级坐位平衡,到让患肢能做躯干各方向不同摆辐的摆动活动的二级平衡,最后完成能抵抗他人外力的三级平衡。

（2）站立的平衡训练　先站起立床(一种扶住站立的支具),然后逐步进入扶持站立,平行杠间站立,让患者逐渐脱离支撑,重心移向患侧,训练患者的持重能力,能徒手站立后,再实施站立平衡训练,最后达到站立位的三级平衡。

（3）步行训练　恢复步行是康复治疗的基本目标之一。先进行扶持步行或平行杠内步行,再到徒手步行。改善步态的训练,重点是纠正划圈步态。对患者要实施针对性的训练,如站立相时,患腿负重能力差,在体重转换的过程中,患腿缺乏平衡反应的能力,应重点训练患腿的负重能力,如摆动相时患腿不能很好地屈曲,应练习幅度较小的屈伸交替进行的患侧膝关节的独立运动,在摆动相时患膝能完成屈曲而向前迈步。

（4）日常活动能力训练　包括床椅转移、穿衣、进食、上厕所、洗澡、行走、上下楼梯、个人卫生等。

3. 恢复中后期康复护理　恢复期相当于 Brunnstrom Ⅳ 级后,这一阶段的目的是进一步产生精细、协调、快速的随意运动,可考虑肌力训练,步态姿势也需要进步纠正。

（1）步行训练 是争取生活自理的重要环节。步行前先扶持立位，患腿前后摆动，踏步，屈膝，伸髋，练习双腿交替前后迈步和重心转移，扶持步行或平行杠内步行，改善步态训练，重点纠正划圈步态，上下台阶训练，开始"健腿先上，病腿先下"，任其自然。

（2）动作训练 进食、个人卫生、穿衣、洗澡、书写，工艺治疗（如编织、刺绣、绘画、陶瓷、橡皮泥塑等），训练两手协同操作（如打字、打结、垒积木、拧螺丝、拾小物品、弹琴等），训练手的精细动作能力；生活自理辅助器具应用；家务劳动、户外活动。

4. 后遗症期康复护理 后遗症期一般指发病1年后，患者功能恢复停留在某个阶段而不向前发展或发展极慢。主要由于"废用"或"误用"造成。可以通过较长时间的康复性矫正得到一定程度的改善。脑卒中患者可以进行以下几种康复锻炼：

（1）面瘫的功能锻炼 用拇指自两眉之间经眉弓，经太阳穴到眼内眦，再下经鼻翼旁、鼻唇沟、嘴角至下颌角，缓缓按揉，直到发热发酸为止。

（2）偏瘫功能锻炼 按摩与被动运动：对早期卧床不起的患者，由家人对其瘫痪肢体进行按摩，预防肌肉萎缩，对大小关节做屈伸膝、屈伸肘、弯伸手指等被动运动，避免关节僵硬。

1）穿衣训练 先取坐位，将衣服内面向上平整的放于腿上，再将患肢放入一侧衣袖内，用健侧手抓住衣领及对侧肩部，将袖口从患侧上肢穿过，同时将领口慢慢拉至肩部，使患手穿出袖口。随后用健侧手抓住最靠近健侧的衣领，同时身体前倾，将上衣从患侧经颈部后方到健侧，最后将健侧上肢穿入衣袖中，扣上纽扣整理一下。注意，穿衣时先穿患侧，再穿健侧；脱衣时先脱健侧，再脱患侧。

2）灵活度训练 ① 洗脸后湿毛巾的拧干：当患手不能动时，最好不要过度依赖他人。梳洗时，健侧手可以借助水龙头拧干毛巾，患手要在自身视线内支撑于台面上。这样即能提高患手的感知觉输入，也能避免患肢垂于体侧，导致肩关节半脱位等，是简单方便又实用的锻炼小方法。② 侧压手活动：抑制上肢痉挛，增加上肢本体感觉。可以坐在椅子或板凳上，患侧手直臂支撑在与臀部等高的平面，五指伸开朝向后外方。这个动作可以有效抑制异常肌张力，使活动起来更轻松。③ 擦桌子活动：维持和改善上肢关节活动度。端坐于桌子正前方，放置一些小物品作为目标物，健手与患手交叉，充分碰及小物品，让患侧肩膀和手肘充分活动起来才能保持关节活动度。注意,为了减少摩擦力,可垫上毛巾。④ 抓放球活动:改善手的抓握和伸展。如果患手还不能充分完成一整套活动,那就让健手帮助它一起完成搬运工作。通过健侧手抬高患侧上肢的自我辅助性活动,把球或玩具等物品放进容器里。⑤ 单手拾物活动:改善手的三指捏、对指等功能。如果你已经可以单手操作,那就试着把家里的小东西拿出来,自己用拇指、示指、中指拿起一颗红枣,拇指、示指捏起一颗黄豆,拿起的物体越精细说明你的手指也越灵活。⑥ 模拟使用餐具:改善上肢协调稳定性和手指灵活性,帮助进食的完成。在我们的日常生活中,顺利地使用餐具吃饭,对于手功能的康复很重要,特别是我国特有的用筷子进食这项活动,可以给我们手的协调性、力量、耐力和灵活性带来很多好处。选取不同质地大小的物品来代替我们平时吃到的食物,夹起、放下……不知不觉中就可以自己吃饭夹菜了!

(3)言语功能康复训练 言语功能障碍患者可以通过以下简易口操锻炼言语相关器官,从而改善言语清晰度。

1)下颌运动练习 用拇指拖着下颌,其余手指放在颞颌关节处,慢慢做张口闭口运动。张口要能放进两个重叠的手指,上下唇放松,舌头自然平放。

2)唇运动练习 ① 圆唇运动,双侧缩拢向前突出,发"乌"音。② 展唇运动:双唇向两侧咧,露出牙齿如微笑状,发"一"音。③ 双唇闭合运动:双唇用力抿紧,然后咂嘴如出声吻,然后发"爸""妈""怕"音。④ 唇齿接触运动:让患者用上齿接触下唇,然后发"夫"音。⑤ 圆展唇交替运动:交替做展唇发"一"音,再圆唇发"乌"音。

3)舌运动训练 舌前伸运动:① 舌尽力伸向唇,伸出嘴外,越长越好,然后缩回。② 舌左右运动:舌向左舔左侧嘴角,再慢慢伸向左腮,将腮向外顶,然后同样方法向右运动舌。③ 舌环转运动:舌沿着上下牙齿,分别做顺时针、逆时针环转运动。④ 舌尖上抬运动:舌尖甚至上唇,然后舔上齿,最后顶上齿龈背面用力弹发出"哒"音,然后发"他他他"音。⑤ 舌根上抬运动:舌根用力上抬触碰上腭,然后发"卡卡卡"音。

(4)失语患者的康复 大脑具有很强的可塑性。大脑某部位受损后,与它相邻和功能相近部位的功能就会增强,它们的工作量也会相应增加。因此,即使最严重的失语患者,康复也是有可能的。常用的训练方法如下。① 口语表达能力的训练:先要进行舌肌、面肌、软腭等发音器官的运动训练,包括鼓腮、吹气、舌的伸缩,抬高,左右摆动及软腭抬高训练等,使唇、舌、软腭力度增强。然后进行发音器官的灵活性、协调性训练,由简单到复杂,循序渐进。② 听力障碍的训练:每次出示 3 张常用物品的图片,说出一个物品名称后让患者指出相应的图片。同时,让患者看训练者发音时的口唇动作与声音的联系,以达到更好的效果。③ 文字理解力的训练:同时摆出 3 张图片和 3 张相对应的字卡,患者看过后进行组合练习,或让患者听训练者读一个词后指出相应的字卡,或以指字复述的方式进行朗读训练。④ 书写的康复训练:应从抄写和听写单词如患者的姓名开始,渐至句子,直至短文。最后可以看情景图片写叙述文、记日记、写信等。⑤ 现在还有一种针灸治疗失语症的方法,具体为:舌针(舌三针),头针(言语区,颞三针,头双针),体针(人中、内关、三阴交、廉泉、合谷、风池、通里)。针灸治疗以失语症为重点,同时注意脑卒中的整体治疗,特别在急性期。在选穴上,重视头颈项、舌体及心经、肾经等经的穴位,刺法强调舌局部的放血、深刺和强刺激。

(5) 吞食困难患者的照护

1) 安全进食和吞咽　① 进食时必须清醒,环境相对安静。在椅子上或者床上保持进食正直体位。② 进食时确保佩戴好需要的辅助装备,如假牙、助听器、眼镜等。③ 进食前确认口腔清理干净无异物。④ 每次进食后彻底清理口腔。⑤ 细嚼慢咽,每口量不宜过多。⑥ 学会观察喉结移动幅度,确保有"咽"的动作。⑦ 确保每口食物咽下再吃下一口。⑧ 进食后不能立刻躺下,需保持体位正直 20～30 分钟。

2) 常用的居家进食策略　① 低头位吞咽,吞咽时下颌稍稍向内收拢,尽可能靠近胸口。该方法可以防止食物或液体掉入呼吸道。② 反复吞咽:每口量可多次吞咽,该方法可以帮助清理口腔或咽部遗留的食物残渣。③ 交互吞咽,即一口稠状食物、一口液体食物交替进食。该方法可以针对吞咽障碍程度较轻的患者,既可以有效清除咽部的食物残留,又可以降低呛咳率。④ 姿势控制,上半身体位正直,同时保证头部微向前倾。必要时,可以通过使用枕头来帮助固定头部位置。⑤ 环境设置,在进食时,尽可能减少容易使患者分心的干扰物如收音机或电视机。家属或护工尽可能减少聊天,保持环境安静。将食物、杯子或其他餐具尽可能靠近患者,帮助他们能自己进食。

对于不能自主进食,需要家属或护工喂食的患者,需要确保每次进食前,让患者看到或者能感知到需要吃的每一口食物,同时家属或护工应该保持一直面对着患者,尽可能避免侧面喂食。

预测 1 个月内不能恢复有效吞咽者,尽快行胃造瘘,以改变进食渠道:

① 有利于减少误吸致吸入性肺炎的机会；② 有利于让语言治疗师（SD）进行进一步的吞咽治疗；③ 咽部刺激减少，自我舒适度会好转。

5. 脑卒中后痉挛期的康复

（1）专业技术康复　痉挛期的治疗要先通过康复锻炼保持肢体活动的各个关节软组织和关节的功能，避免发生软组织挛缩和关节僵硬。已经发生软组织活动受限的患者要在专业康复治疗人员的帮助下进行训练，切忌暴力生拉硬拽或胡乱甩动手脚，这会造成肌肉、韧带等软组织拉伤甚至导致关节脱位、骨折等二次伤害，不利于功能的恢复。

对于肌张力增高的肢体，要在专业康复治疗人员帮助下，采用抗痉挛的治疗技术以降低肌肉的紧张感，纠正异常姿势，如肌肉的牵伸训练、石膏或矫形器具的佩戴，以及使用抗痉挛药物等。痉挛肌肉的牵伸包括徒手牵伸和石膏固定的长时间牵伸。矫形器具可以纠正静态和动态的姿势。

抗痉挛药物包括口服药物及局部肌内注射肉毒素。一般由康复医师根据痉挛肌肉分布的范围和严重程度选择性使用。需注意的是，药物治疗并不能代替康复训练，还需结合康复训练，以促进分离运动的出现、增加肌肉力量和恢复神经控制。

此外，理疗对控制痉挛有一定的作用，如肌肉冷疗和热疗。由于效果短暂随后应立即开始肌肉牵伸和运动训练。对痉挛期肢体的电刺激治疗有多种方式，包括力量减退的非痉挛肌肉电刺激、生物反馈控制或任务导向性的功能性电刺激、模拟主动肌和拮抗肌收缩模式的交互性电刺激等，选用何种电刺激方式由康复治疗师根据脑卒中患者具体的运动功能情况而定。

（2）家庭康复　肌肉按摩可能是家属或者照料者最常自行进行的治疗方式。如果在家护理，还可以帮助患者进行肢体被动运动，如翻身和体位转换训练、僵直肢体的肌肉牵伸训练、各关节的被动活动训练。但是被动运动建议在康复治疗师的指导下，按照患者的具体情况设计简单的居家训练方案。

如果患者需要佩戴矫形器具，也需要在专业人员指导下配备合适的器具，并学会日常佩戴。① 减少有害刺激：在脑卒中患者痉挛期的日常护理中一定更重视减少有害刺激。② 正确的体位姿势：是改善痉挛的重要手段之一，也是日常护理中应注意的要点。

上肢：卧床时，患侧肘关节宜伸直位，掌心朝上，避免腕关节向掌心屈曲，尽可能伸直各个手指。维持正确姿势有困难的患者可佩戴相应的支具，如腕手矫形器，保证手腕、手指伸直。痉挛期不建议在患者手掌内放置健身球，以免手指屈曲使痉挛加重。

下肢：双下肢体位应避免像剪刀一样相互交叉或像青蛙腿一样屈曲打开，因为这会加重髋内收肌、髋屈曲肌和膝屈曲肌的肌张力异常，不利于下肢运动功能恢复。

【预防】

90%的脑卒中风险可归因于 10 个可控危险因素，即高血压、缺乏锻炼、腹部肥胖、血脂异常、吸烟、饮酒、饮食、心脏原因、糖尿病以及心理因素。

脑卒中可防可治。早期积极控制脑卒中危险因素及规范化开展脑卒中治疗，可有效降低脑卒中的发病率、复发率、致残率及死亡率，改善脑卒中的预后，脑卒中的预防可分为以下几方面。

（一）健康的生活方式

1. 注重合理膳食　每日食盐摄入量不超过 5 g，减少摄入富含油脂和高糖的食物，限量食用烹调油，饮水充足。

2. 酌情量力运动　以大肌肉群参与的有氧耐力运动为主，如健走、慢跑、游泳、太极拳等运动，活动量一般应达到中等强度。

3. 克服不良嗜好（吸烟、过度饮酒、久坐等）。

4. 注意气候变化、保持情绪平稳。

5. 老年人应防止过快改变体位，避免便秘。

6. 定期进行健康体检，发现问题早诊早治。

（二）控制危险因素

1. **高血压**　改变生活方式、个体化药物治疗，血压目标值<140/90 mmHg。

2. **糖尿病**　改善生活方式、个体化治疗、控制血糖。

3. **血脂异常**　他汀类、贝特类药物可调控血脂水平。

4. **心房颤动**　根据卒中风险评估确定是否需要抗凝治疗，药物可选阿司匹林、华法林、新型口服抗凝药等。

5. **其他心脏疾病**　根据患者情况评估是否需要抗凝治疗。

6. **无症状颈动脉狭窄**　高危患者（狭窄>70%）可考虑行颈动脉内膜切除术（CEA）或预防性血管内支架成形术（CAS）；无症状（狭窄>50%）患者可定期进行超声随访评估，也可考虑应用通心络胶囊等中成药。

三、帕 金 森 病

【概述】

帕金森病(PD)是常见于中老年人的脑神经退行性病变,60岁以上的老年人中患病率达到1.5%。由詹姆斯·帕金森医生在1817年首先描述,帕金森病主要引起脑内多巴胺能神经元变性死亡,临床特征为运动徐缓、肌强直及震颤,严重影响患者的工作和生活能力。

帕金森病是一种慢性进行性神经退行性疾病,是由于脑内黑质部位出现结构退化,不能产生神经递质"多巴胺",出现运动缓慢、震颤、强直等典型的运动症状。因此,尽早识别出蛛丝马迹,力争在疾病的早期阶段及时就医是非常有必要的,早期干预和治疗可以最大限度地挽救多巴胺神经元,延缓疾病进展。

总体上讲,帕金森病是一种老年病,是继阿尔茨海默病后第二常见的老年慢性进行性神经退行性疾病,也是目前仅次于肿瘤、心脑血管病外,严重威胁老年人群健康的第三大杀手。此病通常在60岁左右发病,随着年龄增高,它的发病率呈几何级数的增加,也就是说年龄越大,发病的比例越高、人数越多。目前,中国帕金森病患者预计超过250万人,占全球患者数量的一半。随着老龄化问题日趋严重,预计到2030年,我国的帕金森病患者将激增至500万人左右,患者数量将占全球的57%。

统计学显示,帕金森病的男性发病年龄比女性更早,发病风险比女性高出1.5~2倍。近年来帕金森患者也趋于年轻化,"青少年型帕金森病"患者占据总人数的10%。由于缺乏有效的早期诊断手段,患者往往在发病后或发病数年才会被确诊。同时,此病缺乏有效的治疗手段,患者的病情会逐渐发展,并在晚期带来严重的并发症。

【康复照护】

(一) 照护者定位和心理准备

了解帕金森病的大致表现和发展趋势,以及治疗帕金森病常用药物的服用方法和注意事项,是帕金森病照护者第一步需要学习的,但更为重要的是照护者的心理准备。

照护帕金森病患者,需要耐心、细心和恒心,照护者要付出很多艰辛和劳力,这是崇高的爱与奉献,也是一项艰巨的任务。了解疾病,增强信心,增加与医生、患者、其他亲属朋友的沟通交流,也是十分必要的。这有助于获取信息、获得心理平衡与支持。

照护者应树立以下正确的观念:

1. **职责定位** 不仅是照顾患者的饮食起居,也要协助医生辅助患者治疗和康复,以及观察病情。作为医生的助手,是医嘱的执行者或监督者。

2. **长期性** 照顾好患者是一个长期的任务,是以后生活的固定部分,但不是生活的全部,照护者还要有自己的独立性,也要照顾好自己,保持健康和活力。

3. **宽容** 照护者自己很可能会有疏忽大意或犯错误的时候,无心之失要原谅自己;慢性患者经常伴有抑郁焦虑、个性改变甚或认知减退,对患者的不当语言和行为,要宽容不要计较。

(二)帕金森病患者家属的配合

帕金森病的康复锻炼除了患者的主动配合以外,还需要家属的支持。

1. 不要过多地代替患者完成生活事务。适当地让患者自己完成一些基本活动,不仅有助于患者的功能锻炼,而且能够缓解患者内心的"病感"。

2. 家属应防止患者在家康复锻炼时摔倒,尤其是合并有骨质疏松的老年患者,家属更应小心谨慎。

3. 帕金森病患者可能会出现一些认知障碍如抑郁,而且由于行动不便不能准确表达自己的需求,需要家人更多的耐心和支持。

(三)帕金森病患者的家居环境改造

帕金森病患者表现出运动方面的困难,家居环境需要做相应的调整,尤其是对于中晚期患者更为必要。总的原则是布置简洁、便于在家活动,以减少跌倒风险。

1. **公共空间** 客厅、过道等公共空间应宽敞,减少家具物品堆放,不要放置不稳定易倒的物品,减少拐弯,地面平整不用地毯。沙发座椅不能过软和过低,而且最好有扶手。地面上可以每30厘米画线,对于步态冻结的患者尤其有价值。

2. **卧室** 床垫软硬适中,床头、床尾能摇起的更佳。对于有夜间喊叫、肢体动作多、有坠床史的患者,软包床、围栏、床周放软垫有助于减少夜间意外的发生。衣柜和室内厨门以推拉门为佳,厨门把手不用球形的,以长条形的为宜,方便开关。卧室灯要有足够亮度,最好有遥控开关或有床头开关。

3. **卫生间** 坐便器、淋浴边安装扶手;淋浴区域物品简洁,避免浴帘、卫生洁具的阻碍和缠绕,手持式水龙头便于清洗;卫生间地面要防滑。

(四)帕金森病患者保持积极健康的心态

帕金森病患者在确诊后应尽早就诊康复科,接受康复医师对其进行的功能评价,制订个体化康复方案。同时,还应积极参加专门为帕金森病患者举办的疾病健康教育以及心理咨询,保持积极健康的心态,主动参与治疗。

患者因受运动迟缓、疲劳、抑郁、疼痛等影响,很少主动运动,倾向长期静坐,久而久之会形成继发性损害,也称废用综合征,如肌肉萎缩无力、关节挛缩、体力耐力下降等。因此,帕金森病患者应坚持积极的生活方式,如短途出行选择步行而不开车,走楼梯而不乘电梯,参加自己喜欢的体育运动,参加帕金森病健走、舞蹈、太极拳、气功或瑜伽小组,坚持有氧训练和抗阻训练,制订家庭训练计划等。有氧训练和抗阻训练不仅能改善患者运动功能,还能改善其认知、情绪、睡眠、便秘等非运动功能。

为了获得最佳的康复疗效,患者应定期接受康复医师的专业治疗,找到薄弱方面进行针对性训练,如平衡训练、步态训练、姿势矫正训练、言语治疗和吞咽治疗等。

(五)早期患者的照护

早期帕金森病患者基本上有行动能力和自理能力,能对自己的病情有客观的评价,服药效果较好,家庭照护的重点在于观察患者的症状发展,监督服药和定期就医,敦促其进行体育活动和康复训练。

1. **运动** 患者可进行低强度的运动、伸展运动、平衡运动,运动时间一般以半小时左右为宜(不建议超过 1 小时),每周锻炼次数以 3～5 次为宜。要多关注患者的平衡,以及时发现跌倒倾向。

(1)运动形式 包括散步、快走慢跑、走跑交替、自行车、有氧舞蹈、健美操和不剧烈的球类运动等。对于早期的老年帕金森病患者,舒缓、伸展性运动比较适合,太极、瑜伽都可以选择。国际上已经有研究证实太极和瑜伽都适合帕金森病患者。健身操等集体运动形式可提高运动能力、调节情绪,也是推荐的运动方式。

(2)运动过程 应注意监测心率,避免运动强度过大。对健康中老年人来说,适宜的有氧运动心率≤170-年龄。如60岁健康人参加有氧运动时,心率不宜超过110次/分(170-60)。而对帕金森病、体弱且年纪较大的人,可以乘以0.7~0.9的安全系数。

2. 饮食 通常不伴其他慢性疾病的帕金森病患者早餐和午餐以高糖类、高脂饮食为宜,晚餐吃高蛋白质饮食。每天的能量来源,以脂肪占30%、糖类占60%、蛋白质占10%为宜。每日总热量要高于一般正常老年人,相当于中等体力劳动者所需能量。

3. 睡眠 常见的睡眠障碍有以下几种。首先,最常见的睡眠障碍莫过于失眠,主要表现为入睡困难,次日早醒以及睡眠不能持续,即夜间醒来次数增加。患者严重的震颤往往会加重入睡的困难。由于夜间睡眠不足导致日间睡眠过多,即患者常表现为夜间清醒、白天瞌睡。

其次,患者睡眠障碍也可表现为在快速动眼睡眠期出现各种不自主运动,如拳打脚踢、翻滚跳跃等动作,醒后常可回忆出梦中的场景。正常人出现这种异常睡眠行为,很可能是帕金森病的早期征兆。

再次,患者睡眠障碍还可表现为发作性睡病,表现为突然出现无法预计的过度睡意和无法抗拒的睡眠发作,睡眠持续时间可从几分钟至数小时不等。由此可见,睡眠障碍的种类很多,其发生的原因包括年龄增加、帕金森病对睡眠中枢结构的影响及抗帕金森病药物的影响;以及帕金森病合并的抑郁、焦虑等精神障碍相关因素。不论何种类型的睡眠障碍,好的睡眠习惯和睡眠环境,规律作息,适度增加白天活动量,避免夜间很早上床,可以有效减少白天嗜睡;合理饮食,睡前限制水分摄入,可减少夜间排尿次数;室温不宜太低,光线适宜,床褥不能太软以免翻身困难;提供方便上、下床的设施,在卧室内放尿壶及便器,减少患者睡眠相关的焦虑情绪。

睡眠障碍根据不同病因可以在医生指导下进行药物治疗方案的调整。应避免在傍晚或夜间应用司来吉兰等可能出现失眠的药物;针对夜间运动症状控制不佳、睡眠周期性腿动或不宁腿综合征,可以通过睡前补充多巴胺能药物来治疗;针对异相睡眠(快速眼球运动睡眠)行为障碍,可以采用氯硝西泮等药物;对抑郁相关的早醒,可以补充抗抑郁药物等。

4. 用药

（1）帕金森病治疗药物　可以分为以下六大类：

① 抗胆碱能药：对 60 岁以上的患者，现多主张不用。② 金刚烷胺：对轻症效果较好，不良反应小。③ 多巴胺替代疗法：可根据病情逐渐加量。④ 多巴胺受体激动药：推荐使用非麦角类受体激动药。⑤ 单胺氧化酶 B 抑制药：可减少左旋多巴的用量及其不良反应，又能间接起到保护神经元的作用。⑥ 儿茶酚氧位甲基转移酶（COMT）抑制药：可稳定左旋多巴在血中的浓度，从而减少其用药量及其不良反应。

（2）病情和服药的观察　关注帕金森病患者的运动能力，比较重要的如震颤的幅度、频率、部位、持续时间，动作频率和灵活性，行走的速度，转弯的速度和稳定性，体位改变（坐-卧-起立）的流畅性，运动症状的波动性，异常的运动等。

而其他一些重要的问题也不要忽视，如体重变化、睡眠状况、二便情况、吞咽功能、血压变化（卧位、立位、餐后）、精神状态、情绪、记忆力、思维反应能力、幻觉和异常行为等。观察到患者的异常或者变化，应该记录下来，在就诊时报告给医生。

一些帕金森病患者的依从性不好，可能随意改变药物的剂量或者服用方法，或者是记忆力不好的患者容易忘记按时服药。照护者在这些方面应该经常提醒、检查，如根据从医院取药的量和时间来判断患者是否按照医嘱服药了。

对依从性不好或记忆力差的患者要监督服药，准备好药品看着患者服下。药物的疗效和不良反应也要细心观察并做好记录，尤其是服药和症状的时间关系。对帕金森病患者来讲，药物并非唯一控制病症的方法，保持乐观的心态很重要。同时，亲人朋友的心理支持对帕金森病患者也有着特殊的价值。家人在生活中一定要给予安慰、关心与鼓励，在提醒患者规范用药的前提下，也给他们创造健康的生活环境，使之保持健康情绪，以减缓疾病的发展，提高生活质量。

（六）对中期患者的照护

1. 中期帕金森病"运动处方"　这个阶段帕金森病患者平衡能力有减退趋势，在运动中要特别注意避免跌倒和外伤。要严格控制运动负荷，持续时间不宜过大。每周锻炼 2～3 次即可。

如果平衡能力较好,可选择散步、快走、太极和瑜伽等。如果平衡能力减退,可以在适当防护下慢走、做上肢为主的康复操等。康复专家推荐做徒手或者低阻抗、低负重下的肢体伸展运动和平衡锻炼:① 掌慢慢上举上肢;② 俯卧位上身向上抬起;③ 仰卧位双下肢屈曲向左右旋转;④ 立位慢慢旋转身体;⑤ 立位背部尽量靠近墙壁;⑥ 地面放置等间隔参照物做跨越步行练习;⑦ 面向墙壁站立,两手置于墙壁上,胸部向墙壁靠拢的运动和平衡锻炼;⑧ 根据号令踏步。

2. 饮食搭配　对于异动、震颤严重、消瘦的患者,能量供应适当增加;每日静坐或卧床的患者,能量需求则可减少;伴有糖尿病、高血压、心脑血管病的患者,需要限制糖类、脂肪和热量。

衡量膳食热量是否适宜的简单办法就是经常称体重,帕金森病患者的体重可以略高于标准体重。如果体重稳定,表明能量供应与消耗基本平衡。如体重明显下降,一是注意有没有其他消耗性疾病,比如肿瘤、糖尿病等;二是考虑能量供应不足或是消化吸收障碍。

饮食构成建议多样化,以谷类为主,多吃蔬菜、奶类、大豆、坚果,适量吃优质蛋白质(鱼肉和禽类)。

帕金森病患者容易出现便秘,所以要多吃富含纤维素的食物。每日蛋白质应分散到三餐中,晚餐蛋白质比重较高。

氨基酸与左旋多巴在吸收和转运中有竞争关系,所以患者服用复方左旋多巴应在餐前 1 小时或餐后 2 小时,以保证药效。有些患者怕蛋白质影响药效而不吃蛋白质食物,长期下去蛋白质缺乏会导致身体抵抗力下降,健康受损。目前,国际上推崇简单、清淡并富含营养的"地中海饮食"而不是"低脂饮食"。

帕金森病患者应足量饮水,尤其是服药以后,每日饮水 1 500~2 000 mL。对于有轻微吞咽苦难、饮水呛咳或是流涎的患者,建议少量多次饮水、减慢速度。帕金森病患者推荐喝咖啡或茶。一般来讲,老年患者应低盐,尤其是血压高、有水肿倾向者;但对于低血钠、血压偏低、有体位性低血压的帕金森病患者,要采用高盐饮食,或在饮水中加盐。

(七) 晚期患者的照护

帕金森病患者到了晚期这一阶段,病情发展较快,药物效果下降,运动能力受限且伴有平衡障碍,并可能伴有更复杂的非运动症状,照护者需要付出更多的时间和精力,甚至是全日照料。此阶段,照护者除一般的护理工作外,应关注以下几方面。

1. **运动辅助**　患者活动和平衡能力下降,有跌倒可能,照护者常需伴行,帮助患者穿越马路,在复杂地形行走、转身、改变姿态;有步态冻结的,打节拍或喊号子有一定帮助;对严重的患者,要及时配拐杖或助行器。

2. **二便护理**　多数帕金森病患者存在便秘,足量饮水,充足的纤维素膳食、充分的运动,一定程度上可以减轻便秘。严重者需要服用缓泻药,很多中药、西药可以试用,开塞露可以间断使用。要注意让帕金森病患者保持良好的排便习惯,加强臀部和肛门肌肉锻炼。病程长、年龄大的患者容易出现排尿问题,如尿频、尿急、排尿费力、夜尿多,甚至严重的尿失禁。如果出现这种情况,首先要除外前列腺或泌尿系统的其他疾病,请泌尿科医生根据不同原因导致的排尿困难给予适当的药物治疗。生活上注意晚餐后不喝水以减少夜尿,多进行会阴部清洁,勤换内裤。插尿管的患者多饮水、多活动,注意尿道口清洁,定期更换尿管。

3. **体位性低血压**　出现体位性低血压后患者的运动会受到很大限制,常常从卧位、下蹲或坐位起立后出现头晕眼黑,严重者失去意识、跌倒,跌倒后很快恢复,测血压会发现从卧位(躺卧 5 分钟以上)转为立位后血压下降,收缩压下降≥20 mmHg,舒张压下降≥10 mmHg。有些人可能同时还伴有卧位高血压。

出现体位性低血压可采取以下措施:

首先,要停用降压药物。如果同时有卧位高血压,根据血压情况可夜间服少量降压药;治疗帕金森病的药物中影响血压最明显的也要减量或停服,如多巴胺受体激动药。

其次,保证水盐摄入,起床前可适量饮水。

第三,夜间保持上半身高位,倾斜 15°～30°,以降低卧位高血压,减弱体位变化的适应困难。

第四,使用弹力袜和腹带,以全长弹力袜(到腹股沟)的效果为佳。

第五,中医药治疗,如生脉饮、人参、红参等。

第六,药物升压,盐酸米多君、屈西多巴、氟氢可的松等药可试用。

4. **精神、心理问题**　帕金森病患者往往存在抑郁焦虑,要注意其情绪变化。患者的运动和非运动症状经常受到情绪的影响,一般来说处于药效差的关键时,情绪低落更明显,各种症状也更突出。照护者要多倾听,多与患者交流,多鼓励,进行正性的心理诱导。有些患者出现幻觉、妄想或偏执猜疑,不要和患者争论,应以"哄"(安抚)为主,将患者的情况报告给医生来治疗。

5. 皮肤护理及压疮预防　一旦帕金森病患者失去行动能力,皮肤护理极为重要,要每日擦洗,及时清除汗液和分泌物,保持皮肤干爽。

坐、卧之处要柔软、平整,受压迫部位要及时按摩,要每1～2小时更换体位、调整姿势,有条件的最好使用医用充气床垫。

已经出现的皮肤发红或破溃,要消毒、贴压疮保护膜,也可局部理疗促进血液循环。

6. 吞咽与进食

(1) 调整用餐姿势　患者保持坐姿进餐,上身尽量坐直,头略向前倾,进餐后继续保持15～20分钟,以防食物误入气管。

(2) 将食物切成小片　给帕金森病患者准备的食物最好是切成小片,有利于其充分咀嚼,也能避免发生误咽,不要强求患者一次吃下一匙的食物。

(3) 养成良好的吞咽习惯　患者平时应有意识地练习吞咽动作,进餐时每次咬一口或吸一口食物,咀嚼后分2～3次吞咽下去;如果食物卡在喉部,轻轻咳嗽或清理喉部,并且在吸气前再吞咽1次。

(4) 促进唾液生成　患者日常要多喝一些柠檬水或白开水,不仅有利于补充足够的水分,也能促进唾液的生成。另外,要尽量吃一些质软、易吞咽的食物。可将食物放在搅拌器内做成浓汤状;将药片压碎与果酱混合,容易吞咽。

(5) 辅助治疗　对存在严重吞咽困难的帕金森病患者,为保证营养供应和药物的给予,必要时可长期留置胃管或进行胃造瘘术。

(6) 饮食选择　对于有吞咽困难的帕金森病患者,食物性状的选择非常重要,其首要条件是易于口腔内移送和吞咽,不易误咽。这类食品必须具备下列条件:① 柔软、密度较均匀。如烂饭粥、果泥、米糊、蛋挞中间的奶黄,但有两种形状混合在一起的食物如泡饭之类则不适合患者。② 有适当黏度、不易松散。如比较松软的面包和馒头较适合,但太松脆的饼干、杏仁饼、米饼之类或黏性太大的汤圆、糯米团则不适合患者进食。③ 有适当浓度。如牛奶、酸奶、米汤等稍微浓稠点的流质比起水来,更易于患者吞咽,也不易误吸。如果患者饮水出现呛咳时,可用米汤代替开水饮用;如果有糖尿病,患者可选用专门适用于糖尿病患者的食物增稠剂。此外,类似橡皮糖之类不容易变形的食物不适合患者食用。

(7) 怎样减少误咽？ 在吞咽过程中,由于吞咽反射延迟或呼吸不协调等问题,往往会造成帕金森病患者误咽。而正常情况下,在食物通过咽部的瞬间,人体会无意识地停住呼吸,避免误咽以保护气道。对于帕金森病患者,可采用以下吞咽技巧以减少误咽。① 屏气吞咽。食物咀嚼完成后准备吞咽之前,深吸一口气,然后屏住呼吸,吞下,吞咽后立即咳嗽。可以在非进食时间进行准备性训练(深吸气-屏气-空吞咽-咳嗽),使患者习惯这种吞咽模式。② 低头吞咽。吞咽时低头,有助于吞咽动作完成。这对吞咽启动延迟、舌根后缩不足、与呼吸道入口闭合不足的患者是不错的选择。③ 调节入口量。对于患者来说,如果一口量过多,食物会从口中漏出或引起吞咽不完全,食物残留在咽部导致误吸;过少,则会因为刺激强度不够,难以诱发吞咽反射。可以先从少量开始尝试,然后酌情增加,直到找到合适的一口量。此外,为减少误吸的危险,还应放慢进食速度。④ 空吞咽或少量饮水。当患者吞咽力量差的时候,往往一次不能很好地把食物完全吞进去,而在咽部残留食物,此时如果继续进食则可引起误咽。每次进食吞咽后再做几次空吞咽,然后再吃下一口,或每次吞咽后饮少量的水(10~20 mL),这样可去除咽部残留的食物。

(八) 帕金森病治疗方法

早发现、早诊断、早治疗,知情、选择治疗方案。

1. 药物 根据年龄、症状类型、严重程度等选择药物。

2. 手术 脑起搏器手术(脑深部电刺激疗法,DBS),是目前治疗帕金森病优先的外科微创手术。

DBS治疗原理:通过电刺激来刺激核团,改变核团的电磁环境及功能,改善整个脑功能网络的运行方式和状态,来替代帕金森患者退化的神经系统功能,改善患者的症状。

【预防】

(一) 注意帕金森病的早期症状,避免误诊、误治

帕金森病是一种进行性中枢神经系统变性疾病,平均发病年龄在60岁左右,随老龄化进程,发病率逐年上升。其典型症状表现为静止时肢体不自觉颤抖、运动迟缓、肌肉僵硬、姿势步态异常,严重时患者生活不能自理、需要他人照料。

由于早期症状容易和其他疾病表现相混淆，加上人们对帕金森认识不足，因此很多早期患者存在误诊、误治的情况。例如，鼻子闻不到气味、顽固性便秘、失眠、经常做噩梦。这些早期非运动症状，在患者确诊帕金森病的几年前就已经存在了，但是被患者本人或家属忽视了，以为是身体功能退化了。例如，一侧肢体活动不灵活、走路拖步，往往会被误诊为"脑梗死"等疾病；而颈背部身体僵硬，往往被误诊为"颈椎病"。

大部分患者只重视了帕金森病的运动症状，而对自身存在的焦虑、抑郁、睡眠障碍等精神症状却重视不够，其实运动和非运动症状，都是令帕金森患者痛苦不堪的根源。

（二）提前预防、全程治疗和康复，活出自我

虽然帕金森属于高龄、高危疾病，但大众对它的重视和认识程度还很不够。有帕金森病家族史的人群，需要定期到医院功能神经科进行体检；特别是有"三高"——高血压、高血糖、高血脂的人群。很多人都知道，帕金森病患者的身体通常会变得很僵硬，但不知运动迟缓也是其相关表现，如果发现一个人系鞋带、扣纽扣等动作比以前缓慢，就要警惕是否是帕金森发病征兆。

随着现代治疗水平的不断提高，越来越多的帕金森病患者借助药物、手术和康复治疗等综合手段，维持了长期稳定的治疗效果和生活质量。但是，帕金森病患者的精神症状和晚期并发症防治往往不被重视，这也是影响疗效的重要方面。例如，部分患者存在严重的失眠、焦虑和抑郁，单独服抗帕金森病药物仅能部分改善运动症状，只有同时进行抗精神症状的协同治疗，才能让患者得到全面的恢复。此外晚期卧床患者要注意防治肺炎、泌尿系统感染，这些随时可能会危及其生命。对于帕金森病患者来说，还需要加强营养。例如，多吃富含酪氨酸的食物，如黑大豆、竹笋、花生、鸡肉、蚕豆等，这有助于从食物方面补充大脑多巴胺含量，起到食疗作用。总之预防帕金森疾病要从我做起，超早期对自我健康进行管理，养成良好的生活习惯和作息方式，推迟得病年龄，活出健康的自我！

四、阿尔茨海默病

【概述】

阿尔茨海默病是一种起病隐匿的进行性发展的神经系统退行性疾病。临床上以记忆障碍、失语、失认等为特征，病因至今未明。65 岁以前发病者称为早老性痴呆，65 岁以后发病者称为老年性痴呆。根据认知能力和身体功能的恶化程度分成三个阶段：

第一阶段（发病后 1～3 年）为轻度痴呆期。表现为记忆减退，对近事遗忘突出；判断能力下降，患者不能对事件进行分析、思考、判断，难以处理复杂的问题；工作或家务劳动漫不经心，不能独立进行购物、经济事务等，社交困难；尽管仍能做些已熟悉的日常工作，但对新的事物却表现出茫然难解、情感淡漠，偶尔激惹，常有多疑；出现时间定向障碍，对所处的场所和人物能做出定向，对所处地理位置定向困难，复杂结构的视空间能力差；言语词汇少，命名困难。

第二阶段（发病后 2～10 年）为中度痴呆期。表现为远近记忆严重受损，简单结构的视空间能力下降，时间、地点定向障碍；在处理问题、辨别事物的相似点和差异点方面有严重损害；不能独立进行室外活动，在穿衣、个人卫生以及保持个人仪表方面需要帮助；无法计算；出现各种神经症状，可见失语、失用和失认；情感由淡漠变为急躁不安，常走动不停，可见尿失禁。

第三阶段（发病后 8～12 年）为重度痴呆期。患者已经完全依赖照护者，记忆力严重丧失，仅存片段的记忆；日常生活不能自理，大小便失禁，呈现缄默、肢体僵直，查体可见锥体束征阳性，有强握、摸索和吸吮等原始反射；最终昏迷，一般死于感染等并发症。

【康复照护】

（一）照料者教育

1. 照料者教育的重要性　照料者是痴呆治疗的重要参与者，照料者教育是痴呆治疗的重要组成部分。

在痴呆治疗中,有效的治疗都是通过照料者完成的,包括药物的安全有效服用和非药物治疗的实施等。其中,日常生活照料是最重要的部分。照料者既承担着责任又承担着压力,不能简单地等同于保姆。除了日常生活护理,照料者还要应对痴呆患者的各种精神行为问题,并在重大事件上做出决定,例如是否剥夺患者的驾驶权利,是否将患者转去疗养院等。此外,照料者还要在情感上给予患者关爱、支持和陪伴,努力维护患者的独立性和尊严。

日常照料工作琐碎、繁重、复杂,不同病程的痴呆患者需要不同的照料内容。此外,痴呆患者由于存在认知与执行功能障碍、适应能力下降、精神行为异常等问题,可能无法配合日常照料工作,甚至无法认可照料者的付出。所以,如果照料者缺乏照料知识和经验,缺乏专业的交流技巧和能力,就很容易出现负性的身体和情感感受,使照料工作无法顺利进行。

为减轻照料者的身体和心理压力,给痴呆患者提供高质量的照料,需要对照料者进行适当的关于痴呆患者照料的教育。既往多项研究显示,对照料者进行照料指导有助于减轻照料者的工作强度和压力,改善其主观感受和身体健康,同时可以减轻患者的精神行为问题和焦虑情绪,提高生活质量。

2. 照料者教育的方式　对照料者进行教育的方式有多种,包括面对面的交流、电话指导等,也可通过电子平台。医务人员可以通过与照料者直接接触,介绍照料者关心的内容讲解照料方式和技巧;还可以让照料者阅读痴呆相关书籍,了解相关知识。或者通过电话随访,规范照料者的做法,帮助他们将已经学到的技巧应用于其他照料问题。

医务人员还可以充分利用电子平台,成立照料者互助小组。通过这种平台医务人员可以实时对照料者遇到的问题给予指导和建议,而且,这种平台还可为照料者提供释放负面情绪、缓解心理压力的空间,成为照料者之间彼此交流、互相开导的场所。

3. 照料者教育的内容　在开始照料痴呆患者之前需要让照料者了解一些痴呆相关知识,熟悉痴呆各阶段的典型表现,便于对今后几年的情况有所估计。

在日常照料工作中,医务人员可以为照料者提供详细权威的建议,包括如何合理布置家居环境以保证患者安全,如何简化并建立日常照料常规,如何正确处理患者的睡眠障碍、食欲缺乏等日常生活问题以及强迫行为、侵略性或灾难性反应等行为问题。当照料者需要在某些方面做出重大决定时,也可以提供指导意见,例如,是否将患者转去疗养院、如何选择合适的疗养院等。

同时,需要让照料者了解自我照顾的重要性。多数照料者长期夜以继日地工作,对未来担忧,心理压力大,使得他们身体疲惫、心情低落、孤独焦虑或伤心。而照料者与被照料者的健康密切相关,两者相互作用。如果照料者心情抑郁,精神压力大,那么被照料者容易发生游荡、幻觉或偏执等,这些会反过来加剧照料者的痛苦,从而进入恶性循环。相反,如果照料者的健康状态得到改善,那么可以延迟痴呆患者被送去疗养院的时间,平均延迟时间可以达到18个月。

所以,应让照料者明白,自我照顾不容忽视。照料者要为自己留出休息时间,适当安排休假,有助于自身体力和精力的恢复。另外,照料者不应一个人承担所有的事情,除了可以向家人、朋友寻求体力和情感支持外,还可以充分利用各种社区资源和支持,来减轻身体和心理压力。如果照料者感到心理压力过大,无法通过休息或与他认交流等方式得到缓解,那么必要时可以考虑心理咨询。

对于严重老年痴呆生活不能自理的患者,可以手把手教导其简单的动作,加强照顾,注意走路扶拐等,减少意外伤害。

曾经走失的患者、已明确诊断中重度痴呆的患者及家属可能需要面对一系列的现实问题,如老人意外走失、行为错乱、摔伤导致死亡等事件层出不穷。应避免单独外出,严密观察,防止走失。可随身携带必要的身份证明;患者身上长期携带亲属联系卡,便于及时联系。让邻居、门卫或社区服务机构了解患者行为,并互相沟通联系方式;不要把患者一个人锁在家里;门上安装锁钮或插锁;自行车、车钥匙收好,防止自行骑车或开车漫游。

(二) 居家护理

营造一个安全而人性化的居家环境,对于患者及看护者都是非常重要的。居家环境中要减少危险性物品,管理好患者使用的器具和物品,评估可能对其造成的危险程度,妥善安放以免发生意外。同时对于厨房安全、家用药品安全、防止意外及危险行为等方面也要采取一定的措施防患于未然。

除此之外,还应注意其他安全措施的布置,如在房间的顶部或底部安装安全门闩防止老人不安全的游荡行为;安装烟雾报警器,并配备一个便于使用的灭火器;每部电话机上设置应急电话号码,家庭照护者的床边要留有电话和手电等。

（三）日常管理

1. **危险品管理**　妥善收藏好家里的危险工具：刀具、剪子、电动工具、火源电器、煤气；在不使用的时候要及时地切断有毒物品；隐藏好或锁好清洁用品、药物、有毒/有害物品。

2. **厨房安全管理**　易碎、有害等容易给老人造成伤害的危险品锁起来，厨房操作台上的调味品收起来，以免老人误食；把老人常用的杯子、餐具等放在醒目的固定位置；煤气、天然气、小家电，非使用时及时关闭。

3. **用药安全管理**　向医生咨询、正确合理用药；监督老人按时服药、定期查看药盒；所有药物放置在固定的地方，方便寻找；如在无人监管时已经不能自行服药，则药应该放在老人接触不到的地方；丢弃所有失效或已过期的药物。

（1）就诊前　汇总老人当下正在服用的药物及剂量清单，去医院时随身携带。

（2）就诊后　遵照医嘱按时按量服药，不擅自增减药物。

（3）了解所服用药物的作用及不良反应。

4. **防止跌倒**　确保室内照明充足，卧室、浴室、通道应有夜灯；移走可能将人绊倒的障碍物；妥善整理收纳各种家用电线及连接线；卫生间、浴室内安装扶手、洗澡椅、防滑垫；洗澡时，先给予调节好水温、避免因过冷过热突然闪避而跌倒。

5. **防止烫伤**　在监护下沏茶、倒茶水、粥、汤、油炸食品，放至温度适合后再提供给患者；热水瓶妥善摆放；洗澡时为患者调节水温。

（四）饮食

有预防老年痴呆作用的食物有以下 9 种。

1. **鸡蛋**　蛋黄中含有大量的 $\omega-3$ 脂肪酸、胆碱，大脑利用这种胆碱来制造乙酰胆碱，并作为一种神经递质，可以改善脑细胞的沟通和改善记忆。

2. **鱼**　鱼是促进智力发育的首选食物之一。鱼头中含有十分丰富的卵磷脂，是人脑中神经递质的重要来源，可增强人的记忆、思维和分析能力。鱼还是优质蛋白质和钙质的极佳来源，特别是含有大量的不饱和脂肪酸，对大脑和眼睛的正常发育尤为重要。

3. **瘦肉**　瘦肉与肥肉相比脂肪少、蛋白质含量高，因此营养价值更高。除了丰富的蛋白质,瘦肉还富含B族维生素、维生素E以及矿物质铁与磷。铁是红细胞中血红蛋白的重要成分,血红蛋白是人体负责运送和交换氧气的工具,可让大脑保持活力,缺铁会引起贫血、精神涣散和记忆力减退。磷则是参与神经纤维传导、能量生成及储存的关键物质,是大脑运作不可缺少的元素。

4. **坚果**　尤其是核桃,对大脑健康有好处。它们含有大量的二十二碳六烯酸(DHA),有助于提高成人的记忆力。

5. **香蕉**　香蕉营养丰富、热量低,含有称为"智慧之盐"的磷,香蕉又是色氨酸和维生素B_6的来源,含有丰富的矿物质,特别是钾离子的含量较高,常吃有健脑的作用。

6. **蓝莓**　蓝莓是对大脑有益的食物之一,它有助于提高认知功能和记忆力,蓝莓还能改善协调平衡能力。

7. **花生**　花生富含卵磷脂和脑磷脂,它是神经系统所需要的重要物质,能延缓脑功能衰退。实验证明,常食花生可改善血液轮回、增强记忆、延缓衰老,是名副其实的"长寿果"。

8. **燕麦**　燕麦向来被营养学界称为"大脑的粮食",除了是低升糖指数(GI)食物,食用后血糖不易升高,燕麦还含有丰富的B族维生素及矿物质锌等有益大脑的营养素。维生素E可以抑制脑细胞中的紫褐质堆积,能减轻疲劳、防止大脑衰退老化。燕麦中含有微量元素锌能增强记忆力,缺锌时会精神不济。早餐来一碗燕麦片,可提供大脑一天的活力。

9. **蘑菇**　吃蘑菇可能有益于预防轻度认知下降障碍。研究显示,一周吃至少300 g蘑菇的年长者比一周吃少过150 g蘑菇的年长者相比,认知下降风险减少50%。此外,就算年长者只吃150 g的蘑菇,也有助于认知下降风险减少约20%。

(五)运动

体育有助神经生长作用,同时可以提升脑的供血供氧,改善脑部代谢。推荐户外有氧运动,包括散步、慢跑、打太极、做保健操等,但锻炼主张循序渐进。

1. **手足活动训练**　每天清晨及傍晚在空气清新的地方行走,老年人日行4 000步可提高记忆力。或是进行手指参与的精细活动,如手工艺、雕刻、制图、剪纸、打字以及弹奏乐器等。如不能完成,简单点的可以运用手指旋转钢球或核桃,或用双手伸展推拳运动等都能促进相应大脑兴奋区血液循环、使之代谢活跃,按摩大脑,延缓痴呆,也可到专业的康复中心将患者熟悉的家人、亲戚的图片以及历史名人和陌生人图片掺杂在一起定期让患者识别熟悉的人，锻炼记住陌生人的姓名。地点识别法是：将患者固定居住的卧室、客厅、小区、马路、常去的公园等熟悉场所的图片与其他有名的陌生地点进行记忆训练。

2. 脑力训练　脑力训练可以延缓认知功能损害，预防认知功能的减退。老年患者应多用脑，多看书读报，学习新事物，培养多种兴趣爱好，如绘画、唱歌、下棋、打牌等；多与人聊天沟通，促进语言交流，接触各种人群，都对维持脑力有益。游戏可能对认知功能的减退有一定的防治作用。

3. 认知功能训练　包括时间定向力训练、语言理解能力、运动反应能力训练、计算能力训练、近期记忆力训练、行为动作训练。① 时间定向训练：用日期、星期、月份、季节卡片等，训练患者对日期、星期、月份、季节等时间性概念的判断能力。② 语言理解及运动反应能力训练：根据患者的智力水平，用语言要求患者做简单的动作。动作由简单到复杂，循序渐进，如请你点点头、请你闭上眼睛、请你握拳等。③ 计算能力训练：选择简易的计算，如个位数、十位数、百位数的加减乘除，按患者的智力水平循序渐进。④ 记忆力训练：用彩色图片首先让患者辨认，过几分钟让患者复述和回忆，训练患者的近期记忆力；或收集以往年代的资料照片，帮助患者对往事进行回忆，训练患者的远期记忆力等。⑤ 动作训练：包括简易的折纸、拼图和串珠。

4. 音乐训练　根据患者的具体情况，有针对性地播放轻柔、舒缓或兴奋激昂的音乐，或吟唱患者熟悉的歌谣。

5. 色彩识别法　将不同颜色、形状的图片让患者识别记忆。此外，还有日常用品图片识别记忆法等。这些都能有效地延缓痴呆的进展、提高生活质量。

除了以上几种方法，也可前往康复机构进行系统的认知康复训练。

上述几种康复训练方法可交替使用，因地制宜、因人制宜，制订好计划，贵在坚持，最好有专科医生的指导。

(六) 心理护理

疾病进展受忧郁、悲伤、愤怒等不良情结影响，所以应掌握患者的心态。用良好的语言、表情、态度和行为去影响患者，建立相互信任的医患关系，帮助患者调整不良心态，促进疾病恢复，提高生存质量。此外，家庭和睦、子女孝顺对患者的情绪有良好影响。因此，要做好患者家属的思想工作，配合康复治疗。

（七）用药

A. 老年痴呆《指南》推荐用药

1. 乙酰胆碱酯酶（AChE）抑制药 可减慢乙酰胆碱的分解，使具有正常功能的脑细胞内这种化学物质的含量增加，改善神经递质功能，改善认知功能。临床常用的有石杉碱甲、多奈哌齐、卡巴拉汀等。

2. NMDA 受体拮抗药 N-甲基-D-天门冬氨酸（NMDA）受体拮抗药可以阻断谷氨酸浓度病理性升高导致的神经元损伤，改善患者的认知、日常生活能力及行为症状。临床常见的有美金刚等。

3. γ-氨基丁酸衍生物 为脑代谢改善药。通过促进脑内 ATP 乙酰胆碱合成并增强神经兴奋的传导，达到促进脑内代谢的作用，能够抵御物理因素、化学因素所致的脑功能损伤。临床常见的有吡拉西坦、茴拉西坦、奥拉西坦等。

4. 麦角碱衍生物 为半合成麦角碱衍生物。可加强脑细胞能量的新陈代谢，增加氧和葡萄糖的利用。促进神经递质多巴胺的转换而增加神经的传导，加强脑部蛋白质的合成，改善脑功能。临床常见的有尼麦角林、双氢麦角碱等。

B. 老年人用药管理中遇到的问题及解决方案

老年人长期服用多种药物，将病情控制在一个相对稳定的状态下，使患者逐渐对药物产生了生理上和心理上的依赖性，同时老年人性格和情绪表现出的孤僻、倔强、消沉等负面情绪，对医师做出的减药调整容易有抵触心态，即便接受了减药也可能因为心理暗示导致新的症状产生，不得不恢复习惯用药，甚至需要增加新药。服药时间越长，减少药品数量的难度就越大。医师除了做好充分的患者教育工作外，给予患者足够的关心也至关重要，从而增加医患间的信任感，有助于解决多重用药的问题。

【预防】

1. 老年人应遵照执行的 10 条规则

（1）服用维生素 B_6 和维生素 E 维生素 B_6 是神经递质生物合成辅酶，维生素 E 可防止体内过氧化物生成，都有助于缓解大脑萎缩，降低认知障碍的风险。

（2）补鱼油 健康老人血液中ω-3脂肪酸含量远远高于认知障碍风险的老人，因此，老年人应适量补充鱼油。

（3）喝绿茶 日本一项研究发现，每天喝2～3杯绿茶，罹患认知障碍的概率可减少一半左右。

（4）喝少量红葡萄酒 常喝少量葡萄酒的人认知障碍的风险较小，这与葡萄酒中的关键成分白藜芦醇关系极大。

（5）不过量饮酒 少量饮酒有益全身健康，过量饮酒易损伤大脑。

（6）每周快走 快步走是降低日后认知障碍和帕金森病危险的一大关键。

（7）享受美好的生活环境 美好的生活环境能改善人的心情，防止认知退化。

（8）多动脑 研究者发现，学外语、下棋、看报纸等需要动脑的活动能够保持大脑活跃。活到老、学到老有益健康。

（9）跳舞 跳舞可加快血液循环，增加老年人脑部供血。

（10）不过分忧虑 性情急躁、遇事爱忧虑的人更容易发生免疫力下降、健忘等问题，增加认知障碍的风险。

随着生活水平的不断提高，人们对健康问题越来越关注，对于"夕阳红"群体来说，很多老年人忧心自己年纪越来越大，会不会患上阿尔茨海默病，连自己的孩子都不认得，失去语言能力、思考能力、注意力、判断力等认知功能，甚至出现妄想、幻觉、个性改变等现象，影响晚年生活质量。

2. 推荐地中海饮食 地中海式饮食被认为有助于预防阿尔茨海默病。地中海饮食强调多吃水果、蔬菜、全谷类、橄榄油、豆类坚果和香料；每周至少吃几次鱼和海鲜；家禽、鸡蛋、酸奶和奶酪要适量，红肉和甜食要少吃。此外，在饮食上还有以下几个建议。

（1）多吃颜色丰富的水果和蔬菜 水果和蔬菜中含有大量的维生素，尤其是B族维生素。B族维生素对大脑的发育及脑功能有重要作用，另外可以选择颜色丰富、不同种类的水果和蔬菜，如羽衣甘蓝、西蓝花、菠菜、红薯、洋葱等，每天至少要吃4种以上水果和蔬菜。

（2）适当补充含卵磷脂的食物 缺乏乙酰胆碱容易致老年痴呆，这是目前医学界的一个共识，乙酰胆碱的原料就是卵磷脂，那么哪些食物富含卵磷脂呢？在生活中，富含卵磷脂的食物很多，如大豆及其豆制品、蛋黄、芝麻等，适当补充含卵磷脂的食物对延缓脑功能衰退有帮助。

（3）不要吃太饱　热量限制是衰老领域的一个重大发现，即指在满足人体对各种营养成分如必需氨基酸、维生素等情况下，限制每日摄取的总热量。

3.适量运动　运动对于大脑认知有影响，不同的锻炼方式对大脑不同区域所产生的影响不同。这里有几种简单的运动推荐给大家，可预防阿尔茨海默型的老年痴呆症。

（1）每天清晨及傍晚在公园快步走1小时　快步走不仅能运动腰下部的紧张肌，还能提高呼吸中的摄氧量，有助于刺激脑细胞，防止脑细胞退化，对老年痴呆的预防有理想的效果。

（2）要经常做十指指尖的细致活动　如手工艺、雕刻、制图、剪纸、打字以及用手指弹奏乐器等。这能使大脑血液流动面扩大，促进血液循环，有效地按摩大脑，帮助大脑活泼化，预防痴呆。

（3）要经常使用手指旋转钢球或胡桃，或做双手伸展握拳运动　手指是大脑最突出部分，经常做上述运动，可刺激大脑皮质神经、促进血液循环、延缓脑神经细胞老化，还可预防痴呆。

（4）要经常做头颈左右旋转运动　先将头颈缓慢地由左向右旋转100圈，再将头颈由右向左旋转100圈，随时随处可做。这样不仅能使脊椎的转动变得滑顺，还可延缓脑动脉硬化，有预防老年痴呆的功效。

五、老年期抑郁症

【概述】

（一）老年期抑郁症定义

广义的老年期抑郁症指见于老年期（≥60 岁）这一特定人群的抑郁症，既包括老年期首次发作的抑郁症，也包括老年期前发病持续到老年期或老年期复发的抑郁症，还包括见于老年期的各种继发性抑郁症。

狭义的老年期抑郁症是特指老年期首次发病的原发性抑郁症，以持久的抑郁心境为主要临床表现，临床特征以情绪低沉、焦虑、迟滞和繁多躯体不适为主。精神障碍不能归因于躯体疾病或脑器质性疾病。一般病程较长，具有缓解和复发的倾向，部分病例预后不良，可发展为难治性抑郁症。

（二）流行病学特点

1％～2％的女性和不足 1％的男性符合抑郁症诊断标准，但是 60 岁以上的老年人中具有抑郁症状而不能满足抑郁症诊断的情况还是很常见的，约占15％，称为亚临床抑郁。我国 65 岁以上老年人抑郁症患病率为 1.57％～5.2％，没有显著的性别差异。

（三）病因及发病机制

目前抑郁症病因尚不明确，可能与性格、遗传和社会心理因素等有关。多数人发病前有社会心理诱发因素，如环境变化、病前性格、以往痛苦遭遇和原有的健康状况等促使其发生心理方面的改变。有研究显示，老年抑郁症常伴有多种脑部异常，如脑室白质密度增强异常，并存血管性疾病，并伴有大脑基底节和前额区损伤。研究也表明，老年血压增高、认知功能下降、失能和睡眠障碍可引起抑郁焦虑。

(四) 诊断

老年期抑郁症很容易漏诊,抑郁情绪常被身体其他不适症状所掩盖,目前国际和国内尚无老年期功能性情感障碍的疾病分类,对老年期首次起病的各种精神障碍的诊断参照国际和国内现行的分类与诊断标准。

抑郁症发作的诊断标准(ICD10：F32)

包括 3 种不同形式的抑郁症发作：轻度(F32.0)、中度(F32.1)、重度(F32.2和 F32.3)。心境低落,兴趣与愉快感丧失,易疲劳,这几条通常视为最典型的抑郁症状,要做出确定的诊断,轻度抑郁发作要求应至少存在上述症状中的两条,再加上两条其他常见症状(见下)：

1. 集中注意的能力降低。

2. 自我评价和自信降低。

3. 自罪观念和无价值感(即使在轻度发作中也有)。

4. 认为前途暗淡悲观。

5. 自伤或自杀的观念或行为。

6. 睡眠障碍。

7. 食欲缺乏。

低落的心境几乎每天一样,且一般不随环境而改变,但可显示出昼夜差异。有明显的个体差异。某些病例中,焦虑痛苦和运动性激惹有时比抑郁更为突出。此外,心境改变也可能被易激惹、过度饮酒、戏剧性行为、原有恐怖或强迫症状恶化等附加特征或疑病性先占观念所掩盖。抑郁症的诊断均要求至少持续 2 周,但如果症状格外严重或起病急骤,时间标准可适当缩短。非专科医师给出的诊断建议用抑郁状态来代替抑郁症,如有自杀倾向一定立即转精神心理专科诊治。

【康复照护】

(一) 精神康复＝社会康复＋心理康复

精神康复由以下几项内容组成：医学康复(祛除症状,防止复发),心理康复(客观对待疾病,提高心理承受能力,纠正性格缺陷),社会康复(提高社交技能),职业康复(技能培训、就业咨询等)。康复措施与训练又可分为文娱治疗、作业治疗、生活技能训练和社会技能训练等。

（二）照护者的行动

1. 提高心理健康意识，追求心身共同健康　主动学习和了解心理健康知识，科学认识心理健康与身体健康之间的相互影响。在身体疾病的治疗中，要重视心理因素的作用。自我调适不能缓解时，可选择寻求心理咨询与心理治疗及时疏导情绪，预防心理行为问题和精神障碍发生。

2. 使用科学的方法缓解压力　避免使用吸烟、饮酒、沉迷网络或游戏等不健康的减压方式。找出不良情绪背后的消极想法，根据客观现实进行调整，减少非理性的认识。建立良好的人际关系，积极寻求人际支持，适当倾诉与求助。保持健康的生活方式，积极参加社会活动，培养健康的兴趣爱好。

3. 重视睡眠健康　了解睡眠不足和睡眠问题带来的不良心理影响，出现睡眠不足及时设法弥补，出现睡眠问题及时就医。要在专业指导下用科学的方法改善睡眠，服用药物需遵医嘱。

4. 培养科学运动的习惯　选择并培养适合自己的运动爱好，积极发挥运动对情绪的调节作用，在出现轻度情绪困扰时，可结合运动促进情绪缓解。

5. 正确认识抑郁、焦虑等常见情绪问题　出现心情压抑，愉悦感缺乏，兴趣丧失，伴有精力下降、食欲缺乏、睡眠障碍、自我评价下降、对未来感到悲观失望等表现，甚至有自伤、自杀的念头或行为，持续存在 2 周以上，可能患有抑郁症；突然或经常莫名其妙地感到紧张、害怕、恐惧，常伴有明显的心慌、出汗、头晕、口干、呼吸急促等躯体症状，严重时有濒死感、失控感，且频繁发生，可能患有焦虑障碍。但一过性的或短期的抑郁、焦虑情绪，可通过自我调适或心理咨询予以缓解和消除，不用过分担心。抑郁障碍、焦虑障碍可以通过药物、心理干预或两者相结合的方式治疗。

6. 出现心理行为问题要及时求助　可以向医院的相关科室、专业的心理咨询机构和社会工作服务机构等寻求专业帮助。要认识到求助于专业人员既不等于自己有病，更不等于病情严重，而是负责任、有能力的表现。

7. 精神疾病治疗要遵医嘱　诊断精神疾病，要去精神专科医院或综合医院专科门诊。确诊后应及时接受正规治疗，听从医生的建议选择住院治疗或门诊治疗，主动执行治疗方案，遵照医嘱全程、不间断、按时按量服药，在病情得到有效控制后，不急于减药、停药。门诊按时复诊，及时、如实地向医生反馈治疗情况，听从医生指导。精神类药物必须在医生的指导下使用，不得自行任意服用。

8. 关怀和理解精神疾病患者, 减少歧视　学习了解精神疾病的基本知识, 知道精神疾病是可以预防和治疗的, 尊重精神病患者, 不歧视他们。要认识到精神疾病在得到有效治疗后, 可以缓解和康复, 可以承担家庭功能与工作职能。要为精神疾病患者及其家属照护者提供支持性的环境, 提高患者心理行为技能, 使其获得自我价值感。

9. 关注家庭成员心理状况　家庭成员之间要平等沟通交流, 尊重家庭成员的不同心理需求。当与家庭成员发生矛盾时, 不采用过激的言语或伤害行为, 不冷漠回避, 而是要积极沟通加以解决。

(三) 心理调节

老年心理健康的自我调节, 可以参考以下自我调节心理健康的方法。

1. 保持积极的生活态度　用积极的态度对待生活, 可延缓大脑的退化和保持生命的活力。积极的态度能刺激人体的适应机能, 遏制疾病的产生与发展。

2. 乐观开朗, 保持家庭和睦　有的老年人因思想守旧、固执, 易与子女产生分歧, 致使家庭关系紧张, 这既影响家庭关系和睦, 更不利于老年人的身心健康。老年人应采取豁达、乐观的态度, 以保持家庭关系的和谐, 维护身心健康, 尽享天伦之乐。

3. 培养兴趣爱好, 加强交往　健康的兴趣爱好和积极的交往可使人从中找到许多乐趣, 排除孤独, 忘却种种烦恼, 从而起到调节情绪、愉悦身心、保持心理平衡的作用。适当运动, 勤用脑。老年人可根据自己的身体状况进行适当的体育锻炼, 同时要勤于用脑。

4. 适当的体育锻炼和脑力活动　这不仅能促进全身和大脑的血液循环, 促进新陈代谢, 还可增强体质, 延缓衰老, 对身心健康起到积极作用。切不可过度劳累, 并保证足够的睡眠。

5. 用正确的态度对待疾病　随着年龄的增长、器官的衰退, 老年人大多体弱多病。当遇到疾病时会惊慌失措, 这样不但不利于疾病的康复, 还易加重精神负担, 导致心理疾病的产生; 也不要讳疾忌医、隐瞒病情, 以免错过治疗的良机, 使病情加重。

6. 提高心理素质, 参与公益活动　以理智的方式看待各种问题, 控制自己的情绪, 调整自己的心态, 使自己的心情始终保持平静。多献一份爱心, 消除老朽无用感, 以从内心上感到欣慰和满足。如果经过自己的努力, 几个月后痛苦仍未减轻,或者有自杀的想法,或者悲痛的心情严重影响了日常生活、学习或工作,可以到当地精神科门诊或心理门诊寻求帮助。

(四)知情,遵医嘱治疗

1. 抑郁症的主要治疗方式 抑郁症的治疗方式分为药物和非药物两种。选择心理还是药物治疗,核心在患者的疾病特点。在被确诊为抑郁症之后,精神科医生会评估患者病情的严重程度和疾病特点,从而为患者推荐合适的治疗方式。大部分国家的指南均认为轻度抑郁症患者只需要单独接受心理治疗。但美国精神病学协会的指南则认为轻度抑郁症患者也需要接受药物治疗。但对于中重度的成人抑郁症患者,尤其是伴有精神病症状,或者是伴有自伤、自杀企图或行为的患者,各个国家的指南都推荐其接受药物治疗,以迅速有效缓解患者的症状。在药物治疗的同时,可以结合心理治疗取得更好的治疗效果。

2. 药物康复治疗

(1)抗抑郁药的分类及不良反应 ① 三环类抗抑郁药:该类药主要通过抑制突触前膜对 5-羟色胺(5-HT)及去甲肾上腺素的再摄取,使突触间隙的去甲肾上腺素和 5-HT 浓度升高,促进突触传递功能而发挥抗抑郁作用。代表药物有阿米替林、氯丙咪嗪和多塞平。不良反应有:抗胆碱能效应(口干、出汗、便秘、尿潴留、排尿困难、目昏、眼内压升高);嗜睡、体重增加;溢乳、性功能障碍。② 四环类抗抑郁药:该类药通过抑制突触前膜对去甲肾上腺素的再摄取,增强中枢去甲肾上腺素能神经的功能,从而发挥抗抑郁作用。代表药物有马普替林。不良反应:常见抗胆碱能效应;偶见肝氨基转移酶 AST 及 ALT 升高等。③ 选择性 5-HT 再摄取抑制药:该类药通过选择性抑制 5-HT 的再摄取,增加突触间隙 5-HT 浓度,从而增强中枢 5-HT 能神经功能,发挥抗抑郁作用。代表药物有帕罗西汀、舍曲林、西酞普兰。不良反应:常见焦虑、震颤、嗜睡、睡眠异常(梦境反常、失眠)、欣快感等;戒断反应,帕罗西汀最易出现。④ 单胺氧化酶抑制药:该类药通过抑制 A 型单胺氧化酶,减少去甲肾上腺素、5-HT 及多巴胺的降解,增强去甲肾上腺素、5-HT 和多巴胺能神经功能,从而发挥抗抑郁作用。代表药为吗氯贝胺。不良反应:吗氯贝胺常见多汗、口干、失眠、困倦、心悸等;少见震颤、肝氨基转移酶 AST 及 ALT 升高、可逆性意识模糊。⑤ 5-HT 及去甲肾上腺素再摄取抑制剂:该类药物主要通过抑制 5-HT 及去甲肾上腺素(noradrenaline, NE)再摄取,增强中枢

5-HT 能及 NE 能神经功能而发挥抗抑郁作用。代表药物有文拉法辛、度洛西汀。不良反应：文拉法辛常见嗜睡、失眠、焦虑、性功能障碍等；度洛西汀常见嗜睡、眩晕、易疲劳、性功能障碍等。

（2）用药原则　①及时药物治疗：一般推荐典型抗精神病药物如利培酮、奥氮平、喹硫平等作为一线药物选用，氯氮平作为二线药物使用。②个体化治疗：个体对抗精神病药物的治疗反应存在很大差异，通常治疗方案都会考虑患者的性别、年龄、身体情况，是否同时使用其他药物，首发或复发，以往用药情况和目前病情特点，以及药物不良反应、患者及家人的喜好、经济能力等多方面因素。还要根据患者用药后的反应，随时调整药物品种和剂量。③尽量单一用药：一般不主张联合使用两种以上的抗精神病药物。仅在足量、足疗程治疗和换药无效时，才可考虑两种抗精神病药联合使用。④逐渐加量：应从小剂量逐渐加到有效推荐剂量，以减少不良反应和提高患者的服药依从性，药物滴定速度视药物特性及患者特质而定。维持剂量可酌情减少，并需足疗程治疗。⑤足量、足疗药物治疗：建议按治疗程序进行，一般需要4~6周才能控制精神分裂症的急性期症状，待症状控制后，应继续使用治疗剂量持续4周，以期获得巩固。⑥长疗程治疗：精神分裂症患者应当长疗程治疗，疗程视患者个体情况而定，一般不少于2~5年，治疗场所主要在门诊随访和社区随访。⑦定期评价疗效，及时调整治疗方案，认真观察、评定药物不良反应，并做积极处理。⑧抗抑郁药物的见效周期：抗抑郁药并非立即起效，传统的抗抑郁药物患者在服药后大概半个月才能觉察到情绪上的改善，一些新型药物为5~7天。抑郁症容易复发，一般急性治疗期为3个月，维持期为4~9个月，逐渐减量至停药。很多患者自觉症状改善就自行停药，结果没有跨过最后一道障碍，使前面的治疗功亏一篑，且由于耐药性，即使恢复到之前的剂量，治疗效果也会欠佳。

3. 非药物康复治疗　非药物治疗包括心理疏导、运动、音乐疗法、改变环境等，适合程度较轻的抑郁症状。总的来说，要根据不同情况和严重程度进行不同的干预方式或综合的干预方式。

4. 专家推荐按摩康复　对于抑郁症患者来讲，适度运动有利于身心健康。可以采用气功、太极拳、八段锦、广场舞等方式进行运动康复。除此之外，也可采用穴位按摩来达到养生康复的目的。

（1）按摩内关穴　内关穴于前臂前区，掌侧远端横纹上2寸，掌长肌腱与桡侧腕屈肌之间。具体方法是用于手指按摩内关穴80次，每日早晚各1次。

该穴为八脉交会穴,有治疗抑郁症、癫狂痫、心悸、胸闷、卒中、失眠、眩晕等症的功效。现代大多用于治疗抑郁性神经症、癫痫、心律不齐、脑卒中、甲状腺功能亢进等病症。

(2)按摩神门穴 神门穴于腕部前区,腕掌侧横纹尺侧端,尺侧腕屈肌腱的格侧凹陷处。具体方法是用手指按摩神门穴80次,每日早晚各1次。按摩神门穴具有治疗惊悸、失眠、健忘、痴呆、癫狂病、心烦、心痛等功效。现代大多用于治疗抑郁性神经症、精神衰弱、癫痫、冠心病、更年期综合征等。

(3)按摩太冲穴 太冲穴是在足背第1、2跖骨间,跖骨底结合部前方凹陷中。具体方法是用手指按摩太冲穴80次,每日早晚各1次。按摩该穴可治疗郁病、癫痫、头痛、眩晕、耳鸣、耳聋、卒中等。现代大多用于治疗抑郁性神经症、精神分裂症、甲状腺功能亢进、血管性头痛、青光眼等病症。

(五)随访评估

老年期抑郁症通常表现不典型,借助量表可对老年期抑郁症进行筛查评估和监测治疗。评估量表可提供心理和行为现象的量化表现,分为他评量表和自评量表,他评量表通常由医护人员完成,自评量表则由患者本人完成。

他评量表中最为常用的是汉密尔顿抑郁评估量表(HAMD 或 HDRS),特别适用于了解抑郁症患者的生理症状。自评量表常用 Zung 抑郁自评量表,老年人专用的自评量表是老年抑郁量表(The Geriatric Depression Scale,GDS)。

表 2-1 老年抑郁量表(GDS)

选择最切合你2周来的感受的答案,在每题序号后[　]内答"是"或"否"。

1.[　] 你对生活基本上满意吗?(否)
2.[　] 你是否已放弃了许多活动与兴趣?(是)
3.[　] 你是否觉得生活空虚?(是)
4.[　] 你是否感到厌倦?(是)
5.[　] 你觉得未来有希望吗?(否)
6.[　] 你是否因为脑子里一些想法摆脱不掉而烦恼?(是)
7.[　] 你是否大部分时间精力充沛?(否)
8.[　] 你是否害怕会有不幸的事落到你头上?(是)
9.[　] 你是否大部分时间感到幸福?(否)
10.[　] 你是否常感到孤立无援?(是)
11.[　] 你是否经常坐立不安、心烦意乱?(是)
12.[　] 你是否愿意待在家里而不愿去做些新鲜事?(是)

(续表)

13. [　]	你是否常常担心将来？	（是）
14. [　]	你是否觉得记忆力比以前差？	（是）
15. [　]	你觉得现在活着很惬意吗？	（是）
16. [　]	你是否常感到心情沉重、郁闷？	（是）
17. [　]	你是否觉得像现在这样活着毫无意义？	（是）
18. [　]	你是否总为过去的事忧愁？	（是）
19. [　]	你觉得生活很令人兴奋吗？	（否）
20. [　]	你开始一件新的工作很困难吗？	（是）
21. [　]	你觉得生活充满活力吗？	（否）
22. [　]	你是否觉得你的处境已毫无希望？	（是）
23. [　]	你是否觉得大多数人比你强得多？	（是）
24. [　]	你是否常为些小事伤心？	（是）
25. [　]	你是否常觉得想哭？	（是）
26. [　]	你集中精力有困难吗？	（是）
27. [　]	你早晨起来很快活吗？	（否）
28. [　]	你希望避开聚会吗？	（是）
29. [　]	你做决定很容易吗？	（否）
30. [　]	你的头脑像往常一样清晰吗？	（否）

评分：每条目后括号内的回答表示抑郁，与其一致的回答得 1 分。0～10 分，正常；11～20，轻度抑郁；21～30，中、重度抑郁。

【预防】

隐形忧郁症最主要的致病因素是压抑心理作祟。压抑心理是指个人受挫后，不是将痛苦的思想、情感释放出来，而将其抑制在心头，不愿承认烦恼的存在。这是种较为普遍的病态心理现象。因此，隐形忧郁症患者除了需接受必要的系统心理咨询治疗并结合抗忧郁药物外，还应在平时进行适当的心理调适。

1. 坚持强身健体锻炼，保持充足睡眠和正常饮食　强健的体魄是抵抗一切心身疾病的本钱，而失眠最易导致精神委顿、注意力和思维力减退。正常饮食是保证身体不从内部瓦解的关键。

2. 让快乐进入生活，把微笑写在脸上　快乐是吹散忧郁的春风，可以在烦闷时听听音乐，消除紧张愁苦，微笑是自信的表现，通过培养乐观情绪从而达到使人精神健康的目的。亲密融洽的倾诉是最好的自疗方法。试着对好友、知己、亲人诉说心事，寻求解除困境的途径，通过言语的倾泻达到缓解内心的障碍,从而避免自己卷入忧郁风暴。

3. **正确对待现实**。人生在世不如意之处在所难免,这就需要我们以豁达的心态去面对,以自己能够承受的方式去缓和与解决压力、挫折、矛盾等的存在,不做死要面子活受罪的傻事,不让轻微的忧郁演变、恶性循环到超出自己的心理承受极限。

4. **丰富环境、加强交流** 家人或照顾者要经常陪伴患者外出,让患者认路、认家门、拜访老朋友。督促患者自己料理生活,如买菜做饭、收拾房间、清理个人卫生,鼓励患者参加社会活动,安排一定时间看报、看电视,使患者与周围环境有一定接触,丰富思想和锻炼思维,培养对生活的兴趣,活跃情绪,减缓认知衰退。

六、老年高血压

【概述】

高血压是指以体循环动脉血压[收缩压和(或)舒张压]增高为主要特征的心血管病综合征。心脏收缩时,动脉内的压力升高,此时的血压叫作收缩压。"下压"指的是心脏舒张时,主动脉压下降,在心舒张末期动脉血压处于最低值,此时血压叫作舒张压。在中国,健康青年人在安静状态时的收缩压为100～120 mmHg,舒张压为60～80 mmHg。收缩压和舒张压的差值叫作脉压,正常值为30～40 mmHg(表2-2)。

表2-2 血压水平的定义和分级

级　别	收缩压(mmHg)		舒张压(mmHg)
正常血压	<120	和	<80
正常高值	120～139	和(或)	80～89
高血压	≥140	和(或)	≥90
1级高血压	140～159	和(或)	90～99
2级高血压	≥160	和(或)	≥100

单纯收缩期高血压(mmHg):收缩压≥140和舒张压<90;单纯舒张期高血压(mmHg):收缩压<140和舒张压≥90。

怎样算作高血压? 在不服用降压药物的情况下,每天1次,连续测量3次上肢血压,如果收缩压≥140 mmHg和(或)舒张压≥90 mmHg,就算作高血压了。然而,由于90%以上的高血压发病原因不明确,称为原发性高血压。另外,还有些发病原因明确的高血压,如肾疾病、肾上腺疾病等。如果针对疾病本身进行治疗,祛除病因后血压就能有效降至正常。

(一) 老年高血压的主要特点

老年高血压具有自身特点,主要表现在以下几个方面。

1. **血压波动大** 以收缩压波动大明显,女性容易出现。引起血压波动的因素有四。

(1)**体位** 从蹲位、卧位变为坐位、立位时容易出现体位性低血压,而且恢复时间长,与压力感受器敏感性降低有关。体位性低血压主要表现为头晕目眩、站立不稳、目昏、软弱无力等,严重时会发生大小便失禁、出汗甚至晕厥。老年人体位性低血压发生率较高,1/3 老年高血压病患者可能发生体位性低血压。并随年龄、神经功能障碍、代谢紊乱的增加而增多。

(2)**进食** 老年高血压患者近半数会出现餐后血压下降。其中以早餐后多见,通常在午餐后 30 分钟左右出现。血压一般下降 20～40 mmHg/10～25 mmHg。可能与餐后交感神经活性反应下降、压力感受器敏感性降低和餐后内脏血液灌注增加有关。

(3)**季节** 人体内有调节血压的压力感受器,它可以感知血压,通过一系列的神经体液反射使血压在一定范围内波动。老年人高血压随季节变化而波动,通常夏天血压低、冬天血压高。然而,随着年龄增长,压力感受器的敏感性减低,血压调节功能减退,中国老年高血压患者的血压波动范围明显增大。

(4)**时间** 老年晨峰高血压是指血压从深夜的低谷水平逐渐上升,在凌晨清醒后的一段时间内迅速达到较高水平,这一现象称为晨峰高血压。老年高血压病患者,特别是老年单纯收缩期高血压病患者的晨峰高血压现象比较常见。

2. **并发症多** 随着病情的进展以及血压的持续增高,终将造成靶器官损害,导致各种并发症。其中既包括高血压本身有关的并发症,也包括由于高血压加快、动脉粥样硬化所致的并发症。老年高血压病患者往往同时伴有脑血管病、心血管病、外周动脉疾病、肾损害等情况。

3. **脉压增大** 脉压是指收缩压与舒张压之差,它反映了大动脉的弹性以及血液循环的波动性,是衡量大动脉僵硬程度的一个较好指标。由于老年高血压病患者中大多数为单纯收缩期高血压,所以这部分患者的脉压明显增大。而脉压越大,说明动脉顺应性与弹性越差,使得心脑血管病及周围血管病的发生率也明显升高。因此,对于老年人来讲,脉压和收缩压成为预测心脑血管事件最重要的指标。

4. **老年高血压特点** ≥80 岁的老年高血压病患者进行降压治疗,不但明显减少其脑卒中发生率,而且显著降低总病死率。该次大规模随机临床试验显示,血压目标控制在 150/80 mmHg 以下,能降低脑卒中死亡风险 39%,减少心力衰竭危险 64%,降低总死亡危险 21%。随着社会的发展,人均寿命不断延长。

2010 年的《中国高血压防治指南》中未单独列出老年高血压的诊断标准,而是与一般成人高血压的诊断相同。因此老年高血压的诊断标准可以归纳为:① 年龄≥80 岁;② 连续 3 次非同日血压测定收缩压≥140 mmHg 和(或)舒张压≥90 mmHg;③ 假性高血压与继发性高血压除外。

(二) 我国高血压流行病学概述

2010 年对 162 个国家疾病监测点的 98 548 名 18 岁以上居民进行高血压患病率调查,结果显示我国成人高血压患病率为 33.5%。

此外,调查结果还显示了我国高血压的发病率具有以下特征:① 男性患病率显著高于女性;② 高血压的患病率随着年龄增加而上升;③ 城市与农村高血压患病率差异无统计学意义(34.7%对 32.9%);④ 西部、中部和东部高血压患病率依次增加。

(三) 血压高危害大

1. **颅脑损伤** 脑卒中仍是目前我国高血压人群最主要的并发症。血压过高很有可能引起缺血性脑卒中,比如腔隙性脑梗死;还会引起出血性脑卒中,如脑出血,从而引起严重后遗症甚至导致死亡;同时也有可能引发高血压脑病,造成颅内压升高。

2. **心脏损伤** 高血压是冠心病的最强的危险因素。同时血压高可造成左心房增大,室间隔增厚,引发高血压性心脏病,最终导致心力衰竭等。

3. **肾损伤** 血压高可引起肾动脉硬化,肌酐升高,尿白蛋白排出量增加,引发慢性肾功能不全,最终导致尿毒症。

4. **血管损伤** 高血压还会引起全身血管病变,小血管方面如高血压性视网膜病变,临床上常通过查眼底观察视网膜动脉是否有狭窄等,来反映整个小血管的情况。大血管方面可以通过测量颈动脉内膜中层厚度(IMT)预测心血管事件。

正因高血压有如此多且重的危害,所以控制血压达标,避免并发症的发生发展非常重要。

【康复照护】

(一) 自测血压

1. 首先应选择一款符合国际标准认证、又经过临床验证的血压计。若有条件,居家宜选择经过临床验证的电子血压计测量血压,使用方便,效果也不错。

2. 环境安静,座位舒适,身体放松。

3. 测量时间与次数有讲究。早上连续测 2 次,一般在去过厕所以后、吃饭之前;晚上连续测 2 次,应在洗浴之后、睡觉之前。

4. 以上臂式电子血压计为例,测量血压前,应先脱掉外套,穿衬衣或薄衫,测量非优势上臂的臂围,并根据臂围大小选择合适的袖带。臂围小于 32 厘米者,选用标准袖带;臂围大于 32 厘米者,选用大袖带;袖带松紧合适,容一指;袖带下缘在肘窝上两横指。测血压前,应在有靠背的椅子上休息至少 5 分钟,两脚着地,不交叉。测量时应将前臂舒适放置在桌子上,确保上臂处于心脏同一水平。测血压时不说话,不活动,不吸烟、喝水和使用手。

(二) 减重

高血压患者应控制体重,避免超重和体重指数超标。采用体重指数(BMI)评价体重。计算公式:BMI=体重(kg)/身高^2(m^2)。中国成人 BMI 的判定标准为:$18.5 \leqslant BMI < 24.0$ 为正常;$24.0 \leqslant BMI < 28.0$ 为超重;$BMI \geqslant 28.0$ 为肥胖。

标准体重(千克)=22×身高^2(m^2),或采用简单计算:标准体重(kg)=身高(cm)−105。减重的方法:少吃＋多运动,寻求能量"负平衡",减轻体重有益于高血压的治疗。减少 10 kg 体重,收缩压可降低 5～20 mmHg。减重应循序渐进,通常每周减重 0.5～1 kg,在 6 个月至 1 年内减轻原来体重的 5%～10%为宜。

(三) 饮食

1. **限制食盐摄入**　高血压饮食疗法最关键是要减盐。中国营养学会推荐:健康成人每日吃食盐不宜超过 6 g,高血压病患者不超过 3 g。少吃食盐是预防和治疗高血压成本最小的有效措施。避免高盐的措施:① 普通啤酒瓶盖去胶垫后一瓶盖盐摄入量相当于 6 g;② 尽量避免吃高盐食物和调味品,如咸菜腌菜、腌肉等;③ 利用蔬菜本身的风味来调味,例如将青椒、番茄、洋葱、香菇等和味道清淡的食物一起烹煮;④ 利用醋、柠檬汁、苹果汁、番茄汁等各种酸味调味汁来增添食物味道;⑤ 采用高钾低钠盐代替普通钠盐。

2. **限制总热量,尤其要控制吃的油脂类型和总量**　① 减少动物食品和动物油：限制动物内脏、肥肉、蟹黄、鱼子、蛋黄、鱿鱼等富含饱和脂肪酸和胆固醇的食品；② 减少反式脂肪酸：限制各类西式糕点、巧克力派、咖啡伴侣、速食食品等；③ 适量选用橄榄油等植物油。

3. 营养均衡　① 适量补充蛋白质；② 适量增加新鲜蔬菜和水果；③ 增加食物中的钙。

4. 高血压患者的食物选择　① 富含钾、钙、维生素和微量元素的食物，如新鲜蔬菜、水果、土豆、蘑菇等；② 食用植物油；③ 富含膳食纤维的食物，如燕麦、草类粗粮、杂粮等；④ 富含优质蛋白、低脂肪、低胆固醇食物，如无脂奶粉鸡蛋清、鱼类、去皮禽肉、瘦肉、豆制品等。

鱼类蛋白是优质蛋白，鱼油含多不饱和脂肪酸，应多吃鱼类。不用或少用的食物：① 高钠食物，如咸菜、榨菜、咸鱼、咸肉、腌制食品、烟熏食品、火腿、含钠高的调味料、酱料等；② 高脂肪、高胆固醇食物，如动物内脏、肥肉、禽皮、蛋黄、鱼子、油炸食品；③ 高反式脂肪酸食物，如人造奶油、富含氢化油起酥油的糕点和方便食品等；④ 糖类、辛辣刺激的调味品、浓咖啡、浓茶等。

（四）戒烟限酒

1. 戒烟　戒烟可以明显降低心血管病、癌症等疾病的风险。戒烟不仅是一种生理矫正，更是一种行为心理的矫正。合理的戒烟治疗可使戒烟成功率增加，复吸率降低。戒烟的技巧包括：戒烟从现在开始，下决心，定计划，并写下来随身携带，随时提醒和告诫自己。丢弃所有烟草、烟灰缸、火柴、打火机，避免一见到这些就"条件反射"地想要吸烟，并且要避免前往经常习惯吸烟的场所或活动之中。坚决拒绝烟草诱惑，随时不忘提醒自己只要再吸一支就足以令之前所有努力前功尽弃。烟瘾来时，做深呼吸活动或咀嚼无糖口香糖。

用餐后吃水果或散步来代替饭后一支烟的习惯。把要戒烟的想法告诉家人和朋友，取得他们的鼓励、支持和配合。参加力所能及的体育活动如游泳、跑步、钓鱼、打球等，一方面可以缓解压力和精神紧张，另一方面还有助于把注意力从吸烟上引开。

2. 限酒　长期过量饮酒是高血压心血管病发生的危险因素，饮酒还可对抗药物的降压作用使血压不易控制；戒酒后，除血压下降外，患者对药物治疗的效果也大为改善。高血压患者最好不饮酒，如饮酒，建议少量。乙醇的计算方法大致为：白酒中所含乙醇的比率略低于酒的度数。如 39° 白酒的乙醇含量为 32.5%;葡萄酒的乙醇含量为 13%～15%;啤酒的乙醇含量在 4%左右。按此计算,男性饮酒的乙醇量不超过 25 g,即葡萄酒小于 100～150 mL(相当于 2～3 两),或啤酒小于 250～500 mL(半斤～1 斤),或白酒小于 25～50 mL(半两～1 两);女性减半,孕妇不宜饮酒。

(五) 运动

运动的方式包括:有氧运动、力量练习、柔韧性练习、综合功能练习。这里主要介绍有氧运动。有氧运动是高血压患者最基本的健身方式,常见的运动形式有快走、慢跑、骑自行车、广场舞、广播体操、有氧健身操、登山、登楼梯等。建议每周至少进行 3～5 次、每次 30 分钟以上中等强度的有氧运动,最好坚持每天都运动。中、低强度的运动比高强度运动在降低血压上更有效、更安全。可选用以下方法评价中等强度:① 主观感觉:运动中心跳加快、微微出汗、自我感觉有点累;② 客观表现:运动中呼吸频率加快、微微喘,可以与人交谈,但是不能唱歌;③ 步行速度:每分钟 120 步左右;④ 运动中的心率＝170－年龄;⑤ 在休息后约 10 分钟内,锻炼所引起的呼吸频率加快应明显缓解,心率也恢复到正常或接近正常,否则应考虑运动强度过大。运动的适宜时间:高血压患者清晨血压常处于比较高的水平,最好选择下午或傍晚进行锻炼。安静时血压未能很好控制或超过 180/110 mmHg 的患者暂时禁止中等强度及以上的运动。

(六) 心理平衡

预防和缓解心理压力是高血压和心血管病防治的重要方面。包括构建和谐社会,创造良好的心理环境,培养个人健康的社会心理状态,纠正和治疗病态心理。

(七) 用药

1. 常用抗高血压药物

(1) 钙拮抗药(俗称"地平类"):氨氯地平、左旋氨氯地平、硝苯地平缓/控释片、非洛地平缓释片等。

(2) 血管紧张素受体拮抗药(俗称"沙坦类"):氯沙坦、缬沙坦、厄贝沙坦、坎地沙坦、替米沙坦等。

(3) 血管紧张素转换酶抑制药(俗称"普利类"):卡托普利、依那普利、贝那普利、培哚普利、赖诺普利等。

（4）利尿药：氢氯噻嗪、吲达帕胺等。

（5）β受体阻滞药（俗称"洛尔类"）：阿替洛尔、美托洛尔、比索洛尔、阿罗洛尔等。

2. 科学选择抗高血压药物　首先应到正规医疗机构就诊，将高血压病史特点如实告诉医生，由医生根据病情特点制订降压方案。选择降压药物时尽量选择长效降压药，这类药物服药简单，便于长期坚持治疗，还能保持血压平稳，减少血压的过度波动。

（1）**老年人高血压**　老年人高血压治疗常用的五大类降压药均可作为初始或联合治疗药物。应从小剂量开始，逐渐增加至最大剂量。从开始治疗到血压达标至少需要1个月的时间，降压切忌太快。高龄老年人是体位性低血压发生的高危人群，服用降压药时应当注意体位性低血压。

（2）**高血压合并其他慢性病**　首先考虑使用普利类或沙坦类；如需联合用药，应以普利类或沙坦类为基础，心率较快的患者往往还需要用洛尔类药物。普利类和沙坦类不但具有降压作用，还能保护心脏、保护肾脏、降低蛋白尿、延缓肾功能的减退。洛尔类药物则是减慢心率的药物。服用洛尔类降压药时最好每天清晨起床时测量脉搏，控制在每分钟55～65次为宜。如果还有双脚水肿、上下楼梯困难等问题，定要及时到医院复诊，这可能是心脏病、肾病加重的表现，不要忽视这些症状，以免延误治疗时机。

除了规律用药以外，通过生活方式干预可以降低血压、预防或延迟高血压的发生、降低心血管病风险。主要措施包括：减少钠盐摄入；合理膳食，平衡膳食；控制体重，不吸烟，不饮或限制饮酒；增加运动；减轻精神压力，保持心理平衡。

3. 降压药的用药禁忌

（1）**钙通道阻滞药**　禁用于二至三度房室传导阻滞患者，并相对禁用于心力衰竭患者。

（2）**血管紧张素受体阻滞药**　妊娠、双侧肾动脉狭窄及高血钾者禁用此类药物。

（3）**血管紧张素转换酶抑制药**　禁忌证为妊娠血管神经性水肿、高钾血症（>6.0 mmol/L）及双侧肾动脉狭窄。

（4）**利尿药**　痛风患者应禁用噻嗪类利尿药，肾功能不全及高尿酸血症者同样应慎用，高血钾与肾衰竭患者应禁用，用醛固酮受体拮抗药。

（5）β**受体阻滞药**　支气管哮喘、二度及以上房室传导阻滞、严重心动过缓的患者为其使用的禁忌证。不适宜首选β受体阻滞药的人群包括老年人、肥胖者、糖代谢异常者、卒中、间歇跛行、严重慢性阻塞性肺疾病患者。

4. 降压药物的不良反应　药物在治疗高血压的同时，也能够产生各种不良反应，可对人体各个系统如消化系统、呼吸系统等产生不良影响。那么，降压药物会引起哪些常见的不良反应？患者应该采取哪些措施呢？

（1）**消化系统不良反应**　① 症状表现：恶心、呕吐、腹泻等胃肠道不适。② 药物类别：血管紧张素转换酶抑制药（ACEI）、血管紧张素Ⅱ受体拮抗药（ARB）、利尿药、β受体阻滞药和钙通道阻滞药（CCB）等。③ 应对措施：为减少胃肠道反应的出现，大部分降压药物宜在饭后用温水吞服，这样可以减少对胃肠道黏膜的刺激。若患者出现如轻度恶心呕吐、腹泻等症状，可吃些清淡易消化的饮食，通过合理调整饮食来改善症状，并适当多饮水以补充水分。若症状严重或持续不缓解，应立即停用该药，并就医随访。

（2）**心血管不良反应**　① 症状表现：胸闷、胸痛、心悸等症状。② 应对措施：患者在服用这些药物时，应自测脉搏观察心律、心率变化，如出现胸闷、胸痛、心悸等心血管不良症状或持续性心动过缓（心跳低于 50 次/分）或过速等心律失常，要及时停药就医；禁喝咖啡、浓茶或可乐等含咖啡因的饮料，可减少或避免引起患者的不适诱发因素。

（3）**呼吸系统不良反应**　① 症状表现：咳嗽，轻者可用温水润喉或漱口来缓解症状，若症状较重或持续不缓解，建议患者停用药物并来医院随访，在医生指导下使用加湿器、雾化器或服用镇咳药、润喉药来改善症状。② 若服药后出现呼吸急促、呼吸困难等症状，应立即通知医生，进行紧急对症处理。③ 如果在服用血管紧张素转换酶抑制药（ACEI）后咳嗽十分频繁，并能排除其他病因，可在医生指导下换用血管紧张素受体阻滞药（ARB）。

（4）**电解质紊乱不良反应**　① 症状表现：低钾、低钠、高血糖症高尿酸血症、高胆固醇血症等。② 主要见于利尿药及 ACEI、AR6。③ 应对措施：定期监测，若出现轻度电解质紊乱如低血钾、低血钠，可通过日常饮食补充含钾（橙汁等）、含钠（海鱼等）丰富的食物以纠正。如高血钾则应立即停药，在医生指导下使用降钾药物。糖尿病患者应在医生指导下使用该类药物，并密切监测血糖；高尿酸患者应尽量避免长期使用该类药物。

（5）**降压药物引起的首剂反应**　① 症状表现："首剂反应"为第 1 次用药后 30～90 分钟出现严重的体位性低血压、眩晕、晕厥、心悸等反应，在低盐饮食、饥饿时更易发生。② 药物类别：a1 受体阻滞药（如多沙唑嗪、特拉唑嗪）等。③ 应对措施：首次用药或增加用药剂量时，在睡前服用可减轻或避免"首剂反应"；避免长时间站立，尤其在服药后最初几小时。改变姿势，特别是从卧、坐位起立时动作宜缓慢。④ 服药时间可选择在平静休息时，服药后继续休息一段时间再下床活动。⑤ 如在睡前服药，夜间起床排尿时应注意；发生体位性低血压时应平卧，可抬高下肢超过头部，以促进下肢血液回流。

（6）降压药物引起的过敏反应　① 症状表现：皮疹、瘙痒、面部潮红等症状。② 药物类别：血管扩张药（如肼屈嗪、硝普钠）、钙通道阻滞药（如硝苯地平、尼群地平、非洛地平）等。切记，常用高血压药物均有可能引起轻度过敏反应，而重度过敏反应如过敏性休克较为少见。③ 应对措施：若出现轻度不良反应如皮疹瘙痒、面部潮红等，应首先进行心理疏导，采用一些放松疗法来分散其对不适感的注意力，如听音乐、看报纸、散步等，必要时可使用抗过敏药物（如氯苯那敏）等改善过敏症状；若出现严重过敏反应如休克等，应立即停用该类药物，并马上就医，进行急救处理。

（八）控制血压，定期随访

我国不少高血压患者存在以下误区："不能随便吃降压药，吃就停不下来了""一开始不能吃好药，否则以后必须再升级药才能控制血压""血压下来了就可以停药了""每日量血压，高才吃药"等。控制血压最重要的是患者的自我管理，长期坚持合理使用降压药，重视并坚持家庭血压监测，最好做好血压监测的记录。其次是降压管理，关键是血压达标时间非常重要，1 个月不达标应及时调整用药。宜尽量选用长效降压药，并规范使用。如果一种药物控制不达标，就必须多种降压药物联合应用，以达到长期平稳有效地控制高血压的效果。

启动药物治疗后，在前 2 个月内对患者进行至少一次随访非常重要。随访的目的是评估降压效果和可能发生的不良反应。应该随访直至血压达标，并在 3 个月和 6 个月时对血压达标情况进行再次确认。至少每 2 年进行一次危险因素和靶器官损害评估。对于正常高值以及白大衣高血压，即使没有进行治疗，也应该进行定期随访，至少每半年随访一次，进行心血管风险评估。需要提醒的是由于高血压的发生率高且通常无症状，所有成年人均要筛查高血压，至少每年筛查一次，血压较高者应筛查得更频繁一些。

【预防】

（一）高血压可预防可控制

1. **经常性的身体活动**　可预防和控制高血压，如健走、游泳、太极拳、家务劳动等，活动量一般应达到中等强度。

2. **限制食盐摄入**　高盐饮食显著增加高血压的患病风险，成人每天的食盐摄入量不超过 5 g。

3. **减少摄入富含油脂和高糖的食物**　限量使用烹调油，多吃蔬菜和水果。

4. **少吃快餐**　尽量在家里就餐，可利于控制脂肪、盐和糖的摄入量。

5. **戒烟**　吸烟者应尽早戒烟。

（二）防控高血压关键在坚持

《上海市社区健康管理工作规范——慢性病综合防治（2017 年版）》指出，收缩压介于 130～139 mmHg 或舒张压介于 85～90 mmHg；超重或肥胖（BMI≥24 kg/m^2）；高血压家族史（一级亲属）；年龄≥55 岁；长期过量饮酒史（每次饮白酒量≥100 mL，且每周饮酒≥4 次）；长期高盐膳食都是高血压的高危因素。有以上情况的人群要特别注重预防高血压。首先要改变不良的饮食结构，增加新鲜蔬果和高纤维食物的摄入，减少糖、油和盐的摄入量，并戒烟限酒；第二，要作息规律，保证充足的睡眠；第三，要严格控制体重；第四，可循序渐进地开展运动，老年人应以自身健康状况为基础进行适量的运动，运动量以略微出汗为宜。

通过长期、持续服药，在 2～4 周内实现血压早达标非常关键，可保持血管壁弹性，预防脑卒中、心肌梗死等危险事件的发生。有部分患者即使遵医嘱服药，血压依旧控制得不好。另外，还有些患者会出现血压昼夜节律消失、反勺型血压等情况。因此，高血压患者要定期复诊，以便医生了解具体病情，及时对药物剂量、服药时间进行调整，以有效控制血压。

七、冠 心 病

【概述】

冠心病是指因冠状动脉粥样硬化使管腔狭窄或阻塞,导致心肌缺血、缺氧而引起的心脏病,它和冠状动脉功能性改变及冠状动脉痉挛一起,统称为冠状动脉性心脏病。

日前,《中国心血管病报告(2015)》(以下简称《(报告)》)发布。这份由国家心血管病中心撰写的报告显示 2014 年我国心血管病死亡率高于肿瘤及其他疾病,仍居首位,每 5 例死亡中就有 2 例死于心血管病。其中农村心血管病死亡率为 44.69%,城市为 42.51%;农村心血管病占居民疾病死亡构成比自 2009 年起超过并高于城市水平。

《报告》是自 2005 年以来,有关方面组织全国权威专家编撰出版,并以年报形式发布的。《报告》中的心血管病主要包括脑卒中、冠心病、心律失常、心力衰竭、肺血管病、心血管外科疾病、慢性肾病及外周血管病。其中 2014 年我国有 83.73 万的城市居民和 102.34 万的农村居民死于脑血管病。10 年来,脑卒中发病率每年增加了 6.5%,45~65 岁的男性发病率每年增加 12%,其间,男性首次发生脑卒中的年龄年轻了 3.3 岁。冠心病病死率在城市为 107.5/10万、农村为 15.37/10 万,均较上一年有所上升;近二三十年来,引起心衰的主要原因已从风湿性瓣膜性心脏病转为冠心病。下肢动脉粥样硬化性疾病和颈动脉粥样硬化性疾病是中老年人常见的疾病,有危险因素者患病率较高,且随年龄而增高。有研究显示,43~81 岁组颈动脉超声斑块的检出率为 60.3%;伴有颈动脉斑块者,随着斑块总面积及数量的增加,发生缺血性心血管病的风险亦显著增加。

2014 年全国心血管疾病的住院费用中,急性心肌梗死为 133.75 亿元,颅内出血为 207.07 亿元,脑梗死为 470.35 亿元。自 2004 年以来,这三项费用的年均速率分别为 32.02%、18.90%和 24.96%。

影响心血管疾病的危险因素主要包括高血压、吸烟、血脂异常、糖尿病、超重/肥胖、体力活动不足、不合理膳食、代谢综合征以及大气污染。高血压是最常见的慢性非传染性疾病,也是心血管病最重要的危险因素。目前我国 18 岁及以上居民的高血压患病率为 25.2％,据测算全国患病人数为 2.7 亿。少年儿童高血压患病率呈不断上升态势,2010 年的数据显示,全国 7～17 岁汉族学龄儿童高血压患病率为 14.5％(男生 16.1％,女生 12.9％)。

中国男性吸烟率一直居高不下。2010 年成人烟草调查中国项目的调查结果显示,中国 15 岁及以上男性的吸烟率为 52.29％,女性为 2.4％;7.38 亿不吸烟者遭受二手烟的危害。与此同时,中国成人糖尿病患病率、人群超重并肥胖率都在快速上升。相反,近 20 年间,中国人群的体力活动量呈明显下降趋势。其中,职业活动下降最为明显。参加体育锻炼的人群比率仍然很低,成年人经常参加体育锻炼率仅为 1.9％;青少年体力活动达标率仅为 19.9％,体力活动缺乏和不足的学生各占 40％左右。

【康复照护】

心脏康复治疗是冠心病治疗的一个重要方面。康复作为综合性心血管病管理的医疗模式;不是单纯的运动治疗,而是包括运动治疗在内的心理、生物、社会综合医疗保健,是心血管病全程管理中的重要组成部分。心脏康复包括饮食、运动、心理、戒烟和药物五大方面。

(一) 戒烟

目前,烟草已成为影响我国人群健康的第一大杀手,而戒烟是减轻吸烟危害的唯一方法,可获得巨大的健康益处。研究证实,戒烟可迅速降低心脏病发生的风险。因此,戒烟已成为我国目前面临的重大课题。

然而,我国吸烟者的戒烟意愿很低,约有六成的吸烟者不打算戒烟。帮助吸烟者树立戒烟意愿是成功戒烟的首要因素。对于患有慢性非传染性疾病的患者而言,不断强化戒烟所达到目标的吸引力和获益性,使其能够真正认识吸烟的危害性,是帮助其树立戒烟意愿的最好方式。而对于一些冥顽不灵的患者,就需要家人、朋友、同事的支持与鼓励,通过寻找吸烟者能够接受的戒烟理由来帮助他们树立戒烟意愿。同时,在全社会营造远离烟草和囿于烟草控制的舆论氛围也是减少吸烟的重要一环。

吸烟和二手烟危害每个家人的健康。鼓励吸烟的人彻底戒烟,是最好的保护途径。

告诉您的家人,可以这样戒烟:提前记录自己的吸烟行为,针对每一类吸烟情形制订应对方法;确定一个戒烟日,从这一天开始完全戒烟,一口也不吸;扔掉所有的卷烟和烟具;告知亲朋好友自己要戒烟,获取他们的鼓励和支持;拨打 12320 获取戒烟帮助,或前往医院戒烟门诊治疗。

(二) 运动

专家推荐四期运动康复。

1. 住院期(Ⅰ期) 这一期间的康复治疗应从心脏病发作或因心脏病入院开始至整个住院期间。患者可在医务人员的监护和协助下循序渐进地开展康复计划,开始的时候是轻松的活动,包括床上坐位关节活动和生活自理如剃须等,然后是在病房或走廊步行,以及限制性地爬楼梯等。

2. 早期恢复(Ⅱ期) 出院后的 2～12 周,患者可开始下一个康复程序。患者可以在医疗中心进行康复治疗,也可以遵循医生护士及其他医疗专家的建议在家治疗。在早期恢复期间,患者可以在密切监护下逐渐增加活动的级别,医生会给出在家安全运动的建议,例如步行和做柔软体操。同时,患者也需要学习如何选择健康饮食、戒烟、心理调整和重返社会。

3. 后期恢复(Ⅲ期) 是指出院后 6～12 周开始的程序,一般持续 3～6 个月。这段时间患者可以在医学监护下进行锻炼,并继续接受营养、生活方式和控制体重的健康教育。

4. 终身维持(Ⅳ期) 此时患者已经学会了正确的锻炼方法,并开始进行健康的饮食和生活方式,同时也将拥有更多的自主生活。患者也许不再需要在医学监护或康复治疗师的监督下进行活动。

冠心病患者运动主要以有氧运动为主,器械运动及柔韧性运动(如瑜伽)作为补充。常用有氧运动主要包括散步、快走、慢跑、打太极、广播体操、广场舞、骑自行车以及划船等。有氧运动主要分为三个步骤:

第一步:热身运动,多采用步行及平地肌肉拉伸等,持续 5～10 分钟。

第二步:训练阶段,时间 30～45 分钟,运动频率 3～5 次/周。这个阶段运动强度的把握是患者有氧运动获益的关键部分。对于出院 1 个月内的患者建议以步行为主,持续时间 20～30 分钟;对于急性心肌梗死的患者,运动训练以 5 分钟/次开始,根据患者自身的情况逐渐增加。

第三步:放松运动,建议慢节奏的有氧运动如步行。同时,建议患者出院后第 1 个月、第 3 个月,以后每隔 6～12 个月再到医院重新评估心、肺运动耐受情况。

有氧运动有益于冠心病患者。有氧运动能抑制低密度脂蛋白(LDL)的氧化修饰,从而降低血浆氧化低密度脂蛋白(Ox-LDL)水平,而 Ox-LDL 在冠心病的发生发展中发挥重要的促进作用。其次运动可以消耗体内多余的脂肪及糖分,降低 BMI。运动还可以促进冠状动脉侧支循环的生成以及骨骼肌对于氧气的利用能力,故适宜的有氧运动能改善冠心病患者的症状,延长寿命。

冠心病患者在运动中需要注意以下几点:① 饭后 1~2 小时进行;② 运动前做适当的准备活动,运动后做适量的整理运动;③ 注意气温湿度,提前补充水分;④ 清晨、夜间不要一个人去运动,最好有家人陪伴,以防意外时便于急救;⑤ 睡眠不足或身体状况不好时不要强制运动,要保证休息;⑥ 运动中有任何不适应当及时去医就诊;⑦ 锻炼时别做深呼吸。

(三) 饮食

1. 营养处方总原则

(1) 食物多样化,粗细搭配。

(2) 平衡总能量摄入与身体活动,保持健康体重。

(3) 低脂肪低饱和脂肪酸膳食。尽量减少摄入肥肉、肉类食品和奶油,尽量不用椰子油和棕榈油。每日烹调油用量控制在 20~30 g。

(4) 减少反式脂肪酸摄入,少吃含有人造黄油的糕点、含有起酥油的饼干和油炸油煎食品。

(5) 摄入充足的多不饱和脂肪酸,n-6 或 n-3 多不饱和脂肪酸比例适宜,即 n-6 多不饱和脂肪酸与 n-3 多不饱和脂肪酸之比达到 4:1~5:1。适量使用植物油,即每人每日 25 g。每周食用 2 次鱼类,每次 150~200 g。素食者可以通过摄入亚麻籽油和坚果获取 α-亚麻酸。提倡从自然食物中摄取 n-3 多不饱和脂肪酸,不主张盲目补充鱼油制剂。

(6) 适量选择富含油酸的茶油、玉米油、橄榄油、米糠油等烹调。降低胆固醇,膳食胆固醇摄入量不应超过 300 mg/d。限制富含胆固醇的动物性食物,如肥肉、动物内脏、鱼子、鱿鱼、墨鱼、蛋黄等。富含胆固醇的食物同时也多富含饱和脂肪酸,选择食物时应一并加以考虑。

(7) 每日食盐不超过 6 g,包括味精、调味品中食盐,提倡食用高钾低钠盐(肾功不全者慎用)。适当增加钾的摄入量,使钾:钠=1,即每天钾摄入量为 70~80 mmol。每天摄入大量蔬菜水果获得钾盐。

（8）足量摄入膳食纤维，每天摄入 25～30 g，从蔬菜水果和全谷类食物中获取。

（9）足量摄入新鲜蔬菜和水果，包括绿叶菜、蔬菜、豆类水果等。

（10）增加身体活动，每天 30 分钟中等强度活动，每周 5～7 天。

2. 膳食营养处方的制订

（1）评估　包括营养问题和诊断，即通过膳食回顾法或食物频率问卷，了解、评估每日摄入的总能量、总脂肪、饱和脂肪酸、钠盐和其他营养素摄入水平；饮食习惯和行为方式；身体活动水平和运动功能状态；体格测量和适当的生化指标。

（2）制订个体化膳食营养处方　根据评估结果，对膳食和行为习惯中存在的问题制订个体化膳食营养处方。

（3）膳食指导　根据营养处方和个人饮食习惯，制订食谱；健康膳食选择；指导行为改变，纠正不良饮食行为。

（4）营养教育　对患者及其家庭成员进行教育，使其关注自己的膳食目标，并知道如何完成。了解常见食物中盐、脂肪、胆固醇和能量的含量、各类食物营养价值及其特点、《中国居民膳食指南》内容、食品营养标签应用及科学运动等知识。

（5）注意事项　将行为改变模式与贯彻既定膳食方案结合起来。膳食指导和生活方式调整应根据个体的实际情况考虑可行性，针对不同危险因素进行排序，循序渐进，逐步改善。

（四）减压

冠心病患者如何识别和处理压力，这对病情的康复是非常重要的。患了冠心病不能忽视，也不要过度紧张、如临大敌。在积极配合医生护士进行治疗的同时，患者应该重新调整好自己的心境，从生理和心理两方面进行康复训练。

（五）提防四个"魔鬼时间"

医学研究表明，不少心脏病引发的不适和突发性猝死具有四个特定的时间段。在这四个时间段里，人的生命最易被病魔击倒，因此被称为"魔鬼时间"。

1. 一天之中的"魔鬼时间"　起床，便进入了一天中的第一个"魔鬼时间"（早上 6～9 时），此时为冠心病发作的"高峰期"。心律失常的发生以早上 6～9

时最为频繁,心肌缺血的发作高峰为早上 7~8 时,心绞痛和猝死往往会在上午 9 时左右发生。世界卫生组织调查发现,上午 9 时发作的非致命性的心脏病要比晚上 11 时发作的心脏病多 3 倍左右。一天之中的另一个"魔鬼时间"是在傍晚以后,此时冠心病发作的概率再度上升。

2. 一周之中的"魔鬼时间" 在一周中,周一也是冠心病的"魔鬼时间",发病率及死亡危险同比其他几天要高出 40%,被称为"黑色的星期一"。一周中的第一天常会给人精神紧张、情绪波动、压力过大的感觉,抵抗力、新陈代谢会随之下降,一些慢性病常常会病情变化大。对冠心病患者而言,周一容易引发胸闷、心慌、气短、脉搏不齐等不良症状。

3. 一个月之中的"魔鬼时间" 一个月里最有威胁的"魔鬼时间"是农历的月中,这与天文气象有关。众所周知,月亮具有吸引力,它能像引起海水潮汐一样,作用于人体的体液。每当月中明月高挂之时,人体内血液压力会变低,血管内外的压力差、压强差加大,容易诱发心血管病。

4. 一年之中的"魔鬼时间" 一年中有 2 个"魔鬼时间",即最热与最冷的时刻。一般说来,当夏日气温升至 35℃ 以上,即对人体构成威胁。至于秋冬季节的寒潮是继酷暑之后的又一"魔鬼时间"。每一次寒潮降临,医院门诊及住院人数都会骤增,心血管疾病患者感到明显不适,死亡率直线上升。另据调查显示,一年中最危险的月份要数 12 月,12 月死亡人数居全年各月之首,占死亡总数的 10.4%。据专家分析,这与气候寒冷、环境萧瑟等有直接的关系。

对于以上所述的 4 个"魔鬼时间",专家特别提醒冠心病、血管病患者,定要高度重视,采取有效的预防措施。可每天坚持服用麝香保心丸等药物,保护血管内皮、稳定斑块、抑制血管壁炎症、促进血管新生。

(六) 随访检查(影像学检查)

1. 血管成像:CTA 和 MRA 选哪个好 CT 血管成像和 MR 血管成像并不相互排斥,选择哪一种检查,取决于患者的病情。一般来说,在做颈动脉检查时,可优先考虑使用 MR 血管成像,脑的 MR 血管成像中获得的弥散和灌注信息通常是非常有价值的。而对于主动脉成像,通常优先考虑使用 CT 血管成像。对于外周血管的检查,如果患者有糖尿病或使用碘造影剂有风险,则可选择 MR 血管成像。在选择时,考虑因素还有使用者的专业知识和设备质量。

2. 做冠脉 CTA 还是冠脉造影好? 患者选择哪一种检查,还得根据患者的具体情况而定。症状重、心绞痛发作频繁的高度可疑冠心病患者,直接进行冠脉造影，因为患者可能冠状动脉病变很重；如果首先进行冠状动脉 CTA，发现有严重狭窄，还得要再次进行冠脉造影检查，并进行植入支架。

3. 冠脉 CTA 检查前服美托洛尔 大部分医院做冠脉 CTA 采用的是酒石酸美托洛尔片，用法为检查前 0.5～1 小时口服 25 mg。对大多冠心病患者，尤其是老年患者，大多伴有高血压数年，部分患者长期口服美托洛尔，对美托洛尔产生一定耐药性，一般口服 25 mg 美托洛尔不能够很好地降低心率，需要根据其在检查过程中的心率来追加药品剂量，使电者的心率控制达到 70 次/分以下，但需注意其最大用药量不应超过 100 mg。部分医院用的药品为琥珀酸美托洛尔缓释片，47.5 mg 相当于酒石酸美托洛尔 50 mg，其服用方法同酒石酸美托洛尔片。

（七）用药

1. 冠心病的药物治疗 包括改善预后的治疗和抗心肌缺血治疗。

（1）改善预后的药物 ① 抗血小板治疗：若无禁忌证，冠心病患者均应长期服用阿司匹林(75～150 mg/d)治疗。存在禁忌证或因不耐受而不能服用阿司匹林者，可选用氯吡格雷。接受经皮冠状动脉介入治疗术（PCI）的患者，应联合应用两种抗血小板治疗至少 12 个月，阿司匹林联合氯吡格雷或阿司匹林联合替格瑞洛均为 I 类推荐。② ACEI 和血管紧张素 II 受体拮抗剂（ARB）：绝大多数慢性冠心病患者都能够得益于 ACEI 的长期治疗，但得益程度与患者的危险程度有关。对于无症状左心室收缩功能异常、慢性心力衰竭和心肌梗死后的高危慢性冠心病患者以及合并高血压、糖尿病等疾病的冠心病患者，服用 ACEI 治疗获益更多。因此若无禁忌证，建议冠心病患者均应长期服用 ACEI 作为二级预防。具有适应证但不能耐受 ACEI 治疗的患者可服用 ARB 类药物。③ β受体阻滞药：β受体阻滞药同时兼有抗缺血及改善预后的作用。若无禁忌证建议冠心病患者均应长期应用β受体阻滞药作为二级预防。心梗患者如在急性期不适合使用，则出院前应再次评估，尽量应用β受体阻滞药，并根据患者耐受情况确定个体化剂量以改善预后。④ 他汀类药物：能有效降低总胆固醇(TC)及 LDL - C 水平，具有延缓斑块进展、使斑块稳定和抗炎等作用。如无禁忌证，长期使用他汀类药物，使 LDL - C 降至<1.8 mmol/L(70 mg/DL)是合理的。

（2）抗心肌缺血的药物 ① 硝酸酯：舌下含服或喷雾用硝酸甘油仅作为心绞痛发作时缓解症状用药，也可在运动前数分钟使用，以减少或避免心绞痛发作。长效硝酸酯制剂用于减低心绞痛发作的频率和程度,并可能增加运动耐量。硝酸酯类药物与β受体阻滞药联合应用,可以增强抗心肌缺血作用,并抵消心率增快的不良反应。②β受体阻滞药:无禁忌证者均应使用。③ CCB:对变异性心绞痛或以冠状动脉痉挛为主的心绞痛,CCB是一线药物。地尔硫草和维拉帕米能减慢房室传导,常用于伴有心房颤动或心房扑动的心绞痛患者。不宜用于已有严重心动过缓、高度房室传导阻滞和病态窦房结综合征的患者。当稳定性心绞痛合并心力衰竭必须应用长效 CCB 时,β受体阻滞药和长效 CCB 联合用药比单用一种药物更有效。④ 其他治疗药物:曲美他嗪可与β受体阻滞药等抗心肌缺血药物联用,也可作为传统治疗药物不能耐受时的替代治疗。尼可地尔可预防心绞痛的发作,长期治疗可改善心绞痛症状。

2. 心绞痛急性发作用药

(1)急救方法　心绞痛发作时,立即舌下含服 1 片硝酸甘油,约 2~3 分钟起效,5 分钟达到最大效应。效果不明显者,每 5 分钟可重复含服 1 片,直至疼痛缓解。如果 15 分钟内含服总量达 3 片后,疼痛仍持续存在,应立即就医。

(2)无效方法　① 吞服:因肝脏首过效应,口服药物的生物利用度仅为 8%。因此,吞服硝酸甘油是无效的,必须舌下含服。② 非坐姿服用:硝酸甘油有显著的降压作用。站立服用时易出现直立性低血压,发生头晕甚至晕厥。平卧服用时,则会增加下肢静脉回心的血流量,加重心肌的耗氧量,使心脏的负荷加重,延长心绞痛的发作时间。③ 长期连续服用:硝酸甘油属于硝酸酯类药物,并不能减少远期心血管意外事件的发生。而且,连续应用 48~72 小时后,其改善心肌缺血及扩血管作用的强度会减弱或消失。硝酸甘油在瓶盖打开后 8 周就可能会失效。在舌下含服失效的硝酸甘油时,既不会出现辣涩的感觉,也不会出现头胀和面红等表现。因此,患者应勤于更换随身药物,确保心绞痛发作时使用的硝酸甘油能够起效。

(3)能缓解心绞痛的其他药物　硝酸甘油对大部分心绞痛患者能够快速起效,但并非对所有人都有效。除了硝酸甘油,缓解心绞痛还可以选择的药物有速效救心丸。心绞痛急性发作时,一般需服用速效救心丸 10~15 粒,舌下含服 5 分钟后起效。如果 5 分钟后病情仍未缓解,可酌情再次服用。连续服用两次效果不佳,应立即拨打 120。如果身边没有以上两种急救药,日常生活中常见的经典药物阿司匹林也可以"顶上"。为了加快吸收并迅速抑制血小板聚集形成血栓,心绞痛急性发作时可立即嚼服 300 mg 阿司匹林。

3. 重视心肌梗死的预防性用药

据最新的《中国心血管病报告》估测,目前我国心血管病患者人数约为 2.9 亿,每年约有 350 万人死于心血管病,占总死亡比率的 41%,高居各类疾病之首。

血栓是心肌梗死发生和发展的罪魁祸首,可以说是"无栓不心梗"。为此,冠心病患者预防心梗,第一步要做的就是防血栓,主要策略是抗血小板,经典用药是阿司匹林。

目前常用的方案是阿司匹林＋氯吡格雷如波立维、泰嘉等,不耐受阿司匹林时可选用氯吡格雷＋西洛他唑如培达等。已接受介入治疗的患者,由于那层比玻璃还光滑的内皮要覆盖植入支架的血管内膜,需要至少 12 个月甚至更长时间的抗凝治疗,因此也必须服用双联抗血小板药物以避免裸露的支架钢梁诱发血栓而引起心肌梗死。虽然抗血小板药物可能会引发出血或其他不良反应,但与其降低心肌梗死的风险相比仍然是利大于弊。

波立维价格昂贵,高危患者必不可少,但真正对抗斑块的却是他汀。高危冠心病患者,不论血脂是否高出指标,他汀均能降低心肌梗死的发病风险。此外,β 受体阻滞药可以减慢心率、降低心肌耗氧,抑制交感神经的兴奋性,在能耐受的前提下,对促使患者的冠心病趋于稳定也有一定帮助。

对高危的冠心病患者而言,药物治疗是基础,但不能真正解决已经狭窄的冠状动脉问题。因此,通过冠状动脉造影明确病变性质、寻求血运重建治疗才是积极的应对策略。

此外,对有心肌梗死潜在高危风险的患者,更要针对动脉粥样硬化斑块形成进行前瞻性预防用药治疗。

4. 心肌梗死患者出院后需继续服用的药物

(1) 阿司匹林 一般选用拜阿司匹林肠溶片,0.1 g(1 片),每天 1 次,此药有抗血小板聚集作用,可预防再梗死,需终身服用。另外如果心脏安装了支架还要加用波立维(氯吡格雷)75 mg(1 片),每天 1 次,预防支架内血栓形成,一般要用 1 年。这 2 种药不能随意停用,否则有导致心血管事件的危险。用药期间要观察眼结膜出血、皮肤紫斑、鼻衄、解黑便等情况。

(2) β 受体阻滞药 一般选用美托洛尔或比索洛尔,剂量因人而异,需根据患者的心率而定,此药有降血压、减慢心率、降低心肌耗氧量、提高运动耐量、预防心律失常、减少心源性猝死的作用。若无禁忌证(如心脏传导阻滞),一般要长期用,服药期间要监测血压和心率。

（3）他汀类调脂药　一般选用阿托伐他汀（立普妥）。常规用量是 20 mg（1 片），每天 1 次；强化用量是 40～80 mg，每天 1 次。此药有"降低胆固醇"（低密度脂蛋白），稳定、减轻斑块的作用。按照《血脂管理指南》，心肌梗死患者低密度脂蛋白（LDL‐C）要降至 1.8 mol/L 以下。此药要终身服用，不能随意减量或停用，但要监测肝功能和肌酸磷酸激酶。

（4）降血压药　心肌梗死患者大多数合并有高血压病，应优先选用长效钙离子拮抗药，可选用氨氯地平、拜新同或波依定，一般每天用 1 粒，使血压小于 140/90 mmHg。该类药不仅降血压作用强，能使更多患者血压达标，而且可扩张冠状动脉，改善心肌缺血，缓解心绞痛。主要不良反应为足踝部水肿、心悸等，一般均能耐受。也可以选用血管紧张素转换酶抑制药（如贝那普利），或血管紧张素受体拮抗药（如代文）治疗。

（八）冠心病介入治疗后恢复

冠心病的介入治疗是近些年发展起来、利用心导管技术治疗冠心病的一种微创手术。现在临床上使用最多的是冠状动脉支架植入术。该手术之后的患者需要注意以下几方面：

1. **穿刺插管一侧的手腕应尽量减少活动**　如穿刺了大腿动脉，则穿刺侧下肢需限制活动。拔管包扎后还需沙袋压迫穿刺部位 6 小时，如有任何不适请及时告诉当班的医护人员。

2. **术后常规进食**　注意适量增加饮水，保持大小便通畅。通常术后第 2 天即可按医嘱恢复活动。

3. **出院后必须妥善保存出院记录、诊疗报告、支架植入造影报告等**　复诊时请带好以上资料，以便于医生详细了解病史。

4. **预防再次发生心血管事件**　对已经发生了心血管事件的患者，尤其需要重视预防再次发生心脏事件。简单说来，以下 5 条预防措施要做到：

（1）患者术后需要阿司匹林及氯吡格雷双联抗血小板聚集治疗 1 年，1 年后停用氯吡格雷，终身服用阿司匹林。服药期间需注意有无出血现象，如皮肤黏膜及消化道出血，注意大便颜色是否有异常如黑色，如果与进食无关，需及时就诊，早期发现消化道出血情况。

（2）良好的血压控制　此举可改善心肌缺血。

（3）血脂达标及戒烟　需要注意的是，服药期间不要酗酒，否则会增加心肌病的发生率。

（4）控制血糖及进行饮食控制。

（5）适当进行运动　支架植入患者运动后有胸闷感但休息一会儿就好，其原因有可能是危险因素没有控制好。因为血管内血液流动缓慢，心脏供氧不足，就会有胸闷的感觉，有时心绞痛会增加。但休息一会，血液会慢慢供应，症状就会消失，如果心绞痛长时间不退，那有可能是血栓了。一旦出现这种症状，要及时去医院复查。

另外，支架植入患者睡觉时枕头定要比常人高。血管如有轻微堵塞，血液循环不畅，处于相对低位的脑部就会长时间充血，时间一长，就会造成头昏脑涨、眼睑水肿。而头部垫高了胸部也会稍微跟着抬高，这样下半身的血回流就会缓慢些，心脏的负担也可以减轻些。

请在前 3 个月里每月复诊一次，如病情稳定后，可 3 个月复诊一次。注意药物的不良反应，如出现牙龈出血、皮肤淤斑、黑便、胸痛不适等症状时，请及时到院复诊。

支架置入术后，少数患者可能在 6～9 个月内发生支架再狭窄，因此，术后 9～12 个月应到医院进行冠状动脉 CT 或冠状动脉造影复查，以便确定有无再狭窄及下一步治疗方案。

冠心病的介入治疗虽可以达到血管再通、快速有效缓解症状的作用，但不能阻止动脉粥样硬化的过程。因此，患者在术后还需关注疾病的自我管理，减少相关的危险因素，降低心血管事件的发生。

（九）心脏搭桥术后康复

心脏搭桥手术是目前国际上公认的治疗冠心病最有效的方法，心脏搭桥手术是一种比较复杂的手术，在进行手术的时候需要切断心脏对身体的血液供应。所以手术后的康复也是非常重要的，手术后康复训练的好坏直接关系到患者日后心肺功能的好坏。

1. 饮食　首先要规范自己的饮食，一定要摄取低盐低脂肪的食物，多吃蔬菜水果的同时，一定要注意要多补充含优质蛋白质的食物。良好的饮食可以帮助患者尽快地恢复体力，对于康复训练能够起到关键性的作用。

2. 运动

（1）一阶段（术后呼吸训练）　是比较基础的一种训练，患者可以进行深呼吸和有效咳嗽的训练，这样的训练方式可以帮助引流液迅速排出，促进肺的扩张也能够改善肺活量。

（2）二阶段（术后 3 个月内） 康复训练以在能力范围的活动为主,比如站立的时候采取原地踏步或者是 10 米以内的短距离行走等。

（3）三阶段（术后 3 个月） 可以在医生的建议下做一些中等强度的运动,比如中等强度的健身操和拉伸运动等,每次活动的时间不能超过 45 分钟,每周最多运动 3～4 次就可以了。

心脏搭桥患者的锻炼方法一定要注重科学,不要短时间内快速增加运动的强度。而日常的散步等舒缓的运动,可以每天多次进行,具体的强度以不让自己感觉到累为主。心脏搭桥手术一年半以后,需要复查一下身体的适应情况,如果适应情况良好的话,可以继续维持中等强度的训练模式,同时也应该纠正不良的生活习惯。

3. **用药** 心脏搭桥术后抗血小板一致预防使用阿司匹林或者双联抗血小板治疗,如果有高血压等症状就继续使用降压药物。

4. **随诊** 做完手术后的 3 个月内可以进行第 2 次复诊,以后遵医嘱随诊。

（十）心脏起搏器植入术后的康复

1. 了解起搏器

（1）安置后需要记住 患者安置起搏器后,要记住起搏频率,即每分钟起搏多少次。其次最好记住安置起搏器的日期、起搏器的型号及生产厂以及起搏器的工作方式。如果起搏器曾经程控过,那么你必须记住医生最后调整的数据。请妥善保存程控后医生设置的参数,或者将它贴在病历上。

（2）安置后有时感到心悸 有些患者心律较快时并无不适感觉,而当心律低于起搏频率、起搏器开始工作时刺激心脏跳动,患者可能会感到心跳得很"重"。这种情况往往出现在刚安置起搏器不久,随着时间推移,患者会逐渐适应。

（3）安置后出现期前收缩 在安置起搏器后,当自身心律比起搏频率快时,脉搏次数就是自身心律;当自身心律低于起搏频率时,脉搏次数就是起搏频率;当自身心律快慢不一时,起搏器间断工作,这时患者会感到心律不齐,有期前收缩,所以发现心律不齐时不要担心。

（4）起搏器肌肉跳动的处理 小部分患者由于有少量肌纤维贯行起搏器表面,在起搏器工作时会出现轻度肌跳,但这并不影响起搏器的功能。如症状较重,可到医院进行适当调整,也可减轻症状。

2. 手术后早期

（1）手术后恢复活动 一般单腔起搏器手术后 1～2 天应卧床,避免电极脱位,之后可以下床轻度活动,1周后电极已基本固定。双腔起搏器卧床3～5天,而采用螺旋电极的一般不会有电极脱位。

(2) **不必限制上肢活动** 在术后早期,需要相对限制手术侧上肢的活动,以防止过度牵拉。起搏器安装一侧上肢的活动,以防止过度牵拉导致电极脱位。在之后的随访期间,并不需要限制上肢的活动,适当的活动有助于防止肩周炎。但也要避免过度伸展或抬举重物。

3. 随访复诊

(1) **植入后必须进行随访** 患者向医生诉说伤口愈合情况,医生会向患者了解起搏器工作状况、起搏器对患者生活的影响,调整起搏器的工作状况以最符合患者的需要。

(2) **随访的时间** 出院后每2周到1个月复查一次,两三次后中间间隔时间可适当延长到3个月、1年复查一次,临近没电的时候一般需要3个月复查一次,及时更换起搏器。其间有不适可随时复诊。

4. 健康生活细节

(1) **安置后可做轻体力劳动** 安置起搏器后,心脏功能得到改善,一般情况下可以参加家务劳动,自理日常生活,并恢复工作和学习,但应避免较重的体力劳动。生活方面,可以洗澡、骑自行车等,亦可参加不太剧烈的运动,如打太极拳、步行、跳舞、种花、外出旅游等。

(2) **家电的限用范围缩小**

家用电器:如电视机、电冰箱、收音机、录像机、摄像机、电须刨、电吹风、电理发推子、洗衣机、电热炉、吸尘器、电热床垫、手提电话、电饭煲、电熨斗、电脑等。在现代起搏器中,都有保护电路,具有较好的屏蔽作用,以上这些家用电器一般都不会影响起搏器的功能。但为安全起见,希望不要把这些电器直接置于埋起搏器的皮肤上。

(3) **安置后可用手机** 安装起搏器的患者可以使用手机,因为现在的起搏器都具有很强的抗干扰功能,安装起搏器后照样可以使用手机。尽管如此,由于手机有发射信号的功能,建议在应用手机时将话筒放在埋起搏器的另一侧,如果有不适感觉,只需将手机移开即可恢复正常。

(4) **避开强磁场** 目前的起搏器都具有良好的抗干扰功能,日常生活的常用电器不会对起搏器产生影响,但强磁场对起搏器有干扰作用,需避免进入这些场所,比如医院中的核磁共振、一些超短波的理疗等。

(5) **机场检测不影响起搏器** 起搏器的自我保护装置可以安全地乘坐飞

机,机场设施和飞机本身不会对起搏器带来影响。乘坐飞机时应带好起搏器植入担保卡,这样就可顺利通过安全检查。

(6) 避免起搏器被碰撞　当起搏器直接受到较大的撞击时,会受到不同程度损坏,所以要尽量避免较硬、较重的物体与起搏器直接碰撞。万一发生以上情况,需立即到医院检查起搏器是否遭到损伤。

(7) 安置后还要继续用药　起搏器只能解决患者心律失常或是心脏停搏的风险,防止晕倒而发生意外。有的人在植入起搏器后心跳加快,症状有所减轻。但是患者的心脏病并没有根治,还需在医生的指导下服用相应的药物。

【预防】

预防冠心病复发

1. **控制血压**　血压>140/90 mmHg 的患者需接受降压治疗,同时减少钠盐和奶制品的摄入;药物治疗首选血管紧张素转换酶抑制药(ACEI)和(或)β受体阻滞药,并依据血压情况加用钙拮抗药(CCB)、利尿药等。

2. **调节血脂**　饮食指导以减少饱和脂肪酸和胆固醇的摄入为主。建议给予适当剂量的他汀类药物治疗,积极达标。对于无法耐受他汀类药物治疗的患者,应给予其他调脂药物。

3. **控制血糖**　对于病程短、预期寿命长的患者,应控制糖化血红蛋白(HbAlC)<7%;对另外一些患者,可根据年龄、低血糖发生情况,有无微血管病变或其他类型合并症,将 HbA1C 控制在 7%～9%。

4. **体力活动**　稳定性心绞痛患者应进行每周至少 5 天、每天至少 30～60 分钟的有氧运动,同时参加其他可改善心肺功能的活动。若有可能,应积极开展心肺运动评估并进行康复训练。

5. **控制体重**　对就诊的冠心病患者,应测定体质指数和腰围,鼓励患者控制体重,通过体力活动和生活方式的干预,使患者体重和腰围控制在一定范围内。起始的目标是使体重下降 5%～10%。

6. **戒烟和控制乙醇摄入**　有助于预防冠心病。

7. **心理和环境因素**　评估冠心病患者是否存在抑郁状态,调节心理因素,避免接触污染环境。

8. **睡眠管理**　良好的睡眠对于冠心病患者来说颇有助益。睡前情绪激动、看刺激性电视、热烈交谈、饮用咖啡茶饮等都会打破正常的作息而影响睡眠,患者可通过泡脚、喝热牛奶、听轻音乐等方式来帮助入睡。期间,患者要遵医嘱,不能随意停药,并要留意药物的不良反应。抗凝药物则要在早晨或饭后服用,还要警惕过量,注意观察大小便的颜色、牙龈出血、皮肤黏膜有无出血点、瘀斑等情况。

9.**急救管理**　对于冠心病术后患者而言,做好自我的急救管理格外重要。患者可以将急救药物放置于可随身携带的药盒中,以便随时可取,并要定期检查盒内药物,以确保用药安全。另外,患者可随身携带保健卡,将姓名、家属联系电话、过往病史、常用药物、医院及医师写于卡上,便于紧急抢救所需。

八、心 房 颤 动

【概述】

心房颤动(房颤)本质为规则有序的心房电活动丧失,代之以快速无序的颤动波,心房激动频率达每分钟 350～600 次,为最严重的心房电活动紊乱。心房无序的颤动丧失有效的收缩与舒张,心房泵血功能恶化或丧失,加之房室结对快速心房激动的递减传导,引起心室极不规则反应,进而导致患者出现心慌、胸闷、运动耐量下降等症状,甚至导致血管栓塞(以脑卒中最为常见),从而对患者健康构成极大威胁。房颤的病因很多:① 外科手术;② 饮酒;③ 电击;④ 器质性心脏疾病;⑤ 慢性肺部疾病;⑥ 甲状腺功能亢进。约有 15% 的房颤患者发病原因尚未明确,称为特发性房颤。

造成房颤的危险因素大致可分为可控及不可控两种,其中可控的危险因素主要包括高血压、糖尿病、甲状腺功能亢进、肥胖、长期剧烈的体能训练、阻塞性睡眠呼吸障碍及酗酒等;不可控的危险因素则包括遗传异常、年龄增长、男性等。

房颤的发病机制至今尚未完全阐明,较为经典的有"多发子波折返"及"驱动伴颤动样传导"两大学说。目前,较为一致的观点认为,房颤发生的电生理机制包括入心大静脉等的异位局灶的触发作用及心房内存在折返发生的基质两个方面,前者与房颤触发相关,而后者则是房颤得以维持的必要条件。

此外,心房的电学及结构重塑、自主神经系统、炎症反应等诸多因素亦与房颤的发生和维持有关,而部分类型房颤还可能与基因异常有关。

房颤一旦发生,会对机体带来一些危害和不适,具体表现为:

1. **导致脑卒中**　房颤时,心房内的血液不能完全泵到心室里面,这些滞留的血液容易形成血栓。如果血栓脱落,随着血液流动到大脑,就会引起脑卒中。国内外多项研究证实,房颤患者脑卒中发生率是无房颤者的 5～7 倍,七八十岁房颤患者的年卒中率可高达 20%;血栓栓塞事件发生率为正常人的 5～17 倍,而脑卒中具有较高的致残率和死亡率。

2. 引起心力衰竭 发生房颤时,心脏跳得太快,泵出的血液减少,不能满足身体的需要,导致出现疲劳和气短等心衰症状。心力衰竭发病率比没有房颤者高出 3 倍以上。

3. 死亡率高 房颤导致的死亡率比没有房颤者高出 2 倍。

4. 易变成痴呆 房颤患者痴呆发生率比没有房颤者要高出 2 倍。

【康复照护】

(一) 饮食/体重管理

如果超重,需通过限制热量摄入和增加体力活动等措施,减重 3%～10%。体质指数(BMI)目标为 18.5～24.9(k/m²);每年测量 1 次体重。男性腰围目标为<94 cm,女性为<80 cm;南亚、中国和日本人目标腰围会更小。

饮食上,不摄入反式脂肪,减少饱和脂肪、钠、加糖饮料、甜食、面包类和红肉的摄入。在低热量饮食的前提下,根据身高、体重和基础合并症,增加水果蔬菜、全麦、坚果、家禽和鱼类的摄入;每日摄入纤维约 25 g。

防治心血管病,推荐茶疗法和健康的饮食搭配。

1. 各种茶疗法

(1) 山楂荷叶茶 山楂能活血化瘀,荷叶能扩张血管。此茶对高脂血症、动脉硬化和冠心病患者非常有益。每日取山楂 30 克、荷叶 12 克,加水 500 毫升,文火煎煮 15～20 分钟后,去渣取汁当茶饮。

(2) 菊花乌龙茶 菊花能扩张冠状动脉,茶叶能增强血管的韧性和弹性。此茶对防治高血脂及动脉硬化症有较好的效果。每日取杭菊 10 克、乌龙茶(或龙井茶)3 克,开水冲泡饮之。

(3) 莲心茶 莲心能降血压,经常饮服莲心茶对高血压患者大有裨益。每次取莲心 6 克,沸水冲泡饮之,早晚各 1 次。

(4) 决明子茶 决明子能抑制血清胆固醇升高和主动脉粥样斑块的形成,并有降压作用。高血脂、高血压患者可将其作为保健药茶长期服用。取决明子 15 克,炒至稍鼓起微有香气时,放凉、打碎或研成粗末,用开水冲泡当茶饮。

(5) 丹参茶 丹参能扩张冠状动脉,改善血液循环。此茶适用于冠心病的预防和治疗。将丹参研成粗末,加茶叶用沸水冲泡 10 分钟后饮用,每日一剂。

（6）桑寄生茶 桑寄生为补肾、补血要剂。用桑寄生煎汤代茶，为降血压的辅助疗法。取桑寄生干晶 15 g，煎煮 5～15 分钟后饮服，每日早晚各 1 次。

2. 健康的饮食搭配 参照中国营养学会建议，健康的饮食搭配具体概括为：一、二、三、四、五；红、黄、绿、白、黑。

（1）一、二、三、四、五

一是指每日 1 袋牛奶。牛奶富含优质蛋白，且可补充人体所需钙约 300 mg。饮牛奶宜从 1 岁开始，坚持终身饮用。

二是指每日 250 g 左右的糖类，相当于主食 300 g，此量因人而异。可少至 150 g，多至 500 g，通过调控主食，可调控血糖、血脂及体重。

三是指每日 3 份高蛋白质食品。这是健康的重要物质基础，不可忽视，也可增至 4 份。相当于每公斤体重蛋白质 1～1.5 g。每份高蛋白质相当于 50 g 瘦肉、100 g 豆腐、1 个大鸡蛋、25 g 水果。

四是指四句话：有粗有细、有甜有咸、三四五顿、七八分饱。

五是指每日 500 g 新鲜的蔬菜及水果。中国营养学会建议每日进食 400 g 蔬菜及 100 g 水果。

（2）红、黄、绿、白、黑

红是指能提升高密度脂蛋白，减轻中老年动脉粥样硬化。切忌不可多饮贪杯。

黄是指黄色蔬菜如胡萝卜、红薯、南瓜、玉米、番茄。含维生素 C、维生素 A、维生素 D。

绿是指绿茶及绿色蔬菜，绿茶中的茶多酚最多，有较强的抗氧化自由基、抗动脉粥样硬化和防癌的作用。

白是指白燕麦粉及燕麦片，它有降三酰甘油的作用。

黑是指黑木耳，有抗血小板聚集、抗凝、降胆固醇的作用。

（二）运动

每周进行至少 150 分钟的中等强度有氧运动（例如每周 5 次、每次 30 分钟）。

建议增加 2 天的阻抗训练。根据自身活动情况，设立每日 1 万步或其他合理的锻炼目标。减少久坐时间。

有动脉粥样硬化性心血管疾病（ASCVD）事件或左心室射血分数降低（LVEF≤35％）的心衰患者，需进行心脏康复。

（三）戒烟

宣传烟草对健康的危害，评估吸烟诱因，提供咨询，给予药物治疗（如尼古丁贴片、口香糖或吸入剂，伐尼克兰，安非他酮等）。坚持 5A 原则：① ASK（询问）：每次接诊患者时均询问其吸烟情况；② Advice（建议）：建议戒烟；③ Assess（评估）：评估其戒烟意愿；④ Assist（帮助）：提供戒烟帮助；⑤ Arrange Follew-up（安排随访）：开始戒烟后安排第 1 周随访。

避免二手烟暴露。

（四）血压

坚持改善生活方式，例如保持正常的体重、运动、限制钠盐摄入；每年至少测量一次血压。

血压控制目标为＜130/80 mmHg。

根据高血压分级和 ASCVD 风险，在改善生活方式的同时决定是否启动药物治疗；对于 ASCVD 风险＜10％者，可仅侧重于生活方式改变。选择新鲜食材，或选取低钠或无钠的罐装食品；使用香料等调味，以减少钠盐的摄入；少吃 6 种高盐食品，包括面包或面包卷、罐装汤、冷盘或腌肉、比萨、预加工的家禽肉类以及快餐店的汉堡包。增加水果、蔬菜、全谷物和坚果摄入。

限制乙醇摄入：男性每天饮啤酒不超过 2 杯，女性不超过 1 杯。

（五）抗血小板治疗

评估 10 年 ASCVD 风险≥10％，经与患者讨论潜在获益大于出血风险后，可考虑服用阿司匹林 75～100 mg/dL 以预防。

长期服用阿司匹林 81～162 mg/dL（推荐等级Ⅰ）。

经皮冠状动脉介入治疗（PCI）后，除予以阿司匹林外，还需予以氯吡格雷、普拉格雷或替格瑞洛等 P2Y12 受体拮抗药：若为裸金属支架，应服用 P2Y12 受体拮抗药≥1 个月；若为药物洗脱支架，应服用 P2Y12 受体拮抗药≥1 年；若采用双联抗血小板治疗，含阿司匹林。

若发生急性冠脉综合征（ACS）事件后未行 PCI，需服用氯吡格雷或替格瑞洛。有卒中或短暂性脑缺血发作病史者，不能使用普拉格雷；70 岁以上人群慎用普拉格雷，因可能增加出血风险。

发生非心源性缺血性卒中后，应服用阿司匹林 81～325 mg/d 或氯吡格雷（Ⅰ）。

(六) 胆固醇

经医患讨论后,对获益明确的患者例如糖尿病或低密度脂蛋白胆固醇(LDL‐C)≥190 mg/dL 的患者给予中-高强度他汀治疗。对 ASCVD 风险≥7.5%的患者,强烈推荐中-高强度他汀治疗;如果 ASCVD 风险为 5%～20%、他汀使用风险获益不明确,可选择性应用冠状动脉钙化(CAC)扫描进一步明确。即使决策不明确,但对于 LDL‐C≥160 mg/dL、有早发 ASCVD 家族史、终生 ASCVD 风险高、存在冠状动脉钙化的患者,均支持应用他汀类药物。

在接受可耐受的最高强度他汀治疗后,对家族性高胆固醇血症和 LDL‐C≥70 mg/dL,非高密度脂蛋白胆固醇(非 HDL‐C)≥100 mg/dL 者,可予以依折麦布和(或)PCSK9 抑制药。

(七) 选择治疗方案

房颤的治疗包括药物治疗与非药物治疗。

1. 药物治疗　房颤的药物治疗主要包括抗栓治疗、转复并维持窦性心律、控制心室率等方面。

治疗策略的选择主要依据以下方面:① 房颤的类型、症状及严重程度;② 合并存在的心血管疾病、心功能状态;③ 年龄、一般状况、是否合并其他系统疾病;④ 治疗策略的安全性和有效性;⑤ 治疗的长期目的和短期目的(例如降低病死率、减少心血管事件发生率、预防脑卒中、降低住院率、控制症状和改善患者生活质量等)。临床中须根据具体情况制订合理的治疗策略。

(1) 抗凝治疗　房颤的抗凝治疗选择应基于非瓣膜性房颤卒中风险评价表(CHADS):心力衰竭、高血压、年龄＞75 岁、糖尿病、既往卒中或一过性脱脂脑出血发作(T2A)。抗凝治疗前须按 HAS‐BLED 评分:高血压、肾功能不全、卒中史、出血史、异常 INR 值波动、年龄＞65 岁、药物(抗血小板药物联用非甾体类药)或嗜酒,评估患者血栓栓塞的危险程度。此外,进行出血风险评价的 HAS‐BLED 评分作为整体评估的一部分,若患者存在抗凝治疗适应证,但其 HAS‐BLED 增高,须谨慎地进行获益风险评估,制订适宜的抗凝治疗方案。

目前,临床上广泛认可华法林的疗效,但使用华法林的患者须定期监测国际标准化比值(INR)。华法林应用初期,至少 3～5 天检测 1 次 INR;INR 达到目标值,且华法林剂量相对固定后,可每 4 周检测 1 次;病情稳定的患者最长可 3 个月检测 1 次。

新型抗凝药(达比加群、利伐沙班、阿哌沙班)具有使用剂量固定、无须监测抗凝活性、与药物(食物)相互作用少等优点。尽管新型抗凝药未来具有广阔的应用前景,且三期临床试验结果亦显示此类药物预防血栓栓塞的效果不劣于华法林,但由于其上市时间尚短,仍须加强上市后的安全性监测,并应积累临床应用经验,以进一步明确用药的安全性和有效性。

(2) 转复治疗 国内临床常用于转复房颤的药物有胺碘酮、普罗帕酮、多非利特、依布利特等。其中胺碘酮转复房颤的成功率较高,但其不良反应(心血管方面不良反应、肝功能损害、甲状腺功能异常、肺纤维化等)限制了其在临床中的广泛应用。此外,房颤患者应用抗心律失常药复律后,维持窦性心律 1 年者的比率常不足 50%。

其他常用的抗心律失常药,如普罗帕酮和索他洛尔等的不良反应发生率亦高达 17%。

(3) 控制心室率治疗 常用控制心室率药物包括 β 受体阻滞药、非二氢吡啶类钙拮抗药、洋地黄类药物等。临床上,一般应根据患者的症状和短期血流动力学改善程度来确定心室率控制的目标。无明显与房颤相关症状者可采用宽松控制心室率的策略,即静息心率控制在 110 次/分以下。

2. 非药物治疗 近年来,导管消融治疗房颤的疗效及其在房颤治疗中的地位不断得到提升。随着循证医学证据的不断增加,导管消融治疗房颤的地位取得显著提高。推荐级别从 Ⅱa 级提高到 Ⅰ 级,并同时提出导管消融可作为部分阵发性房颤初始治疗(Ⅱa,B)。

房颤患者在术前应进行一些必要的检查,包括经食管心脏超声和心脏及肺静脉多层螺旋 CT 成像检查等,主要目的是排除心房内血栓,了解肺静脉近段的解剖形态。持续性房颤患者和有发生血栓栓塞危险因素的阵发性房颤患者术前应进行 1 个月的有效抗凝治疗;有血栓栓塞危险因素的房颤患者即使不行介入治疗也应常规接受抗凝治疗;所有的患者术后应继续抗凝治疗 3 个月,并复查心脏及肺静脉 CT 成像检查。

术后短时间内出现的房颤并不一定说明房颤复发,仍应继续观察至少 3 个月以上。应该强调房颤患者的手术复杂性、对设备条件的复杂程度和要求远远超过其他心律失常,因此,应在有经验的设备条件较好的大的医疗中心开展。

部分复发患者房颤的发作次数减少、持续时间缩短。心动过速最成功的例子是房室旁路引起的室上性心动过速,术后的复发率在 2%～4%。房颤需要消融隔离 4～5 根心脏静脉,每一静脉与心房之间的连接约为 3 个(有些患者还存在诱发房颤的静脉外兴奋灶),一个连接的电传导恢复房颤就有可能复发,因此房颤术后较高的复发率是可以理解的。应该说导管射频消融治疗房颤这一技术已逐渐成熟或正在接近成熟,随着手术器械的改进和方法学的不断完善,其疗效还会进一步提高,但上升的空间已不大。

此外,左心耳封堵、微创外科及外科消融及起搏治疗等非药物治疗亦为房颤治疗提供了多样化选择。

目前,对于房颤的治疗仍应加强抗栓治疗,降低卒中风险。此外,须根据指南要求,规范药物治疗,而对于有适应证的患者,可考虑在有经验的医院积极稳妥地接受导管消融治疗。

(八) 随访检查

1. **自测脉搏(每天"把脉"4 次)**　房颤的治疗有很多方法,包括药物治疗、导管消融治疗、手术治疗等。房颤治好后也不能掉以轻心,不能盲目自行停用抗凝药物,一定要在严密规范监测心律的前提下,谨慎停药。怎样监测心律呢? 每天早、中、晚三餐前及临睡前,共 4 次自测脉搏,每次 1 分钟;同时,每周做 2 次心电图检查,每 3 个月做一次动态心电图检查;期间有任何不适症状或脉搏不规则,随时做心电图检查。在这样严密的监测下,患者如果没有房颤复发,就可以停用抗凝药物。

2. **定期做脑健康检查**　常规健康体检项目以外,脑部体检主要包括脑神经检查和躯体神经检查。脑神经检查一般为眼、耳两部分。眼是大脑的窗口,眼球的运动是否异常、眼底的血管是否正常、眼底是否有水肿,都可以提示颅内神经和血管有无损伤,脑血管有无硬化、狭窄,颅内压力有无增高;听力方面则主要是检查有无耳鸣、听力下降等。另外,躯体神经方面主要是检查躯体的运动和感觉有无异常,如有无四肢无力、走路不稳、身体的发麻、疼痛、冷热感觉的减退等。

【预防】

(一) 脑卒中:预防房颤并发症

1. **对脑卒中风险评估**　非瓣膜病房颤脑卒中危险度评分危险因素:充血

性心衰(1)、高血压(1)、年龄＞75岁(2)、糖尿病(1)、既往卒中或外周动脉疾病(1)、T2A(2)、性别(2)。(CHA2DS2 - VASc)评分≥2者,给予华法林或直接口服抗凝药;对CHA2DS2 - VASc≤1者,给予阿司匹林;考虑心律控制。但如仅有女性12分危险因素,其他均为0分时,不需积极抗凝。

2. 识别:熟记"FAST"和"卒中120"口诀　在我国,仅有5％的急性脑卒中患者有机会得到及时地溶栓或取栓治疗。问题究竟出在哪里? 不难想到,及时发现脑卒中患者是救治的基础,但我国目前有许多民众并不掌握这方面的知识,无法判断自己或身边人是否发生了脑卒中,从而错失了抢救的黄金时间。

为了提高公众对脑卒中的识别能力和急救能力,美国于2007年提出了"FAST"口诀,用这个意为"快速"的词语,告知民众脑卒中的常见症状和即刻拨打急救电话。如今"FAST"口诀在美国各大公共场所已无处不在,并被迅速推广到28个国家和地区。美国的脑卒中死亡率也从2010年的全球第三位下降到2015年的第五位。

"FAST"口诀:

微笑(Face),看是否有嘴角歪斜;

抬臂(Arm),看是否有肢体无力;

讲话(Speech),看是否口齿不清或不会讲话。

如果出现上述1个异常,就可能发生了脑卒中,应立即迅速寻求紧急医疗救助(Time)。

不过,在可能需要急性干预的缺血性脑卒中患者中,有14％的人无法使用"FAST"进行鉴定,此时可增加对步态/腿和视觉症状的判断,即失去平衡或脚无力(Balance)、单眼或双眼视力突然下降或丧失(Eyes),这样做可以降低脑卒中病情的遗漏。

考虑到语言差异,美国"FAST"脑卒中快速识别法在中国遭遇水土不服。基于"FAST"口诀,创造了中国版的"卒中120"识别法,让我国民众同样能够熟记并掌握属于自己的脑卒中快速识别法则。

"卒中120"口诀:

1(1张脸)看脸部是否有嘴角歪斜;

2(2只胳膊)查2只胳膊是否无力,能否平行举起或单侧无力;

0(聆听语言)听患者是否出现言语不清表达困难;

若有上述任何突发症状,应立刻拨打120急救电话。

(二) 心力衰竭

对射血分数减低型心衰(HFrEF)患者,给予降低患病率和(或)病死率的药物,包括 ACEI 或 ARB、血管紧张素受体-脑啡肽酶抑制药(ARNI)、β 受体阻滞药、醛固酮受体拮抗药以及硝酸异山梨酯或肼屈嗪(适用于非洲裔美国人且正接受 ACEI 与 β 受体阻滞药最佳药物治疗的患者)。

在适当的患者中考虑应用植入型心律转复除颤器(ICD)/心脏再同步治疗除颤器(CRT‐D)(在≥3 个月的最佳药物治疗后或心肌梗死至少 40 天后)。进行心脏康复。

使用利尿药以维持体液平衡和症状缓解。HFrEF 和射血分数保留型心衰(HFpEF)患者的血压目标是收缩压＜130 mmHg。

九、慢性心力衰竭

【概述】

心力衰竭(以下简称"心衰")是由于心脏结构或功能异常导致心室充盈或射血能力受损的一组复杂临床综合征。作为多种心血管疾病的终末阶段,心衰因其发病率高,有临床症状的患者 5 年存活率低于常见的恶性肿瘤,已成为 21 世纪心血管医师最后的战场。即使按照目前指南推荐的标准治疗方案,心衰患者再住院率、病死率仍处于较高水平。

(一) 心衰分类

根据《中国心力衰竭诊断和治疗指南 2018》的定义,当患者出现阵发性呼吸困难、端坐呼吸、双下肢水肿,体检闻及双肺湿啰音,见颈静脉充盈或怒张、肝颈回流征阳性等体征,同时伴有生物学标志物升高,即 B 型利钠肽(BNP)＞35 pg/mL 或 N 末端 B 型利钠肽原(NT - proBNP)＞125 pg/mL 时,即诊断为慢性心力衰竭(慢性心衰)。按照超声心动图检测左室射血分数(LVEF)的不同界值,分为射血分数下降的心衰(HFrEF,LVEF＜40％)、射血分数保留的心衰(HFpEF,LVEF＞50％)及射血分数中间值心衰(HFmrEF, LVEF 40％～49％)。

其中对于 HFmrEF 的界定,主要是因为这一类心衰的发病特点、病理生理、疾病过程、治疗方案与 HFrEF 有很大的区别,目前还未完全清楚,需要更多的研究。

心衰的症状和体征包括:利钠肽升高,并符合以下至少 1 条,左心室肥厚和(或)左心房扩大,心脏舒张功能异常。

(二) 慢性心衰的诊断流程和一般检查项目

1. **病史及查体** 疑诊心衰的患者,首先需要根据病史和体格检查,初步判断患者有无心衰的症状和体征,包括阵发性呼吸困难、端坐呼吸、腹胀、尿少、踝关节水肿,查体见心脏扩大、心脏杂音、肺部湿啰音、颈静脉充盈或怒张、肝肿大肝颈回流征阳性等。

2. **心电图** 心衰患者的心电图均有异常表现,如心房和(或)心室增大、肥厚,心律失常等。

3. **胸片** 胸片是判断心衰最简单易行的影像学检查,通过胸片,可判断心脏大小、肺淤血、肺水肿等,不建议以胸部 CT 替代胸片。

4. **BNP/NT-proBNP** 是目前常用的生物学标志物,可用于心衰的筛查、排除诊断、危险分层、预后判断,当 BNP<35 pg/mL 或 NT-proBNP<125 pg/mL 时,应考虑患者呼吸困难由心外原因所致。

5. **超声心动图** 超声心动图检查可以对心脏结构和(或)功能异常做出直接判断,评估充盈压和心输出量,评价血管外肺水情况,明确心衰病因,根据 LVEF 值进行分类。同时应用超声多普勒测量下腔静脉直径和随呼吸变化幅度以评估中心静脉压(CVP)和总血容量状态。① 当下腔静脉直径≤2 cm,呼吸变异度≥50%时,CVP 正常(0~5 mmHg);② 当下腔静脉直径>2 cm,呼吸变异度<50%时,CVP 升高(10~20 mmHg)。

6. **其他检查** 此外,也需要进行合并症评估,行血常规、生化、甲状腺功能测定等一般检查项目。

(三)特殊检查

特殊检查需要根据以下不同临床情况采用。

1. **冠状动脉造影** 对怀疑导致心衰的原因是缺血性心脏病者,建议行冠状动脉造影检查。

2. **负荷超声、食管超声** 怀疑心衰由于心肌缺血等原因所致,或呼吸困难原因不清晰时,心脏结构由经胸超声心动图无法明确分辨,可行食管超声进行鉴别。

3. **核素心肌灌注和(或)代谢显像** 当超声心动图未能做出诊断时,可使用核素心室造影评估左心室容量和 LVEF;心肌灌注显像包括单光子发射计算机断层成像(SPECT)、正电子发射计算机断层成像(PET),用于诊断心肌缺血,代谢显像可判断心肌存活情况。

4. **心肌活检** 仅推荐应用于经规范治疗病情仍快速进展,临床怀疑心衰是由可治疗的特殊病因所致且只能通过活检明确诊断的患者。

5. **心肺运动试验** 对患者心功能判断、制订运动处方有指导作用。

6. **6分钟步行试验** 评估心衰患者的运动耐力,6分钟步行距离<150 m

为重度心力衰竭、150～450 m 为中度心力衰竭、>450 m 为轻度心力衰竭。

7. 基因筛查 对于肥厚型心肌病、特发性扩张型心肌病、致心律失常性心肌病患者,推荐进行基因检测和遗传咨询。限制型心肌病和孤立的致密化不全心肌病,也可能具有遗传倾向,也可考虑基因检测。

【康复照护】

(一) 运动

世界卫生组织(WHO)对心脏康复的定义:确保心脏病患者获得最佳的体力、精神、社会功能的所有方法的总和,以便患者通过自己的努力在社会上尽可能恢复正常的功能,过一种主动的生活。

运动治疗:① 运动训练可以有效改善心脏病患者的抑郁、焦虑情绪。② 主动运动训练可以明显降低冠心病患者心绞痛的发生频率及严重程度,显著提高生活质量,改善抑郁、焦虑状态。③ 个体化运动治疗可以显著改善冠状动脉搭桥术后患者焦虑、抑郁状态。④ 国内外许多研究发现,运动剂量与抑郁症状评分之间相关。

(二) 饮食

1. 心衰患者控制饮食摄入 心力衰竭是由于任何心脏结构或功能异常导致心室充盈或射血能力受损的一组复杂临床综合征。其主要临床表现为呼吸困难和乏力(活动耐力受限),以及液体潴留(肺淤血和外周水肿)。

(1) 哪些患者需要限水 有以下症状的心力衰竭患者需要限水:① 严重低钠血症(血钠<130 mmol/L)患者液体摄入量每天应<2 L;② 严重心衰患者液体限制在每天 1.5～2.0 L;③ 轻中度症状患者常规限制液体并无益处。

注意,容量平衡是控制心衰的关键之一。容量过度会加重心衰症状及导致住院;容量不足(摄入不足、丢失过度、利尿药的过度利用)则导致低血压症状及影响肾功能和电解质平衡。

如何知道自己是容量过多,还是容量不足? 可以观察以下几个指标。容量过多的症状体征:水肿(眼睑、下肢);胸腔积液、腹水、颈部血管怒张、肝大等。容量不足的症状体征:口渴、皮肤黏膜干燥、弹性减退以及眼眶凹陷等。

(2) 如何监控饮食容量 记录 24 小时出入量:食物含水量、水果含水量、大便含水量。可参考表 2-3。

表 2－3　24 小时出入量记录表

入　量			出　量	
时　间	食　物	含水量	时　间	大小便
6:00	水	50 mL	6:15	尿 100 mL
7:10	包子 1 个	35 mL		大便 1 次
	粥 1 碗	440 mL	9:30	尿 100 mL
8:25	香蕉 1 根	60 mL	…	…
…	…			
以上已结算				
16:30	鸡蛋 1 个	30 mL	16:00	尿 200 mL
17:15	馄饨 100 g	300 mL	…	…

控制饮水的方法：① 找出喝水的杯子，做好标记；② 不口渴时不要喝水；应"文雅"喝水，即小口喝水、缓慢地咽下；③ 如果嘴干，可以尝试含一块冰；④ 尽量避免进食汤、果冻、酸奶、冰激凌等液体食物。

食物钠盐控制：① 避免成品食物，这种食物含钠量较高；② 轻度心衰患者钠盐摄入每日 2～3 g，一般不主张轻度或稳定期心衰患者严格限制钠摄入；③ 中重度心衰患者应每日＜2 g；④ 慎用盐代用品（尤其肾功能不全者）。

2. **限盐**　心衰患者的饮食原则是平衡饮食，清淡易消化、少食多餐。特别需要注意控制盐的摄入量，应该比正常人的食盐量更少，这样有助于控制患者的充血症状和体征。

轻度心力衰竭患者，每日摄入钠盐量控制在 2 g，相当于 5 g 食盐。中度心衰患者，每日摄盐 2.5 g。重度心衰患者，每天摄入钠盐量限制在 0.4 g，实际相当于食盐 1 g。

如果患者同时还在服用利尿药，那么就不需要像前面的标准那样严格限盐，因为服用利尿药期间排尿增多，所以盐可以适当增加一些，同时一定要注意补钾。

附：家庭减盐方法

1. **使用限盐勺、限盐罐**　限盐勺使用方法：限盐勺的容量以平勺为标准，目前市面上常见的有 1 g 和 2 g 两种规格，一个三口之家，使用 2 g 盐勺做饭，一日三餐平均下来,每顿饭只需要两勺半的盐就足够了,如果同时使用高盐调味品,则需减少食盐用量。限盐罐使用方法:根据每人每日推荐摄入量计算好全家人一日三餐的用盐总量,将其一次性装入限盐罐,不管做多少饭,就加这些盐,则全家人摄入盐的总量就不会超标。

2. **少用高盐调味品** 如果菜肴中加入了酱油或酱料,则应适当减少盐的添加。此外,可以选择低盐酱油和酱料,以减少盐的摄入。

3. **少吃腌制食品和加工肉制品** 腐乳、酱菜等腌制食品和熟食肉类、香肠、罐头等加工肉制品为了长期保存,往往添加了大量食盐和防腐剂(也含有钠),属于典型的高盐食品。建议尽量购买新鲜肉类、海鲜、蛋类,少食用腌制或加工食品。

4. **选用低钠盐** 世界卫生组织建议,人体内钠离子和钾离子的最佳比例是1∶1,而我国居民钠钾比例多在5∶1以上。低钠盐是在普通碘盐的基础上用氯化钾代替了部分(30%左右)氯化钠,其特点是钾含量多、钠含量低,使用低钠盐可减少钠的摄入量,增加钾的摄入量,可以改善人体内钠钾平衡,有利于预防高血压和心脑血管疾病。但是对于患病人群,是否选用低钠盐需咨询医生。即使是低钠盐,也要尽量少吃。

5. **出锅前放盐** 炒菜时放盐早,盐容易跑到菜里去,把菜里的水分赶出来,使菜失去清脆鲜美的口感,同时菜的含盐量也大幅增加。出锅前再放盐,可以让人很容易感受到菜表面的咸味,从而减少盐的使用量。凉拌菜可吃前再放盐。

6. **使用天然香料佐料** 炒菜时少放盐,使用葱、姜、蒜、辣椒、花椒等天然香料为食物提味,弥补咸味的不足。

(三)自我检查

生活中应该有意识地进行自我检查,并对异常症状予以记录,必要时及时就诊。① 检查水肿:观察踝部、小腿是否肿胀或者身体其他部位有无水肿;② 监测运动耐量:记录有没有气短,气短在稍用力后、剧烈用力后或是静息下;③ 监测夜间呼吸:能平卧,还是需要两个枕头甚至更多,端坐呼吸或夜间气短憋醒等;④ 注意头晕,是从不头晕,还是站立后头晕、晕厥等。

(四)用药

一般来说,治疗慢性心力衰竭的药物分为以下几类。

1.**利尿药** 心脏是体内的泵,不停地发力。心衰患者心脏受损,推动身体血液循环能力减弱,液体流动缓慢就留在了身体的肺部、腿部和其他组织。利尿药可以改善液体留存的症状,通俗地讲就是把体内多余的液体排掉。一般液体留存症状轻的时候用氨氯噻嗪片,症状重的时候用呋塞米片,联用螺内酯效果更好。

2.**降血压药** 慢性心力衰竭是因为高血压。按时服用降血压药有益于延缓慢性心力衰竭病情的发展。卡托普利片、盐酸贝那普利片都可以扩张血管、降低血压。像氯沙坦钾片、缬沙坦片、厄贝沙坦片等药能降血压并改善心脏功能。

3.**减慢心率、减弱心肌收缩力的药物** 比如酒石酸美托洛尔、富马酸比索洛尔、卡维地洛尔等。传统观点认为这类药对血液正常流动有影响,但现在有研究表明从小剂量开始使用就能降低心衰患者的心率、血压、改善心功能,而长期应用则可减少心脏运血需要消耗的氧气量,减轻症状、改善生存质量、降低病死率和住院率。当然,使用这类药物需要严格把握剂量,并要适合其对症的心衰种类,比如患者是收缩功能障碍的急性左心衰竭或有支气管痉挛的患者就不能用这类药。

4.**增强心肌收缩力的药物** 可以缓解心肌收缩力变弱的症状,对有些危重的心力衰竭患者的治疗,特别是抢救过程中起着不可替代的作用。正性肌力药物适用于低血压(收缩压<90 mmHg)和(或)组织器官低灌注的患者。短期静脉应用正性肌力药物可增加心输出量,升高血压,改善组织灌注,保证重要脏器血供。

(1)β受体激动药(Ib,C) β受体激动药通过兴奋心脏β受体产生正性肌力作用。代表药物有多巴胺和多巴酚丁胺。

1)多巴胺 不同剂量多巴胺产生不同的生物学效应。从小剂量起始,根据病情变化和作用效果逐渐增加剂量,调节最大剂量为 $20\ \mu g/(kg \cdot min)$,但$>10\ \mu g/(kg \cdot min)$时,外周血管收缩明显,脏器缺血风险增加。

2)多巴酚丁胺 多巴酚丁胺主要通过激动β受体发挥作用,具有很强的正性肌力效应,在增加心排出量的同时降低左心室充盈压。且具有剂量依赖性,常用于严重收缩性心力衰竭,即射血分数下降的心衰(HFrEF)的治疗。急重症患者对药物的反应存在较大的个体差异,老年患者对多巴酚胺的反应显著下降。多巴酚丁胺常见不良反应有心律失常、心动过速。应用时以 $2.5\sim$ $10\ \mu g/(kg \cdot min)$维持,一般持续用约时间不超过 $3\sim7$ 天。

（2）磷酸二酯酶抑制药（IIb，C）　通过抑制环磷酸腺苷（cAMP）降解，升高细胞内 cAMP 浓度增强心肌收缩力，同时有直接扩张血管的作用。《2016 欧洲心脏病学会（ESC）急慢性心力衰竭诊治指南》（《2016 年 ESC 心衰指南》）建议可应用磷酸二酯酶抑制药逆转 β 受体阻滞药引起的低血压和低灌注（IIb，C）。主要药物为米力农。用为负荷量 25～75 μg/kg 静脉注射（>10 min），继以 0.375～0.75 μg/(kg·min)静脉滴注维持，一般用药时间为 3～5 天。不良反应主要包括低血压和心律失常。有研究表明米力农可能增加心脏不良事件和死亡率。

（3）钙离子增敏药（IHb，C）　心肌肌钙蛋白 C(TnC)结合，增加 TnC 与 Ca^{2+} 复合物的构象稳定性而不增加细胞内 Ca^{2+} 浓度，促进横桥与细肌丝的结合，增强心肌收缩力而不增加心肌耗氧量，并能改善心脏舒张功能；同时激活血管平滑肌的 K^+ 通道，扩张组织血管。《2016 年 ESC 心衰指南》建议用左西孟旦逆转 β 受体阻滞药引起的低血压和低灌注。左西孟旦增加急性失代偿心力衰竭患者的每搏输出量与左室射血分数，改善临床症状，使患者的脑利钠肽水平明显下降，安全性良好。

用法：负荷量 6～12 μg/kg 静脉注射（>10 min），继以 0.05～0.2 μg/(kg·min)静脉滴注维持 24 h。低血压时不推荐予以负荷剂量。

（4）洋地黄类药物　洋地黄类药物通过抑制 Na-K^+-ATP 酶，产生正性肌力作用，轻度增加心输出量、降低左心室充盈压和改善症状、增强副交感神经活性，减慢房室传导。地高辛为口服代表药物，毛花苷 C 为静脉应用代表药物。

用法：地高辛每日 0.125～0.25 mg，老年、肾功能受损者、低体重患者可用 0.125 mg，每日 1 次或隔日 1 次，应监测血药浓度，建议维持在 0.5～0.9 μg/L。心房颤动（房颤）伴快速心室率（>110 次/分）的急性心衰患者，毛花苷 C 0.2～0.4 mg 缓慢静脉注射，2～4 h 后可再用 0.2 mg。

禁忌证：① 病态窦房结综合征、二度及以上房室传导阻滞患者；② 心肌梗死急性期（<24 h），尤其是有进行性心肌缺血者；③ 预激综合征伴房颤或心房扑动；④ 梗阻性肥厚型心肌病。

不良反应：① 心律失常：最常见的为室性早搏，快速性房性心律失常伴有传导阻滞是洋地黄中毒的特征性表现；② 胃肠道症状；③ 神经精神症状：如视觉异常、定向力障碍。

不良反应常出现于血药浓度>2.0 μg/L 时；当合并低钾血症、低镁血症、心肌缺血、甲状腺功能减退时,较低血药浓度也可出现不良反应。

(五) 引起心律失常和心衰的药物

1. 退热药(如对乙酰氨基酚等)　临床研究发现,具有解热、镇痛作用的非甾体抗炎药物(NSAIDS)能明显干扰血压,使平均动脉压升高,从而增加心脏压力负荷,加重心衰。单 NSAIDS 还可引起水钠潴留,并损害肾功能,要慎用。

2. 糖皮质激素　广泛应用于临床,可引起水钠潴留,使用时要综合考虑获益及不良反应。

3. 抗心律失常药　这类药物的安全窗相对窄,在治疗疾病的同时有导致其他心脏问题的可能。多数抗心律失常药属于负性肌力作用,可使心衰恶化。

4. 磷酸二酯酶抑制药　这类药可扩张动脉血管,有研究发现,充血性心衰患者使用此类药物会增加死亡率。

5. 降糖药物　双胍类药物禁用于急性心力衰竭伴缺氧状态,吡格列酮等有可能引起水钠潴留,增加心衰患者再住院风险。

6. 其他药物　三环类抗抑郁药可能引起心衰恶化、心律失常,西布曲明可引起心肌病,心衰患者禁用。

【预防】

(一) 保护心脏的基础

1. 锻炼身体　每日至少锻炼身体 30 分钟,有助于保持心血管健康;在每周的大多数日子里至少锻炼 60 分钟,有助于保持体重。

2. 拒绝烟草　一手烟和二手烟的烟雾都是危险的。停止使用烟草制品后,心脏病发作和卒中的危险在 1 年后可下降 50%。

3. 控制风险　预防心脏病发作和卒中的一个要点是,向高风险者提供治疗和辅导,以降低心血管疾病风险。

(1) 了解自己的血压　高血压通常没有症状,但它是导致突然卒中或心脏病发作的最大因素之一,因此要检查血压、了解血压指标,如果血压偏高,需要改变生活方式,注重健康饮食,减少盐摄入量,增加身体活动,并可能需要服药控制血压。

(2) 了解血脂　血胆固醇升高和血脂异常也会增加心脏病发作和卒中风险,需要通过健康饮食控制血胆固醇,如有必要则需适当服药。

（3）了解血糖　血糖升高（糖尿病）会增加心脏病发作和卒中的风险，如果患有糖尿病，控制血压和血糖以最大限度地降低风险非常重要。

（二）心脏健康，自己是第一责任人

血管疾病是可以预防的，及早干预其影响因素，就可以有效预防心血管疾病的发生。目前的问题是人们对心血管疾病的认识不足，特别是年轻人对此病不重视。近年来的流行病学与临床研究都发现，我国急性心肌梗死的发病率上升非常快，虽然老年人的发病率没有明显变化、但年轻人的发病率上升明显，说明此病已经从老年人逐渐向三四十岁的中青年蔓延。虽然大家熟知的"三高"高血压、高血脂、高血糖都是心血管病的潜在危险因素，但还有近50％的高血压患者不知道自己得病，对于高血脂、高血糖也任其发展，且不进行有效干预。心脏健康已不仅仅是患者、医生的事，而是全社会所有人重视的问题，无论年龄大小都应予以充分关注，积极干预影响心脏健康的各种危险因素。

（三）尽早识别心衰的症状

生活中有部分患者直到突发急性心力衰竭之后，才发现心脏功能已经极差，错过了及早干预的最佳时机。实际上，心衰的"信号"可能早就传达但患者并未在意。那么，如何及早识别心脏功能是否健康呢？

首先，心力衰竭发生的第一位病因是冠心病，其次为高血压，对于已经确诊这些心血管疾病的人群，需要尽快正规治疗、长期管理，把心血管疾病控制好，以防心功能进一步恶化。其次，要警惕心衰的常见症状，主要包括呼吸困难、乏力（活动受限）、液体潴留（肺淤血、外周水肿）。其中，左心衰以呼吸困难为主要表现，右心衰则多见乏力、水肿。临床上有一些患者呼吸症状还不明显，但已经出现下肢水肿的表现，此时一定不能掉以轻心。因为心衰时由于"泵"动力不足，部分血液不能顺利回流到心脏，就会淤滞在下肢或者腹部，引起双下肢水肿甚至腹水。

十、心脏停搏

【概述】

心脏停搏是指由于各种原因导致心脏突然停止跳动,有效血液循环突然停止,引起全身严重缺氧、缺血,而以突然意识丧失,大动脉搏动消失,听不到心音,呼吸停止等为主要临床表现的一种病症。若不及时抢救,常导致死亡。常见病因包括各种器质性心脏病,特别是冠心病、心肌病变以及电击、溺水、药物及食物中毒、过敏、电解质紊乱、酸中毒、缺氧、严重创伤、大出血、麻醉意外、手术、心导管检查和造影等。根据临床表现属于中医学"暴脱""尸厥"范畴。

(一)心脏停搏,冠心病是主要元凶

最新统计数字显示:许多人因为患的是隐匿性冠心病,因而疏于日常防范和规范治疗,以致猝死的发生率大幅上升。

心脏停搏常导致死亡即所谓"猝死",世界卫生组织定义为发病后6小时内死亡。目前大多数学者倾向于将猝死的时间限定在发病1小时内,其特点是死亡急骤、出人意料、自然死亡或非暴力死亡。一旦有人发生猝死,首先应想到是心源性猝死。猝死通常发生在医院外,可突然倒在家中、马路上或影剧院内等任何地方。患者最初的主要症状有胸闷胸痛、冷汗、心悸、气急气喘,严重时脉搏微弱、血压降低甚至昏迷倒地,如不及时治疗就可能死亡。因此,猝死发生时如有旁人在场,应抓紧时间实施心肺复苏,并拨打120急救电话。

(二)心脏停搏,恶性心律失常是重要原因

心血管疾病患者,例如患有冠心病扩张性心肌病、心肌炎等的患者都是猝死高危人群。除此之外,恶性心律失常也是导致猝死的重要因素,据介绍,有的恶性心律失常是发生在器质性心脏病的基础上,有的则是独立存在的疾病,需要接受相关治疗才能消除。

生活过度紧张、超长时间工作、经常处在压力下和睡眠不足,是引发心律

失常、猝死的主要原因。人的身体都有承受的极限,长期劳累并且缺乏睡眠,会造成交感神经过度兴奋,肾上腺素分泌过多,心脏承受压力过大,容易诱发恶性心律失常,导致猝死。

(三) 心肺复苏,提升心脏停搏抢救存活率

在中国,每年有 55 万人心脏猝死,其中 90％发生在医院以外。心源性猝死患者是心血管疾病的主要死亡原因之一,心肺复苏(CPR)等急救技能的掌握和自动体外心脏除颤器(AED)的推广使用,能有效提高我国心源性猝死患者的抢救成功率,保证患者的健康权益。

【康复照护】

(一) 家人密切观察

一些患者在猝死前没有征兆,这种情况防不胜防。而有些患者在发生猝死前有明显的征兆,但没有重视起来,最终没能够躲过这一劫。有病及时看,或许就可以避免或减少猝死悲剧的发生。事实上,引起猝死的绝大多数急症都有比较典型的表现,或明显的警示信号,而有一些信号则容易被大家忽略,或引起误诊。如果遇到以下情况,患者身边的人应该对患者进行力所能及的抢救,同时立即拨打急救电话 120。

1. **胸痛** 很多疾病都可以表现为胸痛。胸痛最危险、最多见的情况为急性心肌梗死。只要是胸痛,人们肯定首先会想到心脏病,这样一般就不会忽视这种隐患。但是如果心脏病出现不典型的症状,如上腹部疼痛(易误诊为急腹症)往往就不会引起重视,急性心肌梗死就很可能被忽视,而导致猝死。

2. **呼吸困难** 突然发生的呼吸困难往往也是很危险的,如急性左心衰竭、重症哮喘、气胸等都能导致呼吸困难,可迅速危及生命。

3. **心慌** 患者突然出现的心率加快,尤其超过每分钟 140 次,可见于室上性心动过速。室上性心动过速的发作时间稍长,可导致头晕、晕厥、胸痛、血压下降,甚至休克。如果在发生急性心肌梗死时,心率突然超过每分钟 100 次,也可能是更加危险的室性心动过速(简称室速),出现室性心动过速预示着可能发生猝死。如果患者心率突然低于每分钟 60 次,尤其低于每分钟 50 次,可能是严重的心室传导阻滞,尤其在发生急性心肌梗死时心率减慢,也是猝死的危险信号。

4. **剧烈头痛** 平日有高血压的患者突然剧烈头痛,并伴有呕吐,可能将要

发生或已经发生了急性脑血管病,很容易导致猝死。

5. **肢体瘫痪**　可以是一侧肢体瘫痪、一个肢体瘫痪、双下肢瘫痪、四肢瘫痪,这些说明患者发生了急性脑血管病或神经系统的其他严重疾病,也是猝死的危险信号。

6. **昏迷**　患者突然发生昏迷,也就是"怎么叫也叫不醒了",可见于各种原因引起的心搏骤停、急性脑血管病颅脑损伤、低血糖症、各种急性中毒等急重症。

7. **抽搐**　可能是癫痫大发作、癔症、小儿高热惊厥等,也可见于心搏骤停的瞬间。很多有心脏病的老年人长时间做一件事,比如打麻将,再加上天气闷热、空气不流通,很容易出现抽搐、满头大汗、脸色发白,继而出现猝死。也有年轻人平时没有运动习惯,突然的剧烈运动导致抽搐,继而出现猝死。

8. **急性腹痛**　可见于急性胰腺炎、消化道穿孔、急性阑尾炎、急性胆囊炎、肠梗阻、宫外孕破裂等,上腹痛还可见于急性心肌梗死。其中,急性出血性坏死型胰腺炎、宫外孕破裂、急性心肌梗死均可迅速危及生命。此外,还有主动脉夹层和严重的肺梗死等,这类腹痛的患者可发生心搏骤停。

9. **窒息**　可见于气道异物阻塞、喉头水肿、颌面部及颈部损伤等,因为肺部与外界不能进行正常的气体交换,从而发生缺氧。患者可出现剧烈呛咳、呼吸困难、面色青紫或苍白、烦躁不安、意识障碍、呼吸和心跳停止等。

10. **其他情况**　如血压突然急剧增高,可能会导致急性脑血管病、急性左心衰竭等;血压急剧下降,应考虑发生了休克。呕血可见于消化道溃疡、肝硬化食管胃底静脉曲张破裂,咯血可见于肺结核等,这些都可因出血而导致休克或窒息,继而危及生命。突然发生头晕、眩晕(感觉周围景物旋转或自身旋转),可见于急性脑血管病等。还有各种急性中毒、触电、溺水、自缢以及其他一些发病突然、症状明显、痛苦较大的紧急、严重情况。

有统计显示,在所有的猝死患者中,大约90%发生在医院外的各种场合,只有少数猝死发生在医院内。其中65%的人死于发病后的15分钟内,通常他们来不及去医院,救护车也不可能在4分钟内到达患者身边,所以就死在了医院以外的各种场合。其余35%的人死于发病后的15分钟至2小时。显然有一部分患者也是来不及去医院而猝死在发病现场或去医院的途中。主要原因是患者的表现不典型,没有引起患者和家属的足够重视。

(二)现场(家庭)心肺复苏

猝死前患者表现为突然意识丧失,或抽搐,大动脉(颈动脉、股动脉、肱动脉)的搏动消失,心音消失,血压测不出,面色苍白或发绀,呼吸断续呈喘息样随后停止,瞳孔散大,反射消失。

1. 如何有效地做心肺复苏 首先判断患者的意识状态和呼吸。让患者去枕仰卧在坚硬的平面上,拍打他的肩膀,呼唤"听得到吗",如果患者没有反应,侧耳在嘴边听呼吸声,同时观察胸口有没有起伏。如果发现都没有反应,应立刻进行心肺复苏。值得注意的是,我们判断意识状态、呼吸的时间不能太长,一般在 10 秒以内。心肺复苏包括闭胸心脏按压和人工呼吸两个要点。

(1)闭胸心脏按压 按压的位置在患者胸骨下半部,即两乳头连线中点。急救者用左手掌跟紧贴患者的胸部,两手重叠,左手五指翘起,双臂伸直,然后开始按压。按压时,以手掌根部为着力点,保证手掌用力在胸骨上,而不是两侧的肋骨与剑突。按压时保持肘关节的伸直,依靠上身的重力垂直向下按压,按压频率为每分钟 100~120 次,按压深度为胸骨下陷 5~6 cm,按压后保证胸骨完全回弹,按压与胸骨回弹的时间比例为 1∶1。

(2)人工呼吸 人工呼吸时先要保持患者气道通畅。一只手按压在患者前额,使其头向后仰,另一只手的示指和中指置于其下颌处,上提下颌,如果口腔内有分泌物、异物或假牙等,一定要清理干净,保持其气道畅通。接着,急救者用压住前额的那只手捏紧患者双侧鼻孔。然后,用口唇包紧患者的口唇,在保持气道畅通的操作下,平稳地向内吹气,但要注意,千万不要漏气,如果吹气有效,其胸部会膨起,并随着气体的呼出而下降。吹气后,急救者口唇离开,并松开捏鼻子的手指,使气体呼出,同时侧转头呼吸新鲜空气,再进行第二次吹气。吹气的时间一般是大于 1 秒钟。

注意,闭胸心脏按压与人工呼吸比为 30∶2,即按压 30 次后进行 2 次人工呼吸。但是,猝死的现场往往没有专业的医护人员,未实地操作过人工呼吸,而有效且不过度的人工呼吸需要一定技巧,所以未经训练的非专业救援者可进行单纯胸外按压式心肺复苏。

另外,闭胸心脏按压时应最大限度地减少中断,如果必须要中断,中断的时间不能超过 10 秒。现场有两位以上的急救人员,应注意及时更换,以防乏力导致按压效果不佳。如果能在 120 急救人员到来前坚持进行持续、有效地闭胸心脏按压,有望提升患者后续的抢救成功率。

2. 如何使用 自动体外除颤器(AED)AED 是一种便携式医疗设备,可以自动分析心跳、呼吸停止患者的心电图,并在需要除颤(电击)时给予电击,是非专业医疗人员也可以利用其来抢救心源性猝死患者的医疗仪器。由于大多数成人突发非创伤性心搏骤停的原因是心室纤颤,电除颤是救治心室纤颤最为有效的方法,所以如果能够在发生心源性猝死后及时使用 AED,是有希望挽救生命的。

据了解,2015 年上海市红十字会就系统启动了试点设置 AED 项目。目前,上海市是我国公共场所设置自动体外除颤器数量最多的城市。但是,普通市民对于 AED 的安置位置、如何使用仍然了解不多。

其实 AED 的使用并不复杂,使用者可根据语音、屏幕提示来进行"傻瓜式"操作。使用时将 AED 放在患者的左侧,打开开关,根据提示将电极片贴在患者右胸上部(锁骨下方)和左乳外侧,然后将电极片插头插入 AED 主机,仪器会开始自动分析患者心律,一般需 5~15 秒。只有当患者处于室颤的情况下,AED 才会"建议除颤"。接收到这一提示后,确保其他人不与患者身体接触,按下电极键,即完成一次除颤。接着应继续进行心肺复苏。如果 AED 不认为可以除颤,那也要继续进行心肺复苏,直至专业急救人员到来。如果AED 一次除颤不成功,再连续做 5 组 30∶2 按压与人工呼吸后,再次行除颤。

(三) 医院心肺复苏术

心、肺、脑复苏术,一旦发现心脏停搏立即就地进行抢救,争取时间。一般分三期:① 现场抢救,建立有效的人工循环;② 进一步维持生命活动;③ 自动心搏恢复后的处理。

1. 第一期复苏 现场抢救,建立有效的人工循环,其主要措施包括开放气道、人工呼吸、人工胸外按压。

(1)开放气道 将患者置于仰卧位,撤去枕头,并使下肢抬高 20°左右,将一手置于患者额部加压使头后仰,另一只手托起下颌或抬举后颈部,使下颌前移而使舌根离开咽后壁,畅通气道。

(2)人工呼吸 开放气道后仍无有效自主呼吸,应立即进行口对口人工呼吸,用一块清洁纱布或手帕盖在患者的口鼻上,操作者一手托于颈后部,保持患者头部尽量后仰,另一手的拇指和示指捏住患者的鼻孔,深吸一口气后,将口紧贴于患者口上,用力吹气,直至见到患者胸廓膨起,然后放开鼻孔,则见胸壁下沉的被动呼气,如此反复进行,每分钟吹气 14~16 次。若患者牙关紧闭,口对口吹气有困难或效果欠佳时,改为口对鼻吹气,向鼻吹气时将患者口闭住,方法同上。

(3)闭胸心脏按压 患者置于水平位,仰卧于硬板床上或地下。操作者宜站在床旁的椅凳上或跪在患者身旁,用左手掌根置于患者胸骨下半部,与胸骨长轴平行,右手掌根在左手背上,双肘关节伸直,向下压迫,使胸骨下端下陷3～5 cm 为宜。按压后应放松,使胸廓回复原来形状,此时胸腔内压减小,当胸膜腔内压低于静脉压时,静脉血回流至心脏,心室得到充盈。如此反复,可建立有效的人工循环。手不离开原位,每次按压与放松的时间大致相等,按压次数成人一般为每分钟 60～80 次。心脏按压有效者可扪及颈动脉搏动或股动脉搏动,收缩期血压可达 80～100 mmHg(10.6～13.3 kPa)。注意按压不可用力过大,以免引起肋骨、胸骨骨折及内脏损伤。若闭胸心脏按压与口对口人工呼吸同时进行,则需每闭胸心脏按压 15 次,连续做人工呼吸 2 次。若操作由两人同时进行,则需每闭胸心脏按压 5 次,人工呼吸 1 次。如有胸廓或脊柱畸形、严重肺气肿、气胸、胸外伤、心肌撕裂、室壁瘤等,应考虑做开胸心脏按压。

2. 第二期复苏　进一步维持生命活动,恢复心肺自主活动。

(1) 进一步维持有效的换气　用气管插管或面罩吸入纯氧,加强通气。尽早气管插管或气管切开,可予人工球囊挤压,或人工呼吸机进行辅助呼吸。与此同时,仍需坚持人工胸外按压。

(2) 建立静脉通道和应用碱性药物　迅速建立静脉通道尤为重要,根据病情补给碱性药物、晶体溶液及胶体溶液。碱性药物首选 5‰碳酸氢钠,首剂可按 1 meq/kg 计算,以后根据血气分析及二氧化碳结合力的结果决定用量,如上述化验无法获得结果,则每 10 分钟可重复首次剂量的半量,连用 2～3次,总量不超过 300 mL。对高血钾或奎尼丁过量所致心脏停搏,则宜选用11.2%乳酸钠 1～1.5 meq/kg,可根据需要再继续补充。

(3) 心电图监测和抗心律失常药物应用　在建立了人工呼吸和循环的前提下,宜尽早记录心电图并连续监测,明确心脏停搏的性质,心律的变化及其对治疗的反应以指导治疗。

(4) 药物治疗　① 肾上腺素:0.5～1 mg 稀释到 10 mL 静脉推注,必要时可每隔 5 分钟重复给药。若未建立静脉通道之前,可经气管插管或心内注射给药。对室颤患者,药后可使细颤变为粗颤,有助于再次电除颤的成功,是目前公认的治疗心脏停搏的首选药物。② 利多卡因:首剂 50～100 mg,静脉推注,其后静脉滴注,按每分钟 1～4 mg 维持。若首剂注射后室性心律失常未能控制,则可每隔 5～10 分钟重复注射 50 mg,累积量可达 250～300 mg。为室性心律失常首选药物。③ 溴苄胺:5～10 mg/kg,缓慢静脉推注,必要时每隔10 分钟再静脉推注 1 次,维持量为每分钟 1～2 mg,静脉滴注。一般总量不超过30 mg/kg,主要用于对利多卡因或电复律无效的室速和室颤。④ 普鲁卡因胺:按每分钟20 mg,缓慢静脉推注,一般5～15分钟内给药量达100～300 mg后,改为每分钟1～4 mg,静脉滴注维持,总量不超过1 g。如QRS综合波增宽≥50%时,则停用。用于对上述药物无效的室颤。⑤ 苯妥英钠:一般用100 mg溶于20 mL注射用水中,缓慢静脉推注,必要时每隔5～10分钟重复应用,总量不超过300 mg。用于洋地黄中毒所致的严重室性心律失常。⑥ 氯化钾:常用量为1.5～3 g加入5%葡萄糖液500～1 000 mL中,静脉滴注。若严重缺钾引起的,可用较高浓度的氯化钾。用于严重缺钾、锑剂中毒、洋地黄过量和奎尼丁晕厥所致的室性快速性心律失常。⑦ 普萘洛尔:一般1 mg静脉推注,每隔5～10分钟重复1次,总量不超过5 mg。或3 mg加入5%葡萄糖液100 mL中,静脉滴注,15分钟滴完,但须密切观察。用于由内源性儿茶酚胺(如嗜铬细胞瘤)或外源性β-受体刺激过度所致的室性快速性心律失常。⑧ 阿托品:1 mg静脉推注,必要时每隔10分钟重复1次,总量不超过2 mg。用于窦性心动过缓、房室传导阻滞及心脏停搏。⑨ 异丙肾上腺素:0.5～1 mg加入5%葡萄糖液250 mL中,缓慢静脉滴注,以心率达60次/分或以上为度,用于阿托品无效不能立即起搏治疗时。对电-机分离和缓慢性心律失常所致的心脏停搏,使用本药有害无益。

(5)电击除颤及电起搏 室颤应用直流电非同步除颤复律,室速予直流电同步复律。鉴于心脏停搏大多数表现为室颤,一般主张心脏停搏可不必等待心电图结果而首先施行盲目除颤,有利于抢救患者生命。若已开胸心脏按压,则可采用胸内电击除颤。

电起搏用于高度或完全性房室传导阻滞、严重心动过缓。可应用人工心脏起搏器,一般采用经静脉起搏,但心脏停搏在迅速经静脉起搏有困难时为争取时间可采用皮肤电极及皮下心肌针起搏,或用具有较大电极板的心外起搏。

(6)增加心排血量和维持血压 ① 去甲肾上腺素:常用剂量为每分钟2～4 ng,静脉滴注,使收缩压维持在90～100 mmHg(12.0～13.3 kPa)。适用于周围阻力低的低血压或休克。多巴胺常用剂量为2～5 μg/(kg·min),静脉滴注,根据血压、尿量等反应再予调节剂量。② 多巴酚丁胺:常用剂量为2.5～10 μg/(kg·min),静脉滴注,剂量超过20 μg/(kg·min)时,可致心动过速和心律失常。③ 阿拉明:常用剂量为每分钟0.4 mg,静脉滴注。④ 钙剂常用10%氯化钙5 mL或者10%葡萄糖酸钙10～20 mL,静脉推注,洋地黄中毒禁忌使用。

3. 第三期复苏 心搏恢复后的处理。

(1) 治疗原发病 针对不同疾病采取相应治疗措施。

(2) 维持有效循环 ① 应用正性收缩能药物:如多巴胺、多巴酚丁胺等。若经常规治疗血流动力学仍不稳定,则做血流动力学监测,若心排血量和肺楔嵌压均低,则应补充血容量;若肺楔嵌压增高>18 mmHg(2.4 kPa)而心排血量尚能维持时,则应予利尿和(或)血管扩张药(如硝酸甘油静脉滴注);若心排血量降低伴周围阻力增高,则应选用扩血管药(如硝普钠或酚妥拉明);若心排血量降低伴肺楔嵌压增高,则用增强心肌收缩力的药物(如洋地黄、多巴酚丁胺)及血管扩张药。若经上述治疗无效,可采用主动脉内球囊反搏术。② 复苏后若有心功能不全,可适当应用正性肌力药物,如毛花苷 C(西地兰)、毒毛花苷等,按心力衰竭处理。③ 促进心、脑细胞代谢的药物,如肌苷、三磷腺苷、辅酶 A、细胞色素 C 等,可连续应用数周。

(3) 维持呼吸功能 ① 吸氧:一旦自主呼吸恢复改为鼻导管供氧,不宜长期高浓度正压供氧。如使用呼吸机,成人频率 18～20 次/分,呼吸比为 2:1,并根据血气分析结果随时调整。② 吸痰:经常排除喉头及气管内分泌物,保持呼吸道通畅。气管插管留置 48 小时以上者,宜及早施行气管切开术。③ 呼吸兴奋药:视病情可适当使用呼吸中枢兴奋药,如尼可刹米、洛贝林、回苏林、哌甲酯等,静脉推注、静脉滴注或肌内注射。

(4) 防治脑缺氧和脑水肿 ① 控制过度换气:将动脉血二氧化碳分压控制在 25～35 mmHg(3.3～4.7 kPa)、动脉血氧分压控制在 100 mmHg(13.3 kPa)以上,动脉血 pH 在 7.3～7.6 水平。② 降温:头部用冰帽,在体表大血管处如颈、腋下、腹股沟等置以冰袋,体温一般控制在 33℃,不要低于 31℃。一般为 2～5 天。③ 利尿脱水:在心跳恢复、血压平稳后,即应用甘露醇与呋塞米等。④ 激素:常规用地塞米松 5～10 mg,静脉推注,1 日 2～3 次,连用 2～3 天,有预防和治疗脑水肿作用。⑤ 镇静:宜适量应用地西泮 10～20 mg,苯巴比妥钠 0.1～0.2 g,苯妥英钠 0.25 g,分别或联合应用,肌内注射或静脉推注;或用 10% 水合氯醛 15～20 mL,保留灌肠。⑥ 维持水、电解质、酸碱平衡:一般在复苏后早期应用碱性药物,纠正高血钾或低血钾。

4. 复苏术后恢复期照护

(1) 患者应绝对卧床休息,头部宜抬高 30°,帮助患者变换体位,尽量少搬动,加强受压部位护理,防止坠积性肺炎及压疮的发生。

(2) 供给足够的营养及水分,宜流质、半流质、软食,少食多餐。

（3）密切观察大、小便变化，严格记录出入水量，如发生尿潴留，可采用针灸、按摩帮助患者排尿，必要时在无菌操作下导尿，对留置导尿管者要注意引流通畅，防止泌尿道感染。如大便秘结，可轻揉腹部，或冲服蜂蜜，或番泻叶3 g泡水代茶饮，或开塞露通便，必要时低压灌肠。

（4）注意室内空气流通，环境安静，注意保暖，床单被服清洁。

【预防】

（一）警惕增加心脏停搏的风险

1. **熬夜**　早睡、早起对于现代人似乎是一个难题，但经常熬夜是猝死诱因。熬夜会导致生物钟紊乱、交感神经过度兴奋，使心率加快，引发室性心动过速、心室纤颤（简称室颤），造成猝死。或者引起血压升高使得脑血管破裂。

2. **饮酒**　大量饮酒会引起急性心律失常和（或）传导阻滞，其中以房颤最常见，严重时就会发生猝死。

3. **吸烟**　美国心脏协会和美国心脏病学会联合发布的一份文件特别指出，对于发生过心脏停搏、伴有威胁生命的室性心律失常或有心脏性猝死风险的人，应予以戒烟干预。

4. **家人有猝死史**　有些心律失常为遗传性心律失常，因此对于有家族史的人而言，去医院接受遗传性疾病筛查很有必要。

5. **运动后喝含有咖啡的饮料**　对于有心脏病遗传史者而言，很多研究提醒，慎用有咖啡因的能量饮料以防猝死。比如一项针对遗传性心律失常疾病长 QT 综合征患者的研究发现，患者在饮用含咖啡因的能量饮料后会产生明显的血流动力学效应，2/3 的人血压急剧上升，还有 3 人出现危险的 QT 间期延长。值得注意的是，大多数长 QT 综合征患者在青少年期就出现症状，这意味着之前年龄更小时这些患者可能并不了解自己潜在的疾病风险。

6. **抗生素＋喝酒**　服用抗生素时，特别是头孢类、甲硝唑类，不能饮酒，以防出现双硫仑样反应，双硫仑样反应严重时会发生猝死。如 7 天内有饮酒史，应禁用头孢类抗生素；需用头孢类抗生素者，停药后禁酒时间不能少于 7 天。

7. **吃减肥药**　有美国研究指出，市场上很多减肥药中含有一定量的对心脏有毒性的去甲乌药碱，但在成分中却未提及。而这也使得很多人本想减肥，结果发生猝死，故减肥还是靠毅力通过锻炼和饮食控制更靠谱。

8. **玩电子游戏、玩股票、看足球比赛及愤怒生气**　这些事情引起的情绪波动较大,进而引发猝死,平和的心态才会有宁静的人生。

(二) 做好科学查体,要主动"排雷"

如今的医学诊断和治疗水平飞速提高,但我国每年仍有约 54.4 万人死于心源性猝死。若能做好科学查体,进而给予有针对性的干预和康复措施,能避免大部分猝死。

临床上,动脉硬化高危人群中不乏 20 岁左右的年轻人。建议在条件许可的情况下,可在 30 岁左右做一次全面的体格检查。首先,个性化、差异化的查体提供准确的早期预警,及早发现潜在的健康危险因素;其次,一个完整的影像资料对日后疾病的诊断也有着重要的参考价值。在导致猝死的原因中还存在一些先天性疾病。由于没有接受专业查体,平时也没有症状和不适,很多人往往在发病后才知晓。对于 30 岁以上者,查体时需检查心脏血管是否有畸形、先天发育是否有异常,以排除心肌病、先心病、瓣膜病,发现潜在的猝死风险。

十一、慢性阻塞性肺疾病

【概述】

慢性阻塞性肺疾病(COPD)简称慢阻肺,俗称"老慢支",是以持续性呼吸道症状和气流受限为特征的可预防和治疗的疾病。

中国成人肺部健康研究显示,我国慢阻肺患者人数约 1 亿人,20 岁及以上成人的慢阻肺患病率为 8.6%,40 岁以上人群则达到 13.7%,未来的慢阻肺防治形势严峻。

(一)吸烟是慢阻肺的主要危险因素

烟草烟雾中的多种成分可通过多种方式损伤肺。其中,慢阻肺是吸烟造成死亡的首要疾病,几乎所有慢阻肺患者都有长期大量吸烟史,少则十多年,多则四五十年。

吸烟可影响人体呼吸系统的防御功能。吸入的烟草烟雾不仅会干扰黏液纤毛运载系统,降低气道对黏液的清除能力,还会破坏上皮细胞屏障,促进局部的炎症反应。不仅如此,烟草烟雾中含有大量的活性氧,可损伤呼吸道和肺泡的上皮细胞。吸烟可造成蛋白酶抗蛋白酶失衡,会使肺脏弹力蛋白降解增加,进而破坏肺结构形成肺气肿。

(二)肺部功能检查和慢阻肺诊断

肺功能是诊断慢阻肺的金标准,而肺部影像检查也是明确咳嗽咳痰病因的重要手段。如果肺功能检查尚在正常范围内,未发现其他肺部疾病,也没有持续咳、痰、喘的症状,也不能大意。必须戒烟,并尽量避免接触危险因素、定期去医院随访、定期检查肺功能。如果肺部 CT 已提示有肺气肿和支气管炎的表现,除必须戒烟和尽量避免接触危险因素外,应该遵循医嘱予以积极治疗,定期去医生处就诊随访,以免延误疾病的最佳治疗时间。

慢阻肺的早期诊断、早期治疗与疾病的恶化和进展速度息息相关,越早治疗,患者的受益越大。因此,慢阻肺的诊断与治疗始终不晚。

【康复照顾】

(一) 戒烟

慢阻肺相关疾病的损害一旦出现,如果没有得到有效的治疗,并存在慢阻肺反复急性加重,会出现呼吸功能快速下降。随着慢阻肺病程的延长,吸烟对患者造成的损害越来越明显,不仅是对呼吸系统的损害,还对心脏的损害,吸烟者会出现心绞痛、心功能损害,发生心肌梗死的概率明显增高。这时患者咳嗽频发,胸闷、呼吸不畅更为明显,甚至会威胁生命。因此,慢阻肺的早期治疗非常关键。

戒烟是慢阻肺治疗中的重要一环。戒烟 20 分钟,人体的血压就会接近正常水平;戒烟 8~12 小时后,体内的一氧化碳会降至正常水平,气管不再痉挛,肺活量也会得到改善;戒烟 3 周后,肺功能会恢复 30% 以上,并持续提高。

2017 年慢阻肺全球倡议(GOLD 指南)明确指出,戒烟最能影响慢阻肺的自然病程。对于所有吸烟的慢阻肺患者而言,戒烟是关键的干预手段。可以说,戒烟是慢阻肺治疗中最重要的一环,是慢阻肺的治本之策。

(二) 运动

COPD 患者常因呼吸困难和骨骼肌功能障碍而减少活动,容易形成久坐不动的生活方式。运动训练是肺康复的基础,包括以下内容。

1. **上肢训练和下肢训练** 运动方式包括举重物、哑铃操、扔球、慢走、跑步、游泳、爬楼梯、平板运动、功率自行车等。下肢耐力训练是其主要内容。有氧运动是一项安全有效的措施,无论轻、中、重度 COPD 患者,定期进行上、下肢有氧运动训练是最重要的康复训练方法。有氧训练要注意科学性和特异性,其运动处方需考虑训练的强度、频率、持续时间和方式。运动训练也适合年龄较大和病情较重的患者。一项研究显示,对健康状况较差的年龄在 80 岁以上的 COPD 患者实施以运动训练为基础的综合康复方案 6 周后,患者肌力、步行速度及爬楼梯的能力明显提高。对有呼吸困难和慢性低氧血症的老年患者,应用助行器可减少肺通气需要和提高训练效率。运动训练虽不能从根本上解决呼吸功能障碍,但规律的有氧运动,能提高患者的自我保健能力和有效的活动能力,减轻心理障碍,最终改善生活质量。

2. 呼吸肌训练　呼吸肌包括肋肌和膈肌。常用的呼吸肌训练的方法如下。

(1) 缩唇呼吸　患者舒适体位,放松全身肌肉,闭嘴用鼻轻轻吸气,呼气时口唇缩小呈吹口哨状,慢慢将肺内气体轻轻吹出,每次呼气持续 4～6 秒。每日练习数次,每次 5～10 分钟,同时缩上腹部,呼气时缩唇程度由患者自行调整,甩手运动联合缩唇呼吸能够改善患者的肺功能指标和生活质量评分。

(2) 腹部呼吸　患者取坐位或仰卧位,左手放在胸前,右手放在上腹部,吸气时腹部膨隆,右手随之浮起,呼气时腹部塌陷,右手随之向胸、背部方向给以一定压力,帮助膈肌回复,整个呼吸过程左手几乎不动,循环往复,保持每一次呼吸的节奏一致。每日 2～3 次,每次 10～20 分钟。长期的腹式呼吸训练能够明显改善患者肺功能、呼吸困难评分。

(3) 全身呼吸体操　包括气功呼吸体操、瑜伽呼吸体操、六字诀呼吸操、经络锻炼呼吸操等。此类呼吸操更符合我国老年人养生理念,易于推广,长期坚持锻炼能够预防呼吸肌疲劳,调节情志,提高体力和运动耐力。

(三) 饮食

1. 营养不良也会增加慢阻肺罹患风险　慢阻肺是否会更青睐胖人呢? 这种说法目前没有充足证据。但是对于慢阻肺患者来说,营养不良也是可以加重病情、促进疾病进展的一个不容忽视的问题。对于消化功能下降的老人,若不注意营养补充,特别是维生素、蛋白质摄入不足造成营养不良,会进一步损害肺的防御和免疫功能,则更容易出现呼吸道感染,加重慢阻肺损害的进程。

2. 合理膳食　在日常饮食中,慢阻肺患者除了要注意避免高糖类饮食,还应适当增加蛋白质的摄取,建议多选择优质蛋白质,如牛奶、鸡蛋、瘦肉等。另外,蛋白质供给量可按每日 1.2～1.5 g/kg 体重计算,每日喝 1 杯牛奶、吃 1 个鸡蛋和 100～150 g 瘦肉,这样能有效促进机体修复。白菜、萝卜、番茄、黄瓜、茄子、菠菜等蔬菜中富含多种维生素,可提高机体的代谢能力、增进食欲、保护肺部及血管等组织功能。另外,苹果、香蕉、梨、橘子等新鲜水果能补充水分及电解质,有利于维持内环境稳定。慢阻肺患者的饮食一般不需要特别忌口,只要满足清淡、易消化、营养均衡的原则即可。

(四) 氧疗

慢阻肺患者应坚持家庭氧疗。

COPD 在我国 40 岁以上人群中的患病率达 8.2%,严重影响了患者的生活质量,尤其是重度和极重度的患者。

家庭氧疗被认为是影响 COPD 预后的重要因素。美国的一项研究证明,坚持长期氧疗的患者不仅生活质量有所改善,住院费用也因此减少;24 小时氧疗的存活率比夜间氧疗高出 32%。英国的实验结果显示,12~15 小时氧疗者存活率较无氧疗者高出 15%。长期氧疗是指 COPD 患者每日吸氧,并持续较长的时间,至少达 6 个月以上,每日至少吸氧 15 小时。长期氧疗的目的是纠正低氧血症、提高患者生存率、改善生活质量和精神状态、预防夜间低氧血症、改善睡眠质量、预防肺心病和右心衰竭的发生、减少医疗费用包括住院次数和住院天数。

那么,哪些 COPD 患者适合长期氧疗呢? 如果 COPD 患者在呼吸室内空气情况下,动脉血气分析出现以下情况时,就应进行长期家庭氧疗:① 动脉血氧分压低于 55 mmHg,或动脉血氧饱和度<88%;② 动脉血氧分压在 55~59 mmHg,并伴有红细胞增多、肺动脉高压或肺心病右心衰竭。

给氧的方法包括鼻导管、面罩等。同时注意氧流量或吸氧浓度,COPD 患者的吸氧流量要求在每分钟 1~2 L。

此外,还可通过无创呼吸机给氧。无创呼吸机是一种仅仅通过面罩链接就可以使用的呼吸机。近年来,无创呼吸机在睡眠呼吸暂停综合征患者群里使用得很普遍。这种呼吸机简单易用,容易维护,对于出现慢性呼吸衰竭的患者,用了无创呼吸机可以改善肺通气,排除二氧化碳。尤其是那些合并有睡眠呼吸暂停综合征的患者,晚上睡觉的时候可以戴上无创呼吸机,一方面改善缺氧状态,另一方面防止二氧化碳潴留,同时对改善心功能也有好处。很多患者夜间用了呼吸机以后,睡眠质量得到改善,白天精神好了许多,胃口也好,运动耐力也得到提高,从而减少急性发作住院治疗,改善生活质量,延长寿命。

(五) 改善室内环境助慢阻肺康复

据了解,室内"雾霾"常来自烹饪油烟、燃烧生物燃料、烧饭取暖及在室内吸烟产生的烟雾。烹饪产生的油烟会促进小气道产生炎症,增加慢阻肺的发病风险。而高温产生油烟中还包含致癌因子,也会提高肺癌发病率。专家调查数据显示,使用生物燃料烹饪会产生 PM2.5、PM10 颗粒、CO、NO_2、SO_2、多环有机物,其导致的慢阻肺发病率是使用液化气烹饪人群慢阻肺发病率的 2 倍。

第一,空调。空调的作用在于微调室内空气,但不能使室内外温差太大。冬季不宜开得过高,一般设定在 20℃左右。夏季不宜设定过低,高温天气把空调设定在 30℃左右,有些微微凉意即可。空调还有除湿功能,遇到黄梅天,天气湿热可以用空调来除湿。此外,空调的风口最好对着墙面,不能对着人直吹,风量也宜小不宜大。空调里面有过滤装置,平时需要定时清洗。

第二,空气净化器。现在市场上空气净化器很多,大多数都可以有效地净化空气,除了去除雾霾,春季还可以过滤掉花粉等过敏原。一般说来,轻度污染的天气,可以先在一间屋子里开窗换空气,然后关窗打开净化器,用较大风量来净化空气。各个房间可以交替进行。目前的空气净化器大部分是通过滤芯过滤空气的,一定要注意滤芯的使用时间,到了时间一定得换新的滤芯。

(六) 雾霾天自我防范

(1) 特别要避免晨练等户外活动,避开每日 6~8 时和 20~22 时的污染高峰期。

(2) 出行最好戴上口罩、纱巾,减少颗粒物的吸入。

(3) 外出回家后,应该及时清洗面部及鼻腔,做好个人卫生防护工作。

(4) 抵抗力较弱的人群尽量待在室内,避免到人多拥挤的公共场所去。

(5) 关注气候变化,及时增添衣服,注意保暖。

(6) 应合理开窗通风,但要尽量避开早晚雾气浓重的时间段。

(7) 不妨选择品质好的空气净化器。

(8) 合理通风换气,须注意在室外温度低的情况下不要长时间通风换气。

(9) 开车者遇到大雾天气、拥堵路段等应关闭车窗,开启内循环方式,避免过多污染气体进入。

(10) 保持科学的生活规律,避免过度劳累。

(11) 在饮食上要清淡,少吃刺激性食物,并多饮水,多吃新鲜蔬菜水果,如梨、柿子、百合、萝卜、荸荠等润肺食品。

(七) 调节免疫功能

COPD 患者的病情急性加重多由机体抵抗力下降、病原微生物感染所致。COPD 患者免疫功能低于正常人,且随病情发展呈下降趋势。因此提高机体免疫功能对预防急性感染至关重要。患者可接种针对呼吸道常见致病菌的疫苗,如肺炎球菌疫苗、流感疫苗等;也可以使用免疫调节剂,如卡介苗多糖核酸、免疫球蛋白等。患者在缓解期还可以根据体质特点，适当服用中药补虚理瘀，清肺化痰。

（八）用药

1. 长期、规律用药　慢阻肺是一种常见的慢性病。对于慢性病的治疗，应当遵循长期规范用药的原则。就像防治高血压和糖尿病那样，坚持用药、定期检查，防止病情反复。慢阻肺患者每一次急性加重，都会引起肺功能的下降。支气管扩张药物是慢阻肺治疗的基石，一些患者还需要加用吸入性糖皮质激素，从而更好地改善症状和控制急性加重的风险。但是，部分患者在药物治疗时可能存在以下两个误区。

（1）服药不规律　一些患者认为症状得到了控制、气流受限的症状得到了一些缓解就自行停药，这是不对的。对于慢性病的治疗，只有长期、规范地用药才能取得稳定的效果。即使需要对药物进行调整，也应该到医院，由医生根据具体病情进行药物选择或者剂量的改变，切不可自行停药。

（2）对激素理解不当　有些患者认为激素不良反应太大，从而排斥使用吸入性糖皮质激素。其实不然，治疗慢阻肺的激素是吸入性的，直接作用在气道上，全身不良反应小，安全性高，可以长期使用。少数患者通过一些非正规渠道购买到所谓"能根治"慢阻肺的药品或保健品，如果服药后效果很好，反而应该警惕其中是否可能含有口服的激素类药物。激素的不科学使用对疾病的控制有害无益。

2. 正确使用药物吸入装置　慢阻肺长期治疗的药物多是通过吸入给药的方式直接到达肺部，所以吸入装置的正确使用对疾病的控制至关重要。

常见的吸入性药物包括布地奈德福莫特罗粉吸入剂、沙美特罗替卡松粉吸入剂、噻托溴铵粉雾剂。由于药品性质差异，生产厂家不同，各种吸入装置的使用方法也存在一些差异。所以，建议患者首次使用吸入性装置时，应当寻求医生或药师的用药教育，以确保对吸入装置的正确使用和药物最大限度的吸收利用。

目前，很多医院的药物咨询处、药学门诊、呼吸科诊室都有视频资料或宣传手册供患者查阅。

（九）慢阻肺急性加重及时诊治

慢阻肺急性加重时应对病情再次进行评估，包括病情加重或新症状持续的时间、以前恶化次数、共存疾病、稳定期治疗方案、既往应用机械通气的情况。观察是否有辅助呼吸肌参与呼吸、有无胸壁矛盾运动、有无发绀或原有发绀加重,以及有无外周水肿、精神状态恶化。急性加重期的治疗包括控制性氧疗、短效支气管扩张药,适当增加吸入支气管扩张药的剂量和(或)频率,或两药联用,或使用贮雾罐或气动雾化器。静脉茶碱制剂作为二线治疗,仅当患者对短效支气管扩张药反应不佳时使用。另外,急性加重时抗生素使用指征包括以下三点:① 出现呼吸困难加重、痰量增加、痰变脓性的症状;② 具有上述两个症状,其中之一为痰变脓性;③ 需要无创或有创机械通气。一般来说,抗生素的治疗疗程为 5~10 天,类型根据当地细菌耐药情况选择。另外,长期规律地吸入激素适用于重度或极重度慢阻肺患者,以及病情反复恶化、长效支气管扩张药不能很好控制病情的患者。这些患者长期规律吸入激素能改善症状和肺功能,减少急性发作次数。对于急性加重期的患者,则建议全身使用激素,可尽快改善患者的症状、缩短住院天数,并预防之后的肺功能恶化。长期口服激素有明显的不良反应,不建议稳定期的慢阻肺患者使用该治疗方式。

(十) 随访检查

1. 常查肺功能

(1) 何谓肺功能检查　肺功能检查是通过专门的医疗设备来检测人体呼吸时呼吸道产生的气流速度、气流量、压力及气体弥散等,从而了解呼吸功能是否正常的检查技术,它是一种物理检查方法,对身体无任何损伤、无痛苦和不适,并且操作方便,完成一次常规的肺功电检查只需 3~5 分钟。与胸 X 片、CT 检查相比,肺功能检查更侧重于了解肺部的功能性变化,是呼吸系统疾病的重要检查手段。肺功能检查项目较多,包括肺容量测定,肺通气功能测定,通气、血流在肺内分布及通气/血流比率测定,气体弥散肺顺应性、气道阻力、小气道功能等的测定,及运动试验、动脉血气分析等。

(2) 肺功能检查的意义　肺功能检查可对呼吸生理功能状况做出质与量的评估,明确肺功能障碍的程度与类型,观察肺功能损害的可复性,其临床意义有:① 早期检出肺、呼吸道病变;② 鉴别呼吸困难的原因,判断气道阻塞的部位;③ 评估肺部疾病的病情严重程度;④ 评估外科手术耐受力及术后发生并发症的可能性;⑤ 健康体检、劳动强度和耐受力的评估;⑥ 危重患者的监护等。

(3) 肺通气障碍与常见病　① 阻塞性通气功能障碍是指气道阻塞或狭窄

而引起的气体流量下降。常见于气道肿瘤支气管哮喘、慢性阻塞性肺疾病、闭塞性细支气管炎、肺气肿或肺大疱、支气管扩张、弥漫性细支气管炎等。② 限制性通气功能障碍是指肺体积受限引起的肺容量减少不伴随气体流量的下降。常见于肺间质性疾病、肺内占位性病变与肺切除、肺部炎性病变、胸腔积液、胸膜疾病、胸壁疾病、胸廓病变,其他如肥胖、腹水、妊娠、神经肌肉疾病等。③ 混合性通气功能障碍是同时存在阻塞性和限制性的通气功能异常。常见于慢性肉芽肿疾病、肺囊性纤维化、支气管扩张、矽肺、尘肺,以及不同种类的呼吸系统疾病合并有气道疾病等。

对于已经确诊的慢阻肺患者,需要每半年监测 1 次肺功能,以了解病情的进展情况,及时调整治疗方案。

2. **血气分析** 动脉血氧分压(P_aO_2)<7.3 kPa(55 mmHg)或动脉血氧饱和度(S_aO_2)<0.88 的 COPD 患者需要长期吸氧。正确的家庭氧疗方式为低流量吸氧(1.0～2.0 L/分),吸氧持续时间>15 小时/天。

3. **慢性缺氧自测** 一般情况下,空气中的含氧量为 21%,人们可以正常呼吸。不过,当人体处在氧气浓度不足 18% 的环境下就可能出现缺氧的表现。下降至 10% 以下,人们就会因缺氧而死(表 2-4、表 2-5)。

表 2-4 缺氧症状与氧气浓度的关系

氧气溶度	缺 氧 症 状
16%	脉搏加快、头痛恶心、反胃、集中力下降
12%	浑身无力、目眩、反胃、体温上升
10%	面色苍白、意识混乱、呕吐、青色症(皮肤发青)
8%	昏睡
6%	痉挛、呼吸停止

表 2-5 慢性缺氧自测表

(1) 晨起后精神差、打哈欠、整天感觉疲倦、无力。
(2) 记忆力变差、注意力不能集中、工作能力下降。
(3) 患阿尔茨海默病。
(4) 失眠。
(5) 经常头晕、心慌、胸闷、憋气。
(6) 高血压、糖尿病药物控制不好。
(7) 面色灰暗、眼睑或肢体水肿。
(8) 食欲变差、经常便秘、胃炎或胃溃疡。

（续表）

（9）情绪不稳、易烦躁、发脾气、易感冒。 （10）腰腿酸痛或不适、容易抽筋、关节痛。 （11）容易口腔溃烂、咽喉发炎、牙龈出血。 （12）容易头痒、头皮屑多、皮肤苍白或发绀、伤口不易愈合。

每一项目中有多种症状时，仅有 1～2 种症状为 0.5 分，多于 2 种症状为 1 分。

1～4 分指体内含氧量有不足的现象；5～8 分指体内已有轻度的缺氧表现；9 分以上指可能患有一定程度的缺氧症候。

值得注意的是，《慢性缺氧自测表》中的 12 项代表着不同器官缺氧的症状。第 1～4 项为神经系统，第 5 项为呼吸系统；第 6 项为循环系统；第 7 项为肝肾；第 8 项为胃肠；第 9 项为内分泌；第 10 项为肌肉关节；第 11、12 项为皮肤黏膜。

那么，在日常生活中要如何正确补氧呢？ 首先，可通过食物补氧。改善肺功能提高血红蛋白的食物都可帮助补氧。此外，富含 SOD 的食物中有清除氧自由基的成分，也能防止细胞免受伤害，影响氧的代谢。如含维生素 C、维生素 E、β-胡萝卜素的食物具有清除氧自由基的作用，含锌的食物有益于 SOD 的生成，食用这类食品都能达到间接补氧的作用。其次，太极拳、补氧操等科学的有氧运动也能补氧。若出现缺氧症状，可根据病情选择合理的氧疗方式来科学补氧，如家庭氧疗、高压氧治疗等。

【预防】

（一）改变不良生活习惯

COPD 的诱因是吸烟、寒冷、空气污染等，尤其是长期吸烟会大大增加 COPD 的发病率。因此改变不良生活习惯是预防 COPD 的非常重要的关键因素。目前认为吸烟指数超过 15 年以上的吸烟者是 COPD 患病高危人群，如果合并咳嗽、咳痰和呼吸困难等症状，需要行肺功能检查明确有无慢阻肺。很多烟民不把咳嗽、咳痰、活动后气短等症状当回事，以为是吸烟的伴随表现，直到呼吸困难影响到正常生活时，才想到去医院就医，而这时候可能已经发展为中重度。

（二）预防慢阻肺急性加重，坚持长期治疗是关键

COPD 是个慢性疾病，如同糖尿病、高血压一样，需要长期、持续地治疗。

医务人员提示，COPD 治疗就像是在跑"马拉松"，唯有坚持长期治疗才能稳定病情，如果患者中途放弃导致病情反复或急性加重，都会使之前的治疗成果付之一炬。

第一，COPD 患者要坚持配合医生进行长期规范化的治疗，正确掌握吸入药物装置的使用方法，且每天定时、定量使用药物，切忌擅自停减药。第二，配合做好非药物治疗，医生会根据患者的实际情况、个体化差异和病情的严重程度选择相应的治疗方案，包括运动锻炼、均衡饮食、接种流感疫苗或肺炎链球菌疫苗、接受氧疗、介入治疗或外科手术。

目前，国际上将慢阻肺患者根据病情严重程度分为 A、B、C、D 四组，程度最轻的为 A 组，最严重的则为 D 组。对于 D 组的患者而言，其肺功能已处于中度及以上程度的减退，每年会发作 2 次或以上。不过，患者仍通过规范的治疗来改善症状，减少发作次数，恢复正常的生活。

十二、阻塞性睡眠呼吸暂停低通气综合征

【概述】

阻塞性睡眠呼吸暂停低通气综合征(OSAHS)是一个极为常见的睡眠呼吸疾病,人类对这个疾病认识的历史很短,因为它发生在人们很难感知的睡眠过程中,不易被发现,特别是不易为患者本人发现。很多人还误把睡眠中的响亮鼾声视作睡眠质量好的标志,以至于患病很久也不去就医,甚至因 OSAHS 发生睡眠猝死。同时 OSAHS 还是一个极易发生合并症、对身体多个系统都会造成损害的疾病,是一个名副其实的全身性疾病。因此,认识 OSAHS 对身体危害的广泛性和严重性,对引起全社会对 OSAHS 的重视、提高医生对 OSAHS 的诊断意识、保障患者健康和生命质量都具有重要的意义。

(一) OSAHS 相关术语的定义

1. **睡眠呼吸暂停(SA)** 睡眠过程中口鼻呼吸气流消失或明显减弱,较基线幅度下降≥90%且持续时间≥10 秒。

2. **阻塞型睡眠呼吸暂停(OSA)** 睡眠过程中口鼻气流消失,胸腹呼吸仍然存在,系上气道塌陷阻塞而出现的呼吸暂停和低通气。

3. **中枢型睡眠呼吸暂停(CSA)** 口鼻气流与胸腹呼吸同时消失。

4. **混合型睡眠呼吸暂停(MSA)** 在 1 次呼吸暂停过程中,先出现中枢型呼吸暂停,后出现阻塞型呼吸暂停。

5. **低通气(hypopnea)** 睡眠过程中口鼻气流较基线水平降低≥30%并持续时间≥10 秒,同时伴氧饱和度较事件前基础值降低≥3%,或发生事件时伴觉醒。

6. **呼吸事件相关觉醒反应** 睡眠过程中由于呼吸事件导致的觉醒,可以是较长的清醒而使睡眠总时间缩短,也可以是频繁而短暂的觉醒。

7. **觉醒(arousal)** 睡眠过程中突然出现持续至少 3 秒的脑电频率改变,包括 x、0 和(或)>16 Hz 的脑电波(但不包括睡眠梭形波),并且此前存在至少 10

秒的稳定睡眠。R 期的觉醒要求同时存在持续至少 1 秒下颌肌电波幅增加。

8. **呼吸努力相关性觉醒(RERA)** 一段持续≥10 秒、呼吸努力增加或鼻压力气流吸气波形扁平的呼吸,并由此导致从睡眠中觉醒,而这段呼吸又不满足呼吸暂停或低通气的标准。

9. **呼吸暂停低通气指数(AHI)** 平均每 1 小时睡眠时间内呼吸暂停与低通气次数之和。

10. **呼吸紊乱指数(RDI)** 平均每 1 小时睡眠时间内呼吸暂停、低通气和RERA 事件次数之和。

OSAHS 每夜 7 小时睡眠过程中呼吸暂停及低通气反复发作 30 次以上,或 AHI≥5 次/小时,若判读 RERA 则以 RDI 为准呼吸暂停和低通气事件以阻塞型为主,伴打鼾、睡眠呼吸暂停、白天嗜睡等症状。

(二) 引起 OSAHS 的原因

1. **身体肥胖** 肥胖是引起打鼾的最重要原因。由于肥胖者的气道通常比正常人要狭窄,在晚上睡眠时神经兴奋性下降,肌肉松弛,使上气道塌陷、狭窄,当气流通过狭窄部位时,会产生涡流并引起震动,阵阵鼾声也就产生了。

2. **上呼吸道狭窄** 尽管有的人体形并不胖,但可能他的局部太胖了,比如扁桃体、软腭和舌体肥大咽喉黏膜松弛、舌后坠等;或者上气道局部发育异常导致狭窄,如鼻中隔偏曲可引起鼻部狭窄,小颌畸形可成呼吸时气流受阻造成堵塞,还有喉部病变如双侧声带麻痹造成喉腔狭窄,这些狭窄和阻塞在夜间睡眠时都会引起打呼噜,甚至憋气、呼吸暂停。

3. **内分泌失常** 由于体内某些激素分泌异常,导致咽喉黏膜肿胀,导致上气道的狭窄阻塞,也可引起打鼾,如甲状腺功能低下。

(三) OSAHS 导致多种疾病发生

1. OSAHS **与脑血管疾病** 脑卒中是一个致死致残率很高的疾病,OSAHS 显著增加脑卒中的发生率。大规模流行病学研究显示,睡眠呼吸暂停次数与缺血性脑卒中的发病密切相关,OSAHS 人群发生脑卒中的概率是对照组的 4.33 倍,死亡率是对照组的 1.98 倍,且增加已有 0SAHS 的严重程度。

2. OSAHS **与心血管疾病** OSAHS 对心血管系统的损害及严重程度已经得到国内外呼吸和心血管领域的普遍认可和关注。OSAHS 对心血管系统的损害涉及高血压、肺动脉高压、冠状动脉粥样硬化性心脏病(冠心病)、心律失常和心力衰竭等多个方面。国内数据显示,我国 OSAHS 患者高血压患病率为 49.3%。顽固性高血压患者中 OSAHS 患者高达 83%,这部分患者治疗 OSAHS 对降低血压有肯定的效果。中华医学会心血管病学分会与呼吸病学分会睡眠学组在 2010 年发布的我国《睡眠呼吸暂停与心血管疾病的专家共识》,中国医师协会高血压专业委员会与中华呼吸病学分会睡眠呼吸障碍学组于 2012 年联合发布的《阻塞性睡眠呼吸暂停与高血压的专家共识》对指导我国睡眠呼吸暂停与心血管疾病患者的防治起到了很好的作用。

3. OSAHS 与其他呼吸系统疾病 OSAHS 与 COPD 均为常见的呼吸疾病,两者并存率很高,被称为"重叠综合征"。OSAHS 患者中 22% 伴有 COPD,COPD 患者中 29%~40% 患 OSAHS。重叠综合征与任何单一疾病比较,其夜间低氧、日间低氧及高碳酸血症都更严重,更易发生肺动脉高压并导致死亡率增加。单纯 COPD 的日间高碳酸血症发生率为 8%,单纯睡眠呼吸暂停为 11%。重叠综合征日间高碳酸血症发生率为 27%,而夜间低氧血症近 50%。单纯呼吸暂停患者肺动脉高压发生率为 12%~20%,而重叠综合征为 75%。重叠综合征会加重机体的系统性炎症,进而加重冠状动脉硬化,导致心血管合并症与死亡率的增加。

4. OSAHS 与哮喘相互影响 研究表明 OSAHS 患者哮喘患病率为 35.1%。哮喘患者 37% 伴习惯性打鼾,40% 具有高度 OSAHS 的可能,OSAHS 发生率与哮喘的严重程度相关。慢性咳嗽调查发现,患者中 44% 患有呼吸暂停,93% 患者治疗呼吸暂停后咳嗽严重程度减轻。由于 OSAHS 会导致机体的凝血机制紊乱和血管内皮损伤,因此患者肺栓塞发生的可能性增加。目前该方面的研究还很少,但已经引起了临床关注。

5. OSAHS 对消化系统的损害以胃食管反流最为突出 OSAHS 人群的胃食管反流症状发生率为 50%~76%,24 小时食管 pH 监测显示,53.4% 的反流事件与睡眠呼吸暂停和低氧相关。持续气道正压通气治疗 OSAHS 后反流事件明显减少;药物治疗胃食管反流呼吸暂停事件明确减少,睡眠结构紊乱好转。

6. OSAHS 还可引发低氧性肝损害 OSAHS 人群肝脏氨基转移酶水平升高,病理学检查发现肝脏组织存在炎症反应,且炎性因子、脂质过氧化物水平升高。

7. OSAHS 与糖代谢异常 OSAHS 对糖代谢的影响集中表现为胰岛素抵抗、糖尿病,流行病学调查显示 OSAHS 与糖代谢紊乱及糖尿病密切相关,两者有很高的共患率,特别是肥胖人群。OSAHS 患者中糖尿病患病率>40%,

而糖尿病患者中 OSAHS 患病率可达 23% 以上。对 OSAHS 人群的研究表明患者空腹血糖增高、胰岛素抵抗和糖尿病发生率远高于健康人群。睡眠呼吸次数和睡眠最低血氧饱和度与胰岛素抵抗独立相关。呼吸暂停和胰岛素抵抗的关联也存在于非肥胖患者，说明 OSAHS 对糖代谢的影响独立于肥胖。3 个月的持续气道正压通气（CPAP）治疗可提高胰岛素敏感性，非肥胖 OSAHS 患者疗效优于肥胖者。治疗不但可改善胰岛素敏感性，还有助于控制血糖和降低糖化血红蛋白，这些都可以反证 OSAHS 影响糖代谢。

8. OSAHS 与脂代谢异常　血脂异常在 OSAHS 人群中普遍存在，研究证实 OSAHS 患者的高血脂与呼吸暂停低通气指数（AHI）、呼吸暂停持续时间、夜间动脉血氧饱和度（S_aO_2）降低程度和持续时间有关，且随 OSAHS 程度的加重而改变。总胆固醇（TC）、低密度脂蛋白（LDL）、载脂蛋白 B 与体质指数（BMI）、AHI 呈正相关，载脂蛋白 A 与 BMI、AHI 呈负相关，高密度脂蛋白（CHDL）与 BMI 呈负相关，说明 OSAHIS 与肥胖共同影响了血脂代谢。OSAHS 患者存在 HDL 和氧化 LDL 功能异常，OSAHS 患者 HDL 保护 LDL 不被氧化的能力减低，这种减低与 OSAHS 和氧化应激的严重程度相关。OSAHS 还可调整和修饰体内 LDL 和胆固醇为过氧化形式，成为动脉粥样硬化斑块的重要成分。

9. OSAHS 的其他损害　实际上 OSAHS 危害远不止上述这些，日间症状和患者健康状态不同程度影响生活和工作质量。患者的日间嗜睡会导致严重的生产和交通事故。OSAHS 还对泌尿生殖、内分泌、神经、血液等系统多方面造成影响。由于患者红细胞增多和血小板功能改变，发生凝血机制异常，在动脉粥样硬化和栓塞性疾病中起重要作用。OSAHS 对患者性与生殖功能的损害，影响正常的生活质量甚至人类的繁衍。最近还发现部分患者发生青光眼、视神经病变和视野缺失等眼部疾患。随着研究的深入和认识的提高，相信一些不被认识的损害还会不断地被揭示和认识。然而 OSAHS 作为一个系统性损害疾病的概念是不会改变的，需要患者、医生和社会给予这个疾病更多的重视和及时采取有效的诊治措施，共同保障 OSAHS 患者的生活与生命质量。

【康复照护】

（一）改变生活习惯

（1）老年人尤其是肥胖者，咽喉部肌肉松弛，舌后坠或软腭向鼻咽口下移时,可引起上气道的堵塞,呼吸气流暂停,故应增加运动,控制饮食,多吃蔬菜,以达到减肥目的。

(2) 养成侧卧睡眠习惯,不适合气道狭窄加重者。睡前必须避免饮酒和服用镇静、安眠药。

(3) 嗜睡明显者不宜骑车或开汽车。

(4) 治疗与本病有关的疾病,包括肥胖者减肥、甲状腺功能减退者补充甲状腺素,相关治疗后睡眠呼吸暂停可完全消失。

(5) 持续气道正压通气治疗,可使下坠的咽肌撑开,阻止气道塌陷,减少呼吸暂停次数,甚至打鼾完全消失,呼吸暂停消失,血氧饱和度改善。此法对阻塞性或中枢性睡眠呼吸暂停均有用。

(二) 用药

(1) 增加上气道开放的药物。如鼻阻塞的患者,鼻腔喷雾血管收缩药对减轻阻塞症状有效。

(2) 呼吸刺激药如甲羟孕酮,一般用 20 mg,1 日 3 次,对睡眠呼吸暂停有效。

(3) 三环类抗抑郁药可减少呼吸暂停次数。但药物治疗的疗效尚有争论。

(三) 知情选择治疗方案

1. 非手术治疗可使多数患者受益

(1) 行为矫治 轻中度 OSAHS 患者可通过改变生活习惯、减肥等措施达到治疗目的,部分患者经行为矫治后,症状可明显缓解。具体措施包括:避免过度劳累;侧卧位睡眠,垫高床头,调整枕头高度;戒烟忌酒,以及减肥等。

(2) 呼吸机治疗 行为矫治无效的患者及中、重度鼾症患者,可采用呼吸机治疗。该方法无明显并发症,效果较好,但患者每周至少佩戴 5 天,每天晚上至少佩戴 6 小时。如果能接受并坚持呼吸机治疗,90% 以上的患者均能取得较好的疗效,无须手术。

(3) 口器治疗 适用于轻中度、存在舌根后坠的鼾症患者。口器是口腔科医生根据患者的口腔形态制作的使患者下颌前移的装置,睡觉时戴在口中,固定在牙床上,以矫正患者口形,恢复患者口腔内部舌、悬雍垂、软腭等器官的正确位置和形态,保障呼吸道的畅通,从而达到减少打鼾和憋气。

2. 60岁以下重度打鼾者可考虑手术治疗 不愿意或无法长期坚持使用呼吸机的重度阻塞性呼吸暂停综合征患者可考虑手术治疗。通常年龄超过60岁的患者不建议进行手术治疗。一般来说,只要适应证选择恰当、术前评估准确、手术技术娴熟、围术期处理到位,多数患者可以通过Ⅰ期或分期手术取得良好的疗效。

3. 选对术式,才能获得好疗效 想要取得好的手术效果,医生在术前需对患者的上气道狭窄情况进行全面评估,并根据上气道阻塞平面选择相应的手术方法。常见手术方式如下:

(1)扁桃体、腺样体切除术 适用于因扁桃体、腺样体增生肥大所致的阻塞性睡眠呼吸暂停综合征的治疗。

(2)鼻中隔成形、鼻息肉及鼻甲切除术 适用于鼻中隔偏曲、鼻甲肥大和鼻息肉造成的上气道阻塞。不过,由于鼻阻塞往往不是重度阻塞性睡眠呼吸暂停综合征的主要致病因素,故这些手术多作为辅助治疗手段应用。

(3)悬雍垂腭咽成形术(UPPP) 多用于软腭过长及扁桃体肥大的患者,是目前治疗打鼾及睡眠呼吸暂停最常用的手术方法。该手术对单纯腭咽部阻塞的患者疗效较好,但对同时存在腭咽及下咽多部位阻塞的患者疗效欠佳。

(4)低温等离子射频减容手术 可用于鼻腔、咽腔及舌根部位狭窄的患者,具有创伤小、准确可控、出血少、术后疼痛轻、恢复快等优点。

(5)正颌外科手术 通过各种头面部截骨手术,达到改变舌根、舌骨等上气道相关结构的位置,最大限度扩大上气道的目的。比如,颏舌肌前移、舌骨悬吊术旨在充分前移舌根部,适用于下咽水平的气道阻塞;双颌前移术可同时前移上、下颌骨,带动软组织前移,充分扩大整个上气道,适用于伴有颌面畸形的重度阻塞性睡眠呼吸暂停患者。

【预防】

严重的老年睡眠呼吸暂停综合征可致猝死,为预防猝死,具有手术指征、又无禁忌证的患者可做悬雍垂腭咽成形术,切除肥大的扁桃体和过长的悬雍垂,以及做鼻中隔修改手术等。气管切开造口对严重致死性低氧血症及心律失常者是救命性措施。

十三、胃食管反流病

【概述】

胃食管反流病（GERD），是一种常见的消化系统疾病，是指由于胃内容物反流入食管而引起不适症状和并发症的一种疾病，近年来该病在我国的发病率呈快速上升的趋势。

GERD 的典型症状为反酸、胃灼热，还有一些合并非典型症状，如胸痛、上腹痛、上腹烧灼感、嗳气，同时还可伴随食管外症状，如哮喘、喉痉挛、慢性咳嗽、咽部异物感和声音嘶哑等，是消化科常见的慢性疾病。

（一）有几类人要当心胃食管反流病

形体肥胖的人，在生活中长期饮用咖啡、浓茶的人，喜欢大鱼大肉、巧克力，平时喝酒、抽烟的人，以及常年熬夜生活不规律的人易发生胃食管反流病；另外它也很"青睐"情绪焦虑的人。

老年人胃食管反流病的特点：

（1）老年人食管括约肌压力低于中青年人。

（2）老年人因心脑血管及肺部疾病而常用某些药物，如 α 受体阻断药、β 受体兴奋药、抗胆碱能药物、钙拮抗药、硝酸盐类、左旋多巴、止痛药、茶碱类药物等，可降低下食管括约肌压力。

（3）老年人胃食管反流病常伴有食管裂孔疝，破坏了食管结合部的正常解剖关系，造成了下食管括约肌移位、His 角及膈食管韧带对下食管括约肌的外压作用减弱，以致下食管括约肌松弛。

（4）食管内反流物的清除有赖于食管蠕动、唾液重力、唾液对反流物稀释与中和作用，但老年人食管蠕动减弱，蠕动幅度下降，无推动的自发性收缩增加以及唾液分泌明显减少，从而增加了食管黏膜在反流物中的暴露时间。

（二）怀疑胃食管反流做什么检查

1. 食管吞钡 X 线检查　可显示下段食管黏膜皱襞增粗、不光滑，有时还可显示食管裂孔疝。

2. 内镜检查　可以确定胃食管反流的病变程度，病理活检可明确病变性质。

3. 24 小时食管 pH 监测　是目前检查胃食管反流的常用方法。将 pH 电极放置于下段食管，以了解昼夜胃食管反流的情况。注意检查前 3 日需停用抑酸药、促动力药。对服用质子泵抑制药者，需停药 1 周。检查过程中，需避免 pH 电极发生移位而出现假阳性或假阴性。

4. 食管测压　可显示下食管括约肌压力低下、一过性下食管括约肌松弛、食管蠕动收缩波幅低下等，这些是胃食管反流的病理基础。

根据 Savary-Miller 分级标准，胃食管反流的炎症病变可分为 4 级：

Ⅰ级：未融合性病变，但未弥漫或环周，轻度炎症，为单个或几个非融合病变，表现为红斑或浅表糜烂。内镜见食管下段黏膜较正常稍红，活检显微镜下食管上皮基底膜增生，表面细胞有脱落。

Ⅱ级：炎症较重，但无溃疡，内镜见黏膜明显发红，组织学可见血管化的上皮及其出血的小灶。

Ⅲ级：病变弥漫环周，有糜烂但已狭窄，表面上皮继续脱落，发生表面溃疡（Ⅲa），溃疡广泛并融合（Ⅲb），内镜很易确认。

Ⅳ级：成慢性病变，表现为溃疡、食管狭窄、食管缩短及 Barrett 食管，食管狭窄、溃疡的深入发展累及食管周围组织及淋巴结，导致食管壁增厚及水肿，在间歇期中发生食管瘢痕及纤维化收缩，造成食管狭窄，狭窄部常位于食管胃结合部上方 3～5 cm 处，也可使食管短缩，使食管胃结合部提升入纵隔内。

【康复照护】

（一）饮食

1. 营养原则　高脂饮食、酸辣食物、咖啡、巧克力以及过饱饮食可加重胃食管反流症状，应尽量避免。应遵循中国居民膳食指南的营养原则：① 食物多样，谷物为主；② 多吃蔬菜、水果和薯类；③ 每天吃奶类、豆类或其制品；④ 经常吃适量鱼、禽、蛋、瘦肉，少吃肥肉和荤油；⑤ 食量与体力活动要平衡，保持适宜体重;⑥ 吃清淡少盐的膳食。

2. 均衡合理饮食,避免肥胖　过度肥胖可导致腹压增高、抗反流屏障功能减弱、食管压力梯度变大、食管下端括约肌一过性松弛、食管廓清能力降低、胃排空延缓以及食管裂孔疝增多。

3. 戒烟限酒　乙醇可引起食管、胃黏膜损伤。吸烟及过量饮酒均可加重胃食管反流。

4. 哪些食物会引起胃灼热的症状　当进食过快或过多时,容易引发胃灼热。喝酒后引起的胃灼热最为常见,此外以下食物易引起胃灼热症状。

(1) 辛辣刺激的食物,如辣椒、生葱、生蒜等。

(2) 过酸的食物,如柑橘类水果或果汁、较浓的醋汁等。

(3) 滚烫、过热的食物。

(4) 油腻食物及甜食,如油炸食品、巧克力、冰激凌、坚果等。

(5) 黏性较大的食物,如糯米等。

(6) 咖啡及浓茶。

以上食物有的是会对胃、食管黏膜造成刺激或损伤,有的是会降低食管下端防止胃内容物进入食管作用的括约肌的压力,从而导致胃酸向食管内反流,引起胃灼热的感觉。

5. 如何保护胃肠道黏膜　一般胃肠道黏膜修复能力很强,五谷杂粮、酸甜苦辣等各种食物都经过胃肠道的消化吸收,所以一般的饮食对胃肠道损伤后3~5 天就可以自我修复。但如果损伤超过了修复能力,就可能会产生疾病。保护胃肠道黏膜首先应注意规律饮食,避免暴饮暴食、饥一顿饱一顿。其次,应避免刺激性食物。刺激性食物既包括咖啡、浓茶、烈酒,过量的调味品如芥末、辣椒、胡椒粉等,以及大蒜、洋葱等对胃肠道黏膜造成化学性刺激的食物,又包括糖醋食品,过甜的地瓜,土豆等容易产酸的食物,以及芹菜、韭菜、竹笋、干果、粗粮等难以消化的粗糙食物。生冷、坚硬的食物也应避免食用。冷饮、生海鲜、坚果、粗粮等这些都会对胃肠道造成物理性刺激,并不易消化。饮食上可以选择米粥等食物,牛奶、小米粥以帮助黏膜的修复。

6. 胃黏膜损伤的人可以喝酸奶吗　酸奶对于胃肠道黏膜是有保护作用的,酸奶只是口感有点酸,而不是酸性食物。因此食管炎、胃酸过多等引起反酸症状时是可以喝酸奶的。

酸奶是一种很好的天然胃黏膜保护剂,可以在胃黏膜表面形成保护层,避免食物对胃黏膜的刺激。因此在喝烈性酒、进食辛辣刺激食物时,如果同时喝些酸奶可以减轻对胃黏膜的损伤。

（二）治疗方案

1. **一般治疗** 腹式呼吸锻炼有助于持续改善胃食管反流病（GERD）患者的嗳气等症状和生活质量，可作为 GERD 患者药物治疗的辅助手段，而腰带压迫可明显加重 GERD 患者餐后胃酸反流，因此建议 GERD 患者避免餐后紧系腰带。

2. **药物治疗** 荟萃分析结果表明，尽管按需质子泵抑制药（PPI）治疗未被批准作为标准治疗方法，但其治疗轻度 GERD（NERD）疗效显著优于连续 PPI 治疗，对于经 2 周 PPI 治疗无反应的患者，后期 PPI 治疗疗效有限，因此对于这类患者早期调整治疗可能更合适。

在存在因酸暴露引起食管病理性改变的难治性 GERD 患者中，一种新型钾离子竞争性酸阻断药富马酸沃诺拉赞的胃酸抑制作用更强，且在控制食管酸暴露、改善症状和促使侵蚀性食管炎病变愈合方面比 PPI 更有效。另一些研究提到一种新型前列腺素 EP1 受体拮抗药 ONO-8539，可显著减少健康男性受试者一过性食管下括约肌松弛的次数，提示 ONO-8539 有可能成为一种新的 GERD 治疗药物。

3. **非药物治疗** 非药物治疗方面，经口无创胃底折叠术是改善 GERD 患者生活质量最有效的治疗方式。在中国 GERD 患者中，腹腔镜胃底折叠术治疗 Dor 与 Nissen 术式比较疗效无显著差异，但前者吞咽困难进展率显著低于后者，故推荐腹腔镜 Dor 胃底折叠术作为中国 GERD 患者治疗反流的标准术式。

此外，新兴的黏膜切除术（ARMS）联合折叠术治疗 GERD 可能有效且具有持续抗反流作用。主要获益包括不受既往手术史的限制、避免全麻、手术时间短以及器械花费低等。

新型内镜缝合技术治疗难治性 GERD 安全可靠，治疗后患者生活质量评分均得到改善，该技术适用于前期腔内治疗失败、外科解剖改变或存在食管裂孔疝的患者。

此外，使用 LINX 磁环抗反流手术在控制 GERD 患者的反流和胃灼热症状方面比 PPI 更有优势。

食管上括约肌辅助装置（UESAD）是一种非药物的非侵入性装置，可改善可疑反流相关的喉疾病患者的喉部反流以及夜间反流症状，唾液胃蛋白酶浓度基线升高的患者更有可能从中获益。

4. 中医治疗方面 中医的治疗在改善患者症状、提高生活质量上很有帮助。主要根据症状辩证用药：嗳气明显的患者，可以用中药修复胃气上逆功能，比如旋覆代赭汤，可以降逆胃气、加快胃肠的排空；反酸明显的人，有虚实不同，临床有清肝泄热的药物；胸骨后疼痛的患者，治疗时可以参照胸痹的治法；对于有情绪问题的人，可以疏肝解郁、宁心安神，中药对症下药可以缓解患者的紧张情绪且较少不良反应。有食管糜烂的患者，要坚持规范用药，服药需要足够疗程。

5. 患者配合治疗方面 患者自己可以在以下几方面做改变，有助于缓解症状、减少复发：① 控制体重，避免肥胖。② 清淡饮食，少喝咖啡浓茶，戒烟限酒。③ 作息规律，不熬夜。④ 进食不要过饱，可以少吃多餐，餐后少弯腰少平卧，夜间睡眠适当抬高床头。⑤ 保持大便通畅。⑥ 适度运动，有助于增强体质，缓解不良情绪。

【预防】

此病治疗时间长，容易复发，肥胖者需减肥，通过减肥治疗获得疗效。生活方面，少喝咖啡、少饮酒、不过度抽烟；平时吃东西不要吃得太多，太过饱胀的胃也容易引起反流；餐后少弯腰，也不要立刻躺下来；夜间休息时要抬高上身，以防反流。

十四、消化性溃疡

【概述】

消化性溃疡(PU)指胃肠道黏膜被胃酸和胃蛋白酶消化而发生的溃疡,好发于胃和十二指肠,也可发生在食管下段、小肠、胃肠吻合术后吻合口,以及异位的胃黏膜,如位于肠道的 Meckel 憩室。胃溃疡(GU)和十二指肠溃疡(DU)是最常见的消化性溃疡。

分型及分期

1. 根据部位分型可分为胃溃疡、十二指肠溃疡和复合性溃疡。

2. 根据内镜所见分期有活动期、愈合期和瘢痕期。

(1)活动期(A 期):溃疡基底部有白色或灰白色厚苔,边缘整齐,周围黏膜充血、水肿,有时易出血;水肿消退,黏膜向溃疡集中。十二指肠溃疡有时表现为一片充血黏膜上散在小白苔,形如霜斑,称"霜斑样溃疡"。A1 期:溃疡呈圆形或椭圆形,中心覆盖厚白苔,可伴有渗血或血痂,周围潮红,充血水肿明显。A2 期:溃疡覆盖黄色或白色苔,无出血,周围充血水肿减轻。

(2)愈合期(H 期):溃疡变浅,周围黏膜充血水肿消退,基底出现薄苔,薄苔是愈合期的标志。H1 期:溃疡处于愈合中,其周围充血、水肿消失,溃疡苔变薄、消退,伴有新生毛细血管。H2 期:溃疡继续变浅、变小,周围黏膜皱襞向溃疡集中。

(3)瘢痕期(S 期):溃疡基底部白苔消失,留下红色瘢痕。以后红色瘢痕转为白色瘢痕,其四周黏膜呈辐射状,表示溃疡完全愈合,可遗留轻微凹陷。S1 期:溃疡白苔消失,呈现红色新生黏膜,称红色瘢痕期。S2 期:溃疡的新生黏膜由红色转为白色,有时不易与周围黏膜区别,称白色瘢痕期。

【康复照护】

(一)饮食

1. 饮食习惯要合理 睡前 2～3 小时不要进食。吃饭应定时定量,细嚼慢咽。在溃疡活动期,宜进食流质或半流质且易消化、富含营养的食物,并以少量多餐为宜,症状得到控制后,就应恢复平时一日三餐的规律饮食,避免餐间吃零食。

2. 饮食营养宜清淡 应选用易消化、含足够热量、蛋白质和维生素丰富的食物,如稀饭、细面条、软米饭、豆浆、鸡蛋、瘦肉、豆腐和豆制品;富含维生素A、B族维生素、维生素C的食物,如新鲜蔬菜和水果等。这些食物有助于修复受损的组织和促进溃疡愈合。如果反酸较重,以及在急性期的患者,应尽量少饮用豆奶和牛奶,因其可刺激胃酸分泌过多。总之,食品不宜过酸、过甜或过咸。食物尽量切碎煮烂;烹调以蒸、烧、炒、炖等法为佳。煎、炸、烟熏等烹制的菜不易消化,会影响溃疡面的愈合。

3. 忌食刺激性食物 在急性期或有明显的症状时,需要注意避免过冷过热的刺激,这样有利于保护胃黏膜。① 忌食生冷的蔬菜、水果与粗纤维食物,如粗粮、芹菜、韭菜、雪菜、竹笋、干果类、干豆类等。② 忌食易产气的食物,如生葱、生蒜、生萝卜、蒜苗、洋葱。③ 忌食易产酸的食物,如地瓜、凉粉、土豆。④ 忌食过甜及糖醋食品,以及有强烈刺激性的调味品,如芥末、胡椒粉、辣椒油、醋、辣椒、咖喱等。⑤ 忌食辛辣凉拌菜、坚硬及不易消化的食物,如腊肉、火腿、香肠、蚌肉、油炸食品及年糕、粽子等糯米食品等。⑥ 避免对胃液分泌有强烈刺激作用的饮食,如咖啡、巧克力及雪碧、可乐等碳酸饮料。⑦ 忌食任何过冷或过热的食物,因为它们会刺激溃疡面,食物温度一般以 45℃ 为宜。

(二) 运动

运动需达到一定的量,并需持之以恒才能有益健康。近年还注意到,久坐少动亦会增加癌症的发病率,尤以肠癌、膀胱癌、前列腺癌等为著,而且即使经常锻炼也难以抵消久坐带来的致癌风险。所以对于需久坐工作的人,应每隔 1 小时起身活动几分钟,改变久坐的生活习惯,也有益于防癌。

第一,社区每个器械旁边都写着适合缓解哪些疾病。使用前要详细阅读。

第二,家庭就地活动起来,最简单的就是多练习正确走路,要挺胸,肩放松,两手自然摆动,抬头,走 15 分钟。这是基本的有氧运动。坐在沙发上也可以运动,比如脚跟和脚尖轮流抬起,连续做 50 次。

第三,放松颈椎、腰椎,伸个懒腰也是放松。

第四,现在有些网站把科学锻炼的方法制成动画,大家一点击学习就知道怎么在有限的条件下充分运动了。

（三）保持心理愉快

癌症的发生与人体免疫功能的减退有一定关系。抑郁等不良的精神状态会削弱人体免疫力，故保持愉快的心情亦有利于防癌。

（四）用药

服用胃药必须弄清"五时五类"。"五时"：餐前、餐中、餐后、餐间（即两顿之间）以及睡前这五个服药时间。"五类"：促胃动力药、抗酸药、抑酸药、抗幽门螺杆菌药、胃黏膜保护药等五种不同类型的胃药。

1. **促胃动力药** 甲氧氯普胺、多潘立酮、西沙必利或莫沙必利等，通常在餐前半小时服用，待进食时药效恰好到达高峰，能增强胃肠道蠕动，对反酸、嗳气和胃胀等有较好的疗效。但应注意促胃动力药与抗胆碱能药物（如阿托品、颠茄片、654-2等）对胃的作用相反，两者不可同时服用。曲美布汀具有对胃肠平滑肌运动的双向调节作用，根据具体情况餐前或餐后服用均可。

2. **抗酸药** 氢氧化铝、氧化镁、三硅酸镁、碳酸钙等，主要作用为直接中和胃酸，可迅速缓解胃痛。因一定浓度的胃酸为食物在胃内进行消化作用所必需，胃病患者服用抗酸药意在中和过多的胃酸。这类药物一般应在餐前半小时或胃痛发作时服用。

但一些复方制剂如复方氢氧化铝、复方铝酸铋等，则主张在饭后1～2小时服用。理由是当胃内容物在胃内消化后接近排空时，即进餐后1～2小时，服用本药疗效较好，这样可维持缓冲作用达3～4小时；若餐后立即服用，则药效只能维持1小时左右。

3. **抑酸药**

（1）H_2受体拮抗药、西咪替丁、雷尼替丁、法莫替丁、尼扎替丁等。这些药物对胃黏膜多无明显刺激性，吸收利用基本上不受胃内容物的影响，一般规定在餐后或睡前服用。

（2）质子泵抑制药、奥美拉唑、兰索拉唑、泮托拉唑、雷贝拉唑及埃索美拉唑等，抑酸作用更强大而持久，疗效更突出。由于这类药物的吸收利用多受到胃内食物的干扰，故在晨起或睡前空腹状态下服用最佳。必要时可在晨起、睡前各服用一次。

4. **抗幽门螺杆菌药** 杀灭幽门螺杆菌一般采用联合用药的方式：质子泵抑制药或胶体铋制剂加用1～2种抗菌药，如克拉霉素、阿莫西林、左氧氟沙星、甲硝唑等。

（1）质子泵抑制药　这类药物的吸收利用多受到胃内食物的干扰,故在晨起或睡前空腹状态下服用最佳。胶体铋制剂只有与胃黏膜直接接触才能起到杀灭幽门螺杆菌的作用,故应在两餐之间服用。

（2）抗生素：阿莫西林口服后吸收良好,不受食物影响,餐前、餐时、餐后均可服用;甲硝唑、替硝唑、呋喃唑酮则应在餐后服用,以避免或减轻较易出现的消化道不适症状;食物会延缓克拉霉素的吸收,因此克拉霉素在餐前空腹服用效果最佳。

5.胃黏膜保护药　影响胃黏膜保护类药物疗效的关键在于胃内药物的浓度,以及药物与胃黏膜接触的时间。如果胃里有食物,会降低药物浓度、减弱药效;而另一方面,食物能减慢胃排空药物的速度,延长药物与胃黏膜的接触时间,因此在两餐之间或睡前服用效果最佳。

如果需要服用其他药物,应间隔半小时后再服用胃黏膜保护药,以免药物之间相互影响。

（1）蒙脱石散和L-谷氨酰胺呱仑酸钠在餐前服用。

（2）硫糖铝在餐前1小时及晚上临睡前服用。

（3）胶体铋和米索前列醇在餐前及睡前服用。

（4）替普瑞酮和吉法酯应当在餐后服用。

（5）铝碳酸镁宜在餐后1小时及晚上睡时嚼服,且可根据病情随时加服。此药物具有可逆性吸附胆盐的独特作用,故最适宜治疗胆汁反流,而餐后也是胆汁反流易发时刻。

6.胃药联用须合理　硫糖铝和铋制剂需在酸性环境中才能在黏膜损伤处形成保护膜,故与抗酸药及抑酸药合用时需错开服药时间。铝碳酸镁常与抑酸药合用,但两者服药时间须相隔1～2小时。

促胃动力药与抗胆碱药（如阿托品）,两者药理作用相拮抗,不宜联用;促胃动力药还会缩短其他药物在胃内的作用时间,可能降低后者疗效,如需联用,服药时段应错开。例如：餐前半小时服促胃动力药,餐后2～3小时服黏膜保护药;先服抗酸药,1小时后再服促胃动力药。

胃蛋白酶需在一定的酸性环境下才有活性,故不宜与抗酸及抑酸药合用。

H_2受体拮抗药与质子泵抑制药两类抑酸剂,需要时可合用;如早上服质子泵抑制药,晚上加服H_2受体拮抗药,对与酸相关的疾病疗效可能会更好。

(五) 随访检查

1. 随访内容 ① 了解病情，合理、安全、有效用药。② 定期胃镜检查、肿瘤标志物检查、大便隐血检查等。③ 养成良好的生活习惯。

2. 上消化道出血的家庭救护 上消化道出血病因很多，常见为消化性溃疡、急性胃黏膜病变、食管胃底静脉曲张以及胃癌，但以溃疡病为多见。

患者出血前多数伴恶心、上腹部不适或疼痛，出血量多者可出现头昏眼花、出冷汗、全身乏力、面色苍白、脉搏细速和血压下降等症状，呕出的血往往呈咖啡色并混有食物残渣（如出血急、量多，也可呈鲜红色），大便呈柏油样。尤其当出现呕吐鲜血或排黑便时，患者大都很慌张，反而会加重出血。

正确做法：先安静卧床，取平卧头低脚高位，可在胶布垫枕头，与床面呈30°，这有利于下肢血液回流至心脏，首先保证大脑的血供，然后把情况告诉家人。如果出血量大，感觉有心慌、憋闷或头晕，应直接拨打120急救电话，千万不要自己慌慌张张往医院跑，那样更容易出现意外。

出血量少者仅仅表现为恶心、上腹部不适、少量黑便等症状，家庭处理相对简单，可口服甲氢咪胍、雷尼替丁或法莫替丁、奥美拉唑等抑酸药物。

饮食要定时定量，注意营养均衡。饮食宜清淡，多进食易消化且富营养、健脾之品。

十五、慢性胃炎

【概述】

慢性胃炎(chronic gastritis)是指多种病因引起的胃黏膜慢性炎症,病理上以淋巴细胞浸润为主要特点,部分患者在后期可出现胃黏膜固有腺体萎缩和化生,继而出现上皮内瘤变,与胃癌发生密切相关。

(一) 分类

分为非萎缩性浅表性胃炎、萎缩性胃炎和特殊类型胃炎三大类。

慢性萎缩性胃炎因为与胃癌的相关性而受到广泛关注。所谓"萎缩",是指炎症病变扩展至胃黏膜固有层,导致腺体破坏、数量减少,固有层纤维化。其中以胃角为中心,波及胃窦及胃体的多灶萎缩,发展为胃癌的风险较高。慢性萎缩性胃炎发展为胃癌是一个渐进的过程,即萎缩性胃炎→肠上皮化生→不典型增生(异型增生)→原位癌。因此,临床上把慢性萎缩性胃炎看成是癌前疾病;若伴有异型增生,则是癌前病变。前者是指胃癌相关的胃良性疾病,有发生胃癌的危险性;后者是指较易转变为癌组织的病理学变化,主要指异型增生。

胃黏膜肠上皮化生(简称肠化)是指长期慢性炎症使胃黏膜表层上皮和腺体被杯状细胞替代。肠化分布范围越广,发生胃癌的危险性越高。判断肠化的危害大小,要分析其范围、程度,必要时须参考肠化的分型。

(二) 幽门螺杆菌(HP)感染

幽门螺杆菌是一种螺旋形、微需氧、对生长条件要求十分苛刻的细菌。1983 年首次从慢性活动性胃炎患者的胃黏膜活检组织中分离成功,是目前所知的少数几种能够在人胃中生存的微生物。

我国民众的 HP 感染率其实很高,为 40%～60%,并且不仅是在我国,HP感染已经成为全球最为关注的疾病之一。全球超过 50% 的人群存在 HP 感染,但不同人群感染情况存在显著差异。在发展中国家及发达国家低收入人群中的患病率更高。随年龄增长患病率随之增加。

感染率高的主要原因是因为它是一种传染性疾病,可通过口-口和粪-口途径传播,前者如在共餐时通过唾液传播,后者主要通过感染的粪便污染水源传播,儿童和成人均为易感人群。

由于我们国家习惯共餐制,因此一旦有人感染 HP,就容易在共餐过程中通过筷子上的唾液交叉传染给家人、朋友。往往一人感染,全家感染,而即使单人"杀菌"治疗后,如果家人没有"同治",仍有可能再次感染。因此建议家人也要检查,一起治疗。

【康复照护】

(一) 饮食

1. **一日三餐** 居民膳食营养指南建议,三餐占全天最佳摄入热量比率为:早餐 20%～25%、午餐 40%、晚餐 30%～35%,长期"过午不食"不利于健康。

比如,人处于饥饿状态下是影响胃黏膜的。科学早餐应包括 4 类食物:以提供能量为主的碳水化合物、含量丰富的粮谷类食物,如面包、馒头等;以供应蛋白质为主的肉类、禽蛋类食物;以供应无机盐和维生素为主的新鲜蔬菜和水果;还有奶类与奶制品、豆制品。

切忌长期"过午不食",会导致大量流失造成的体重下降,而肌肉的大量流失又会让人体代谢消耗降低。

最好在 5～7 点间吃晚餐,可以适当吃些易消化的瘦肉或蛋类,多吃些蔬菜和粗粮。

少食多餐非人人适用,对于普通人而言,定时进餐有利于胃肠发挥最大的效用。一日三餐的习惯在我国很早就形成,是符合生理和需要的。"少食多餐"并不能取代"一日三餐",只可作为补充,即在感到饥饿时适量加餐。胃溃疡患者不一定需要"少食多餐",只需饮食有规律、清淡、少刺激。

2. **以下情形可以改变一日三餐** 糖尿病患者比较适宜"少食多餐",可以避免摄入碳水化合物超过胰岛素的负担,导致血糖猛然提高;在血糖下降时避免低血糖的不适。对于注射胰岛素或口服降糖药治疗病情的患者,最好每日进食 5 餐或 6 餐。在控制总量的情况下,从三餐中匀出少许主食作为加餐用。特别是上午 10 点和晚上临睡前的加餐十分重要,以富含膳食纤维的碳水化合物为主,尽可能少食精制食物如白糖、粳米等。

胃肠道功能差的人群,通常容易饱胀、胃肠蠕动减慢、消化不良、吸收不好等,应"少食多餐"。这样既可减轻每一次进食的负担,又可保持总量不减少,满足身体的营养需要。

3.增加胃癌风险的几种不良饮食习惯

(1)高热量饮食　热量摄入过多容易导致超重,而超重人群患结直肠癌的概率要比正常人高。据报道,当热量摄入从 2 700 千卡/天增加到 3 900 千卡/天时,结直肠癌的发生率可上升两倍多,若同时摄入较多脂肪和动物蛋白,则发生率更高。这与肠道中胆汁酸在体内经酶转化为致癌物-甲基胆蒽有关。

(2)膳食结构　饮食结构中,脂肪、碳水化合物摄入比例不合理也可能会导致某些肿瘤发病率上升。如碳水化合物和食盐摄入过量可腐蚀胃黏膜,破坏胃黏膜屏障,易导致胃癌;高脂肪膳食会促发乳腺癌、结直肠癌和胰腺癌。超 10％的结直肠癌与低纤维饮食有关,当食用膳食纤维量达 28％(非常高水平)和 15％(高水平)时,大肠癌的发生率很低;当摄入膳食纤维量为 5％(低水平)时,则发生率很高。

(3)进食习惯　进食时速度过快、食物温度过高导致食管反复损伤,也会引发食管癌。长期食用过热食物或饮料,可能会经常烫伤口腔和食管黏膜,而这些对食管的反复刺激、损伤,会引起食管黏膜的慢性炎症反应,从而增加了食管癌变的风险。暴饮暴食、三餐不定等不良进食习惯也会造成食管黏膜的理化刺激、机械性胃黏膜损伤、胃液分泌紊乱等,从而会增加上消化系统肿瘤的发病率。

(4)烹调方式　煎炸、熏烤等烹调方式会促使多环芳烃、N-亚硝基类化合物及杂环胺类化合物等多种致癌物质的生成。食品在熏烤过程中会产生大量的多环芳烃化合物,其中含有苯并芘等强致癌物质,它可渗透至整个食品。熏烤过程中,蛋白质在高温下,尤其在烤焦时会分解产生致癌成分。

(5)贮存不当　蔬菜、鲜肉腌制保存或长时间存放均会产生亚硝酸盐;肉类及鱼类在腌制过程中,蛋白质会形成胺类、酰胺类化合物,再与亚硝基化合物发生反应,最终生成具有致突变与致癌的 N-亚硝基类化合物,可能致消化系统癌变。花生、玉米等在贮存过程中易被黄曲霉毒素污染,可导致肝癌的发生。

(6)吸烟　吸烟是引起癌症发生的最危险因素,19％的癌症病例、约 29％的死亡病例与吸烟有关。从吸烟者吐出的烟雾中含有 3 500 种化合物,其中

55 种被国际癌症研究所(IARC)确定为致癌物。

(7) 饮酒 乙醇不仅和肝癌有密切关系,还会增加上消化道、呼吸道癌症、肺癌、女性乳腺癌、结直肠肿瘤,以及泌尿系统肿瘤等癌症的发生风险。乙醇不是直接致癌物质,它的代谢产物乙醛和活性氧簇可促进癌症的发展,并且其促癌机制因癌症种类不同而不同。

(二) 运动

1. 日常体力活动和休闲体育运动 每日累计>30 分钟。

2. 有氧运动和活跃的体育娱乐活动 每周 3～5 次,中大强度,每次>20 分钟。数九严冬,身体自然地放缓了新陈代谢的速度,各个系统处于懈怠状态,功能下降。一旦病菌入侵,各项功能无法迅速调动抵御疾病,容易使身体抵抗力下降,给病菌可乘之机。冬季室外锻炼受到冷空气和锻炼刺激,还可以提高新陈代谢水平,促进人体循环和内分泌,使脏器的各项功能维持在较高水平,身体对疾病的抵抗能力得到增强。阳光还能合成身体内的维生素 D,促进骨骼健康。

(三) 随访检查

1. 胃镜检查 胃镜检查能让医生直接观察到被检查部位的真实情况,更可通过对可疑病变部位进行病理活检及细胞学检查以进一步明确诊断,是上消化道病变的首选检查方法。必要时,也可通过胃镜进行相应疾病的治疗。那么,哪些人需要做胃镜呢?

(1) 有吞咽困难、消化不良、胸骨后疼或有烧灼感、反酸、上腹部疼痛、不适、饱胀、食欲缺乏等消化道症状,疑有食管或胃部疾病的患者。

(2) 上消化道出血病因、部位不确定的患者。

(3) 胃癌及食管癌的高危人群。如有胃癌家族史的患者,以及患有癌前期病变的患者,如消化性溃疡、慢性胃炎、术后胃、胃息肉、反流性食管炎、食管下端异常等。

(4) 药物或手术治疗后需要观察及随访的患者。

(5)(影像学 CT、钡餐等)发现消化道病变,需明确病变性质的患者。

(6) 需进行内镜下治疗的患者,如上消化道异物、上消化道出血、食管胃底静脉曲张、贲门失弛缓症、胃黏膜下占位等。

(7) 不明原因的消瘦、贫血。若并不属于上面所说的任意一种情况,是不是就不需要做胃镜了呢？其实，为了对自身健康情况有更好地了解，建议 45～50 岁以上人群应至少完成一次胃镜检查。如果没有发现不良情况或高危因素，一般在接下来的 3～5 年可以不用再复查；如果在做胃镜时发现有可能导致病变的危险因素，则应结合医生的建议进行复查，并及时接受治疗。

需要提醒的是做胃镜时，在应激反应的作用下，总会有些许难受的感觉。为了及时筛查身体中的隐患，该做胃镜的时候千万别犹豫！

2. 肿瘤标志物检测 常用的有 CEA、CA19-9、CA72-4、CA125、CA242 等。研究显示在早期胃癌中的阳性率极低，新的胃功能检测项目血清胃蛋白酶原Ⅱ（PGI、PGⅡ）、血清胃泌素 17（G-17）、HP 抗体能够较好反映胃黏膜状况，特别是胃泌素 17 水平升高提示存在发生胃癌的风险。

检查建议：年龄＞40 岁有腹痛、腹胀、反酸、胃灼热等上腹部不适症状，并有慢性胃炎、胃黏膜肠上皮化生、胃息肉残胃、肥厚性胃炎、慢性胃溃疡和胃上皮异型增生等病变，以及有肿瘤家族史的，长期喜欢高盐、腌制饮食、吸烟、重度饮酒人群，应根据医师建议定期做胃镜检查。各种原因不愿意或不适合胃镜检查的高风险人群，应进行行胃功能血清学检测，以评估患胃癌的风险。

3. 13C-尿素呼气试验 可以检测幽门螺杆菌。检查通常安排在早上，分两步进行。先收集第一次呼气样本，然后服用检测的胶囊，静坐等候 30 分钟，在此时间段内不能进食，包括喝水。30 分钟后再全力把气体呼到另一收集试管内，将收集到气体的两个试管在特定的仪器上分析，即可得到有无幽门螺杆菌存在的结果。

若出现胃酸分泌过多，有反酸、恶心、上消化道症状，如上腹不适、进食后饱胀、严重者上腹部疼痛、食欲缺乏、乏力等症状，应到正规医院就医，并接受 13C-尿素呼气试验检测。如果检查出阳性者，且长期在餐后伴有嗳气、恶心、腹胀、腹部不适的胃肠疾病症状，应立即去医院进行治疗。

（四）用药

慢性胃炎为常见疾病，患者需根据医师的综合评估来制订联合用药方案，切不可光凭药物说明书自行选择药物。以下是几类胃炎用药及服用注意事项，患者应了解和掌握。

1. 胃炎用药种类

（1）抑制胃酸分泌的药 该类药物常用于胃酸分泌较多的患者，如存在反酸、胃灼热、上腹不适、隐痛、嘈杂、易饥饿等症状者。主要分为以下两类：

① 质子泵抑制药,被称为"拉唑"类药物,包括奥美拉唑、泮托拉唑、兰索拉唑、埃索美拉唑、雷贝拉唑等。通常为晨起空腹一次顿服,但可根据患者病情轻重及发作时间而做调整,如病情重的患者可早晚 2 次口服,部分患者夜间症状明显则可改为睡前空腹口服等。有些患者服用该类药物 1～2 周后自觉症状明显改善就不再继续服药,往往造成症状反复而影响后续的治疗效果。因此,患者应谨遵医嘱服药。注意,如需进行呼气试验等幽门螺杆菌检测者,需在停用该类药至少 2 周以后才可进行。② H_2 受体阻断药,常用的有法莫替丁、雷尼替丁等,可用于一些症状较轻的患者,或作为部分应用质子泵抑制药疗效欠佳患者的辅助用药,早晚饭前空腹口服,作为辅助用药时为空腹口服。

(2) 抗酸药　此类主要为含"铝"的药物,包括铝碳酸镁、硫糖铝等,用于胃酸过多或者存在胆汁反流的患者,可于饭前、两餐之间或疼痛发作时服用。因该类药物含"铝",口服后可不同程度地被胃肠道吸收,因此用药时间不宜过长,尤其是老年患者更应该注意。

(3) 胃黏膜保护药　此类药物常用于慢性胃炎伴有糜烂、充血、渗出等炎症活动的患者。其中常见的有胶体铋剂,如胶体果胶铋、枸橼酸铋钾、复方铝酸铋等,宜在餐前空腹口服。需注意的是,服用该类药物期间可出现大便发黑,如无其他不适则属正常现象,停药后大便颜色可恢复正常。另外,该类药物所含铋剂部分可经胃肠道吸收,长期服用可发生铋中毒、铋性脑病等不良反应。因此,连续服用不宜超过 2 个月。服药期间,不宜饮用牛奶、酒类、碳酸饮料等。此外,还包括硫糖铝、瑞巴派特、替普瑞酮、吉法酯等,可于餐前空腹或餐后口服。

(4) 促胃动力药　主要包括莫沙必利、依托必利、多潘立酮等,用于有腹胀、嗳气、反流、胃灼热、呕吐、早饱、上腹痛等症状的患者,需在饭前注意,多潘立酮(吗丁啉)有一定的促泌乳的作用,哺乳期妇女慎用,乳腺癌患者禁用该类药物。

(5) 解痉药　常用的有匹维溴铵、马来酸曲美布汀等。该类药物可使胃肠平滑肌松弛,解除痉挛,从而缓解或消除疼痛,可用于胃酸过多、胃肠痉挛引起的上腹痛、恶心、呕吐、腹胀等。匹维溴铵于进餐时服用,马来酸曲美布汀可根据情况于餐前或餐后口服。

(6) 助消化药　此类药物主要有胰酶、多酶片、复方阿嗪米特等消化酶制剂。用于消化不良、食欲缺乏等,根据患者情况于餐前或餐后口服。

(7) 治疗幽门螺杆菌药物　因治疗方案中含有抗菌药物,不规则服药导致治疗失败后容易引起耐药。质子泵抑制药、铋剂于早晚餐前半小时口服,2种抗菌药物于早晚餐后立即口服,可减轻抗菌药物对胃肠道的刺激。部分患者服药期间胃肠道反应明显,出现腹泻、腹痛等症状,可适当服用一些肠道微生态制剂或酸奶,有助于减轻这类症状。有些患者治疗2次仍未根除,则再次治疗失败可能性很大。

(8)治疗萎缩、肠化生的药物　目前常用的有叶酸、硒、B族维生素及某些中成药等针对萎缩、肠化生的药物。其中,叶酸的疗效在不少临床研究中得到肯定,但治疗过程中仍需根据个体情况调整。如定期检测血清叶酸水平,调整用药剂量等。需注意的是,病理检查出现如上皮内瘤变等异型增生的患者不能服用叶酸。

2. 胃药怎样服用　日常生活中,老年人因常常服用一些非甾体抗炎药或阿司匹林等抗血小板药物,引起胃十二指肠溃疡或胃炎等,因而需要使用些胃药进行治疗或预防。那么,这些胃药该如何科学服用?究竟在餐前、餐后还是餐中服用好呢?

(1)胃黏膜保护药　此类药物目的是加强胃黏膜的屏障功能。药物作用的发挥有赖于胃内药物浓度及药物与胃黏膜接触时间,故多数药以在半空腹状态下的餐间服用为宜,但具体药物有不同的适宜服用时间,如蒙脱石散和麦滋林-S在餐间服;硫糖铝在餐前1小时及晚上临睡前服;胶体铋制剂和米索前列醇在餐前半小时及晚上睡时服;替普瑞酮等则在餐后半小时服;铝碳酸镁也在餐后1小时及晚上睡前嚼服,再有症状出现时可随时加服。

(2)抗酸药　多为弱碱性无机盐,如氢氧化铝、氧化镁、三硅酸镁、碳酸钙及复方制剂,能直接中和胃酸,迅速缓解胃痛,但作用时间短、不良反应较多、疗效不理想,近年临床较少应用。宜待胃内容物接近排空时再充分发挥抗酸作用,故餐后1~1.5小时及临睡前服用最佳。复方制剂等需按规定嚼碎服用。

(3)抑酸药　吸收后作用于胃的泌酸细胞,抑制胃酸分泌,作用虽不如抗酸药快,但作用时间长、不良反应少、疗效突出、应用广。包括H_2受体阻断药如西咪替丁、雷尼替丁、法莫替丁和尼扎替丁等,以及质子泵抑制药如奥美拉唑、蓝索拉唑、泮托拉唑、雷贝拉唑、埃索美拉唑等。前者对胃黏膜无明显刺激性,吸收不受胃内容物影响,一般在餐后半小时服用,但餐前半小时或餐时服用也无妨;后者的吸收利用易受胃内食物干扰,故应在餐前半小时服用为佳。

(4)促动力药　常用多潘立酮、西沙必利或莫沙必利,均在餐前半小时服用,待进食时药效恰好到达高峰。曲美布汀具有对胃肠平滑肌运动的双向调节作用,也在餐前半小时服用。

(5)根治幽门螺杆菌药物　现行方案为一种质子泵抑制药或胶体铋制剂,加两种抗生素或抗菌药,后者常用克拉霉素、阿莫西林、甲硝唑或替硝唑及呋喃唑酮。为降低费用,可用 H_2 受体阻断药替代质子泵抑制药,但疗效亦有所降低。克拉霉素以餐前半小时服用最佳,如有胃肠刺激现象,亦可在餐后或餐时服用。因食物会稍延缓此药的吸收,但对总的生物利用度并无影响。阿莫西林口服后吸收良好,不受食物影响,于餐前、餐后、餐时服用均可。甲硝唑、替硝唑应在餐后半小时服用,以避免或减轻较易出现的胃肠刺激症状。科学服用才能发挥药物的最大作用,但是除了服用胃药外,患者首先应避免辛辣刺激食物,才能更好地保护自己的胃。

【预防】

预防慢性胃炎应养成健康的饮食习惯:① 定时定量进食、细嚼慢咽、低盐饮食、不暴饮暴食;② 根除幽门螺杆菌感染;③ 减少食用生冷、辛辣、过热过硬的食物及熏制腌制等食物;④ 戒烟,限酒或不喝烈性酒;⑤ 适量运动,放松心情,合理减压。

预防幽门螺杆菌感染:幽门螺杆菌的传播特点有明显的聚集现象,父母感染后,其子女的感染机会比其他家庭高得多。幽门螺杆菌广泛存在于感染者的唾液、牙菌斑中,接触感染者的唾液、食用受幽门螺杆菌污染的食物均可造成传染,比如共用餐具、母亲将食物嚼碎后再喂婴儿,甚至与感染者深吻等,也可能导致传染。此外,饭前便后洗手也是减少经粪-口途径传播的方法。如果发现自己有感染,家人的感染机会就会增加。一旦证实家人也有幽门螺杆菌感染,必要时可同时治疗并使用公筷公勺。

十六、非酒精性脂肪性肝病

【概述】

非酒精性脂肪性肝病(NAFLD)是脂肪性肝病的一种,是与胰岛素抵抗和遗传因素密切相关的代谢应激性肝损伤。

近年来,非酒精性脂肪性肝病的发病率明显增加,该病在普通成人的发病率在 10 年间由 15% 上升到 31%。而在健康体检有血清转氨酶升高的人群中,非酒精性脂肪性肝病约占 75% 左右。

脂肪性肝病发生的主要病因及相关危险因素有过量饮酒、肥胖症、糖尿病、高脂血症、营养不良、某些毒物和药物及遗传病等。前四者最常见,有时几种因素并存。此外尚与下列因素有关:① 不合理的膳食结构:高脂肪和动物性食物为主者;② 不良的饮食习惯:如过量摄食、进零食、睡前进食以及经常不吃早餐等;③ 多坐少动的生活方式;④ 精神萎靡,生活散漫等。

脂肪性肝病是各种病因所致的临床表现和病理综合征。不同病因所致脂肪性肝病,其病程和预后有所不同。酒精性脂肪肝如能戒酒,预后也良好,在 1 个月或数月后肝内脂肪可逐渐消退,但是如果持续饮酒,可在数年内出现肝硬化。非酒精性脂肪肝病程相对较长,一般呈良性经过,但有 30% 左右病例会发展成脂肪性肝炎,而后者的 15%~50% 伴有肝纤维化,7%~25% 可发展为肝硬化。一旦发展为肝硬化,其预后与一般的肝硬化相同。

据西方国家统计,脂肪性肝病可使 50 岁以下患者的寿命缩短 4 年,使 50 岁以上患者的寿命缩短 10 年。近 1/3 以上发展为隐源性肝硬化,病变不仅累及肝脏,而且参与组成代谢综合征影响全身其他器官。酒精性脂肪肝病及其所致的肝硬化与肝癌有一定的关系,非酒精性脂肪性肝硬化也可并发肝癌,要较正常人发病率高,需引起重视。

【康复照护】

(一) 减重

超重和肥胖与 NAFLD 的发生密切相关,体重减轻达 10％以上的患者中 97％的 NAFLD 疾病症状也有缓解。但每周体重减少以不超过 1 kg 为宜,因为体重下降过快可能会加重肝脏的损害,反而适得其反。

(二) 饮食

饮食疗法是应对 NAFLD 的一线方法,一般适用于伴有肥胖、糖尿病、高脂血症的患者。

1. **评估体重状况** 在确定饮食疗法前应评估自己的体重,一般用体重指数(BMI)和腰围来判断。BMI 超过 25,或腰围大于 90 cm(男)和 80 cm(女)即可认为肥胖。肥胖性脂肪肝患者初期阶段减重以半年减少体重 10％以内为宜。

(1) 补充适量蛋白质 高蛋白质可保护肝细胞,促进肝细胞的修复和再生,有利于脂蛋白的合成,帮助清除肝内蓄积的脂肪,防止肝细胞进一步受损。蛋白质每日按照 1.2～1.5 g/kg 供给,优质蛋白质应占适当比例,多摄入豆制品、瘦肉、鱼、虾、去脂牛奶或酸奶等。

(2) 控制总热量 脂肪肝患者每日热量供应不宜过高。轻体力劳动者每日可供给热量 25～30 kcal/kg(1 kcal≈4.19 kJ),以避免加重脂肪堆积;超重或肥胖的患者,每日热量供给 20～25 kcal/kg,以控制或减轻体重。为避免出现饥饿感,引起全身衰弱和低血糖反应,热量的摄入应逐步减少,睡前忌加餐。

(3) 控制高脂肪和高胆固醇类食物摄入 日常饮食中,可经常选用深海鱼,或适量食用坚果,适量减少烹调油;限制胆固醇高的食物,每日胆固醇摄入量不宜超过 300 mg;限制食物中饱和脂肪的摄入,避免进食肥肉、肥禽和重油糕点等。

(4) 适当控制碳水化合物 碳水化合物应占总热量的 50％～55％,应以粗粮、米面及小米等粮谷类为宜,控制精制米面、蜂蜜、果汁、果酱和蜜饯等甜食的摄入。

(5) 增加蔬菜、水果的摄入 蔬菜、水果含有丰富的维生素、矿物质、膳食纤维及植物化学物。有研究显示,甘蓝等蔬菜中含有的黄酮类化合物及番茄中的番茄红素,均对改善脂肪肝有益。膳食纤维可以增加饱胀感,减少热量的吸收,阻断胆固醇的肝肠循环,减少其再吸收。保证每天食用新鲜蔬菜 500 g,深色蔬菜占到一半以上。

(6) 少盐、限酒　成人食盐每天不超过 5 g。乙醇对肝脏有直接的损害作用,成年男性一天饮用的乙醇量应不超过 25 g,成年女生一天不超过 15 g。

(7) 适量饮水　适量饮水可以促进机体的代谢及代谢废物的排泄,建议每天饮水 1 500 mL 以上。

(8) 避免暴饮暴食,不偏食、不挑食、少吃零食　均衡安排三餐的饮食,正确选择营养相对均衡的零食,如坚果、无糖酸奶等,避免过多食用高油、高盐、高糖的食物。

2. 养成良好的饮食习惯　日常生活中应养成半饱饮食、少吃零食和夜宵、三餐规律等良好的饮食习惯。酗酒可以加剧肝内脂肪浸润,NAFLD 患者应戒酒。

忌食含糖量高的食品,例如糖、果糖、葡萄糖和含糖多的糕点等;忌食高脂肪食物,例如猪头肉、肥肉等;忌用动物油,植物油的总量不超过 20 g;不吃动物内脏、肥肉及鱼子、蟹黄;忌食煎炸食品;少吃巧克力;晚饭应少吃,临睡前切忌加餐。

(三) 运动

绝大多数脂肪肝患者应结合自身的身体状况,根据年龄及个人体质选择适宜的运动项目。适合脂肪肝患者的运动为慢跑、打羽毛球、骑自行车、打太极拳等有氧运动。以有氧代谢为特征的运动对脂肪肝患者降脂减肥、促进肝内脂肪消退的效果较好,可抑制三酰甘油的合成,并促进脂肪分解。每个人可以根据自身条件、个人爱好进行选择。无论选择哪种运动,关键是必须每天坚持锻炼,持之以恒才能有效果。逐步加大运动量,循序渐进达到适当运动量,以增加体内脂肪的消耗。

专科医生开设的运动处方是量身定做的。下面是一些基本的运动:

(1) 运转头颈　原地站立,左 8 圈,右 8 圈。

(2) 转腰　双手叉腰,转腰,左 8 圈,右 8 圈。

(3) 弯腰　双手自然下垂。以腰为中心,两手为远点,转动,前左后右划弧,左 8 圈,右 8 圈。

(4) 正压腿　左 8 下,右 8 下。共 88 下。

（5）**侧步压腿** 左8下，右8下。做88下。

（6）**拳法功** 左右下勾拳2次、左右日字冲拳反复4次，左右上勾拳2次。做88拍。

（7）**原地下蹲弹跳** 反复做，做88拍。

（四）用药

药物在脂肪性肝病的治疗中仅起到辅助作用。脂肪性肝病患者应在医生指导下，根据自己的体质条件、病情轻重和肝功能化验等情况，综合判断来选用药物进行合理治疗，切不可盲目用药。并且在药物治疗前和治疗中进行饮食控制和不良行为的纠正，切勿单纯依靠药物，也不能滥用或长期服用多种药物，以免增加胃肠道及肝的负担，造成不良后果。同时在药物治疗的过程中要定期做相应的检查，以帮助确定药物的疗程和治疗效果。

目前西药中有几类抗炎保肝的药物，常用的如双环醇、五酯片、水飞蓟类、多烯磷脂酰胆碱、甘草酸制剂，根据患者的需要选择其中的一两种。虽然用了抗炎、保肝药物后，肝功能的指标会有所改善，但从根本上来说还是需要减轻体重。有研究证实，如果体重能够下降5%～10%，那么脂肪性肝炎就会改善。

中药从各个环节干预非酒精性脂肪肝的发生发展。有经验的中医对肝病患者进行辨证论治后，精准处方，以调整人体阴阳气血平衡、改善患者体质，恢复人体气血正常运行为根本，综合治疗脂肪肝。根据患者的病情，在处方时会适当加入一些降脂、保肝、降酶的中药，能够改善患者的症状。

除此之外，针对非酒精性脂肪肝研制出的中药制剂，如银黄降脂袋泡茶与舒肝祛脂胶囊，对脂肪肝引起的转氨酶升高和肝内脂肪浸润、肥胖、高血脂有效。银黄降脂袋泡茶的主要成分是生大黄、金银花、龙井茶等，其有清热泻火、润肠通便的作用。舒肝祛脂胶囊的主要成分是柴胡、青皮、郁金等，其有疏肝消脂、清热化积、行气活血的功效。

（五）随访检查

1. **治疗至少坚持1年以上** 不论是肥胖、脂肪肝，还是脂肪性肝炎的治疗都需要1年以上的疗程，不能短时间内就停药或者停止治疗，不然极易反弹。这是因为体重是大脑调节中枢决定的，比如短期内腹泻，体重降了5 kg，但是病好后很快就会调回到原来的体重，因为大脑觉得你需要维持在那个体重。所以要改变大脑的这种认知，就需要一段比较长的时间，至少1年的减重。

2.**随访影像检查和生化检查**　首先 B 超上显示有脂肪肝,其次血液检查转氨酶异常,一般是谷丙转氨酶、谷草转氨酶、谷氨酰转肽酶这三者容易升高,一旦满足这两个条件就考虑是脂肪性肝炎的患者。因此脂肪肝患者定期随访肝功能的各项指标也是非常重要的。

很多患者在脂肪肝前期并无症状感知。在有条件 CT 检查肝/脾 CT 值时,发现已经是中度或重度脂肪肝。因此,及时、精确的体检就显得十分重要。

目前,科学检测脂肪肝的方法是"上腹部常规 CT 平扫"体检,务必请医生出具"肝/脾 CT 值",其数据可以判断脂肪肝的轻重程度。如 0.7<肝/脾 CT 值≤1 则为轻度脂肪肝,0.5<肝/脾 CT 值≤0.7 为中度脂肪肝,肝/脾 CT 值≤0.5 为重度脂肪肝,患者在体检过程中,务必要让医生在报告中显示这一数据。

【预防】

(一) 降低引发其他肝疾病的风险

脂肪肝所造成的危险,肝是首当其冲的。肝是我们人体最重要的器官之一,很多功能都直接影响着身体的正常运转,如消化、解毒分泌、吸收等。如果肝的脂肪含量超标,会让肝负担增大,其正常的脂肪代谢会产生紊乱,其他肝功能也会接二连三出现问题。严重的话,甚至会诱发肝硬化。所以说,脂肪肝只要及时逆转可极大降低肝疾病的发病率。

(二) 减少心血管疾病的威胁

除了对肝的损伤,脂肪肝还会引发系列其他身体疾病,形成"多米诺骨牌效应"。这是由于脂肪肝造成脂质代谢紊乱,会使糖分解代谢也产生紊乱,从而扰乱人体正常血糖血脂的排除。一旦脂类、糖类物质在身体内过多堆积,就会诱发糖尿病、高血压、冠心病、动脉粥样硬化等心脑血管疾病。

其实,脂肪肝不仅引发这些疾病,还会造成进一步的加重。因此,如果脂肪肝早日得到逆转,我们的健康也就多一份保障。

(三) 具体措施

1.**控**　目前,还没有一种特效的药物可以治疗脂肪肝,因此,去除引起脂肪肝的病因显得尤为重要。脂肪肝合并糖尿病的患者要控制血糖,合并高脂血症的患者要控制血脂,酒精性脂肪肝患者必须戒酒,非酒精性脂肪肝患者需要控制饮食、增加运动、减轻体重。

2. **管** 脂肪肝患者要管好自己的嘴,尽量避免每天食用过多动物性脂肪、高糖的甜味食品。脂肪肝患者可以多吃高蛋白、高维生素、高纤维素的食物,如蔬菜、鱼、瘦肉、豆制品。

3. **迈** 脂肪肝患者,尤其是合并肥胖的患者,要加强运动,建议每天步行1万步以上,每周5次30分钟以上的慢跑,每天运动强度以微微出汗为宜。

4. **食** 推荐脂肪肝患者尝试以下食物,有助于防治脂肪肝。

(1)绿茶 绿茶提取物茶多酚中过氧化脂质含量,可降低血浆中总胆固醇和三酰甘油水平,对脂肪肝有一定的防治作用。

(2)燕麦 含极丰富的亚油酸和皂苷素,有助于降低血清胆固醇、三酰甘油水平。

(3)玉米 含丰富的钙、硒、卵磷脂、维生素E等,具有降低血清胆固醇的作用。

(4)大蒜 含硫化物的混合物,可减少血中胆固醇,阻止血栓形成,有助于增加高密度脂蛋白含量。

(5)苹果 含有丰富的钾,可排出体内多余的钾盐,能预防脂肪肝。

(6)牛奶 含有较多的钙质,能抑制人体内胆固醇合成酶的活性,减少人体对胆固醇的吸收。

(7)洋葱 所含的烯丙基二流化物和含硫氨基酸,不仅具有杀菌功能,还可降低血脂,防止动脉硬化和脂肪肝的形成。

5. **睡** 保持良好的生活习惯,拥有一个健康的身体是基础,尤其是脂肪肝患者,充足的睡眠能促进机体的正常代谢。保持正常的睡眠时间,还可以帮助肝脏正常排毒,避免脂肪肝的形成。

十七、慢性乙型肝炎

【概述】

病毒性肝炎是一组由甲、乙、丙、丁和戊型肝炎病毒感染引起的传染病，可引起急性和慢性肝病。每年近150万人死于这一疾病，大都归因于乙型病毒性肝炎（乙肝）和丙型病毒性肝炎（丙肝）。这些感染可以得到预防，但还有很多人不知道如何去做。

难治的乙肝是一个重要的全球卫生问题，也是最严重的病毒性肝炎。主要表现为皮肤和眼睛发黄（黄疸），尿色深，极度疲劳，恶心，呕吐，晚期可出现腹胀痛，呕血，黑便。乙肝病毒会造成慢性肝脏感染，以后可能发展成肝硬化或肝癌。乙肝病毒通过与感染者的血液或其他体液（比如，精液和阴道分泌物）接触而在人与人之间传播，常见的传播途径为：母婴传播、不安全的注射、输血、性接触。

【康复照护】

（一）消毒隔离

乙型肝炎病毒和丙型肝炎病毒导致的慢性病毒性肝炎占据我国慢性肝病患者的很大一部分，在一般情况下，日常接触例如吃饭、握手、拥抱等是不会感染病毒的。但是为了更好地避免感染，仍须对患者做好消毒隔离，例如在接触患者体液时采取隔离保护措施，被患者体液污染的衣物应在漂白剂中浸泡30分钟，与患者密切接触的家人应及时接种疫苗。

（二）心理宣教

当得知自己患慢性肝病后，患者心里往往会产生恐惧感，认为慢性肝病一定会进展到肝硬化或肝癌，因此情绪低落、忧愁焦虑；在病情不稳定时常很茫然；有些患者过度关注肝功能指标，经常患得患失。慢性肝病病程长、恢复慢，特别是当治疗效果不显著时,患者更易失去治疗信心、心情忧伤、消极悲观、兴趣减退。

因此,医疗机构应为患者提供良好的医疗环境,医生要帮助慢性肝病患者调整好自己的心态,及时化解不良情感的影响,保持乐观、平常、健康的心情,满足患者"爱""归属""交往"的需要;同时应指导患者家属应对患者的不良情绪,让患者时刻感受到家人及朋友的关心,从而增强战胜疾病的信心和决心。

(三) 饮食

慢性肝病患者日常饮食应以清淡为主,且应定时定量。当患者肝功能异常时,除进食清淡、富含维生素的食物外,要保证蛋白质 $1.0 \sim 1.5$ g/kg 以提供足够热量;当肝功能好转时,可以适当增加蛋白质的摄入量,每天 $1.5 \sim 2.0$ g/kg,蛋白质以鱼类、蛋类、乳制品、大豆及其制品等优质蛋白质为主。当患者血氨升高、有肝性脑病倾向及症状时,应给予低蛋白质饮食(每日 <0.5 g/kg)。当患者出现腹水、少尿时,应予以低盐饮食,摄盐量控制在 20 g/d,进水量 1 000 mL/d。肝硬化患者平时应避免食用带刺、带骨的肉类以及芹菜、韭菜、黄豆芽等含粗糙纤维的食物,更不能食用硬、脆的干食品,伴有食管静脉曲张者宜给予流质饮食,例如菜泥、肉沫、烂饭等。

乙醇在肝脏内转化为乙醛时,可使肝细胞发生变性和坏死,使患者的病情"雪上加霜",向肝硬化甚至肝癌方向演变,因此慢性肝病患者应该戒酒。

日常调理中,肝炎患者要注意的宜忌有以下几点。

(1) 宜充分蛋白质和类脂质 如鸡鸭蛋类、牛奶、瘦肉、猪肝等。慢性肝炎患者膳食应有充分蛋白质和类脂质以保护肝细胞,使已坏死的细胞恢复和再生,并有足够的营养素进入血液,以提高血液渗透压,防止出现腹水,使受破坏的肝细胞复原,改善肝功能。

(2) 宜米糠 米糠中不仅含丰富的 B 族维生素,能够保护肝脏,而且米糠纤维可以吸附致癌有害物。由于人体中缺乏消化米糠纤维的酵素,因此所吸附的有害物质被米糠纤维以大便的形式全部排出体外。经常食用米糠,有很好的吸附和排泄消化道中有害物质的作用。

(3) 宜葡萄 中医认为,葡萄性平味甘、酸,能补气血,强筋骨,益肝阴,利小便,舒筋活血,暖胃健脾,除烦解渴。现代医学则证明,葡萄中所含的多酚类物质是天然的自由基清除剂,具有很强的抗氧化活性,可以有效地调整肝细胞的功能,抵御或减少自由基对它们的伤害。同时,新鲜的葡萄、葡萄叶、葡萄干都具有抵抗病毒的能力。此外,葡萄干是肝炎患者补充铁的重要来源。

(4) 宜茶　《本草纲目》记载"茶饮之使人益思,少卧,轻身,明目""利小便,去疾热"。可见茶对于肝病热重或湿热的患者很有好处。绿茶有抗凝、防止血小板黏附聚集和减轻白细胞下降等活血化瘀作用。对慢性肝炎有五心烦热、口干苦、牙龈红肿出血的血瘀血热型患者,绿茶有辅助治疗作用。饮茶时也要注意适时、适量,一般在饭前 1 小时内应暂停饮茶,防止稀释胃酸。

(5) 宜绿叶蔬菜　多吃蔬菜可使慢性乙肝患者的肝癌发生率下降 20%。多食蔬菜不仅可以补充肝病患者缺乏的营养元素,还具有通畅大便、促进毒素排出、减少肠道内细菌分解产生的有害物质吸收入血的作用。

(6) 忌烟酒　饮酒对肝危害极大,酒中的乙醇和亚硝胺可使肝脂肪变性,引起酒精性肝炎、肝硬化及肝癌。烟中含有多种有毒物质,能损害肝功能,抑制肝细胞再生和修复。因此,肝病患者首先必须远离烟酒。

(7) 忌大蒜　有人认为大蒜能抗菌抗病毒,就多吃大蒜,其实这种做法对患者很不利。大蒜的某些成分对胃肠有刺激作用,可抑制肠道消化液的分泌,影响食物消化,从而加重肝炎患者的恶心等诸多症状。另外,大蒜的挥发性成分可使血液中的红细胞和血红蛋白等减少,并有可能引起贫血,不利于肝炎的恢复。

(8) 忌肉汤　肉汤、鱼汤、鸡汤等要在肝内进行代谢,而肉汤中含有大量的嘌呤物质和含氮物质,都要经过肝的加工而变成尿酸经肾排出体外。肝病患者在肝功能低下的情况下,过量食用这类食物只会加重病变肝的负担,使肝炎难以康复。所以肝病患者吃肉类食物时应先用水煮一下,然后把汤倒掉,因为肉汤中含嘌呤物质最丰富。

(9) 忌生姜　生姜的主要成分是挥发油、姜辣素、树脂和淀粉。变质的生姜还含有黄樟素。姜辣素和黄樟素能使肝炎患者的肝细胞变性、坏死,以及间质组织增生、炎症浸润,而使肝功能失常。

(10) 忌甲鱼　肝炎患者,由于胃黏膜水肿、胆汁分泌失常等原因,其消化吸收机能大大减弱。甲鱼含有极丰富的蛋白质,肝炎患者食后不仅难以吸收,而且会加重肝负担,使食物在肠道中腐败,造成腹胀、恶心呕吐、消化不良等现象。

总之,慢性肝炎患者应少食多餐,不应有饱胀的感觉,食物以新鲜、高蛋白质低脂肪、易于消化为宜。

（四）休息与活动

病毒性肝炎是临床上常见的疾病，尤其是乙型病毒性肝炎和丙型病毒性肝炎非常常见。这些病毒感染后不容易清除，如果没有得到合适的治疗，病情就容易反复发作，还容易重症化，甚至威胁生命。在病毒性肝炎发作后的治疗过程中，医生对患者的要求是好好休息、好好配合，否则其他治疗都白费了。休息真的有这么重要吗？肝炎患者需要怎样休息呢？

1. 不干活还远远不够 休息，很多人的理解就是不干活，然而对于肝炎患者来说，不干活还远远不够。急性肝炎发病早期，肝功能明显异常以及慢性肝炎在病情活动期的患者必须尽可能卧床休息，尽量减少下床活动。这样可以减少机体在生理及病理状态下体力和热量的消耗；减少因活动后肝糖原过多分解、乳酸形成致肝代谢负担加重；可增加肝血流量以增加肝营养及氧的供给，促进肝恢复。日本曾有报道，人体由仰卧位变为站立位时，肝血流量下降40%。站立位时肝血液供给减少，所以肝炎发作时患者需要尽量避免站立。

临床上，肝炎患者发病以后由于劳累过度导致病情反复或者进行性加重的病例屡见不鲜。在肝炎的发作期卧床休息非常重要，否则，无论多好的药、多好的医生也没有办法治好肝炎的病情发作。

2. 疾病缓解期要适当活动 不能过分强调卧床，以免增加患者的精神负担，或者在营养过度的情况下，再加上活动太少出现体重上升过快，引起脂肪肝。在肝炎症状明显减轻、肝功能明显好转后，需要逐渐增加机体活动量，以不引起疲劳及肝功能指标波动为度，同时避免劳累。

一般来说，急性肝炎在症状消失、肝功能恢复正常后，再经1～3个月的休息观察，可逐步恢复工作。慢性肝炎中重度及重型患者病情好转后也需要注意动静结合，至恢复期可以从事轻体力工作；症状消失、肝功能恢复正常达3个月以上者，可恢复正常工作，但仍要避免过度劳累。轻型患者在定期观察下，可参加工作，但不应从事重体力劳动。

3. 保证晚11点前睡觉 中医认为，晚上11点恰逢"血循肝胆经"，此时入睡能使血液回流、促进肝解毒。而"肝阴足可需养双目"，眼睛自然也能得到滋养。

不少人喜欢躺在床上看会儿书或杂志再睡，其实这对眼睛非常不利。睡前10分钟最好别再用眼，以便让其充分放松。因此，不妨躺在床上闭目休息，做眼保健操，或用湿热毛巾热敷双眼等。

4. 避免用眼过度　护眼首先要控制用眼时间,连续用眼 1 小时后就要休息 15 分钟。这时可以静心闭目片刻,两肘支撑在桌子边沿,以两掌轻捂双眼,全身肌肉尽量放松。然后按摩眼睛周围穴位,使眼内气血通畅,以达到消除睫状肌紧张或痉挛的目的。或者走到户外,在空气新鲜处闭目,眼球从右到左再从左到右各转 5 次,然后突然睁眼,极目远眺。

如果出现眼睛不适,切勿用手揉搓,否则会加重角膜损伤和视疲劳。经常揉眼还有可能增加眼睛感染的机会。

5. 专家推荐疏肝保健操　取自然站立位,然后依次进行以下这些动作:

(1) 弯腰,双手分别拍打两小腿外侧,自外脚踝至膝关节外侧,以阳陵泉、阳交、绝谷为主,拍打 5～10 遍,每遍 2 分钟,以局部微感疼痛为宜,频率为每分钟 100 次。

(2) 半弯腰,拍打大腿外侧,自膝关节外侧至臀部,以梁丘、风市、居髎、环跳为主,拍打 5～10 遍,每遍 2 分钟,以局部为感疼痛为宜,频率每分钟 100 次。

(3) 伸直腰部直立位,拍打腹部两侧、胸廓两侧,直至两乳房水平,以带脉、章门为主,拍打 5～10 遍,每遍 2 分钟,以局部微感疼痛为宜,频率为每分钟 100 次。

(4) 弯腰,双手握举,以上拳眼敲打腰部,以腰眼、命门、肾俞为主,拍打 5～10 分钟,每遍 2 分钟,以局部微感疼痛为宜,频率为每分钟 100 次;每日自我按摩 2 遍为宜。

(五) 用药

很多慢性肝病患者需要长期服药,特别是抗病毒药物。应嘱患者遵医嘱按时服药,不可自行停药或减量;切忌滥用药物,保健药品应慎用。

1. 乙肝治疗药物　国内外公认的乙肝治疗药物包括两大类,一类是注射用的干扰素,一类是口服的核苷(酸)类药物。

(1) 干扰素类药物包括普通 α 干扰素(每隔一天注射 1 次)和聚乙二醇干扰素(即长效干扰素,每隔一周注射 1 次)。使用该类药物的目的是希望通过有限的疗程(一年或更长时间),实现乙肝病毒(HBV)感染得到控制,停药以后疾病不再复发,保持稳定状态,但是干扰素的治疗有效率较低。

(2) 核苷(酸)类药物包括很多种,但目前国内外指南均强调恩替卡韦、替诺福韦酯以及丙酚替诺福韦为一线治疗药物,因为这 3 种药物高效、低耐药,临床应用相对也很安全。

（3）如何选择药物？一般来说相对年轻的患者,乙肝 e 抗原(HBeAg)阳性的患者、转氨酶较高但 HBV DNA 水平不高的患者、希望接受有限疗程治疗的患者,比较适合选择干扰素类药物。其他的情况患者可能更适合口服核苷(酸)类药物,特别是已经有肝硬化或失代偿期肝硬化的患者,只能选择口服的抗病毒药物,并选择高效、低耐药的一线治疗药物,即恩替卡韦、替诺福韦酯、丙酚替诺福韦。

2. 慢性乙肝患者抗病毒治疗　目前,国内外指南都明确提出,对于没有肝硬化的患者,HBeAg 阳性者病毒载量超过 1×10^4 copes/mL 同时伴有转氨酶升高大于 2 倍正常值上限(ULN),或 HBeAg 阴性患者病毒载量超过 1×10^3 copes/mL 同时伴有持续转氨酶升高,就可考虑接受抗病毒治疗。

除此之外,对于一些转氨酶不高的特殊患者,也可考虑给予抗病毒治疗。例如: ① 纤维化水平较高者,特别是 30 岁以上的男性患者; ② 没有达到治疗标准的 HBeAg 阳性患者,如果其治疗意愿比较强烈,也应进行抗病毒治疗; ③ 有乙肝肝硬化和肝癌家族史的患者; ④ 患者伴有肝外疾病,如乙肝相关肾病,即使条件不满足治疗指征,也应积极进行抗病毒治疗; ⑤ 对于肝硬化患者,如果检测 HBV DNA 阳性,就应该进行抗病毒治疗。

总之,选择抗病毒治疗方案时,应结合患者的病毒学水平、生化指标肝纤维化程度及其发生肝癌、肝硬化等事件的可能性进行衡量,同时临床医生要对患者的需求和治疗指征综合考虑,再决定患者是否接受抗病毒治疗。

是否应降转氨酶治疗? 从乙肝治疗的目的来说,抗病毒治疗可通过降低HBV 病毒水平,抑制甚至逆转纤维化水平,减少肝硬化、肝癌、肝功能衰竭以及死亡等事件的发生,提高患者的生存质量,延长生存时间。而降转氨酶药物并不能达到上述目的,对乙肝病毒学指标没有任何影响。虽然该类药物可在短时间内降低转氨酶水平,一定程度上改善患者生化指标,但并不能给患者带来真正好处。同时降转氨酶治疗也不等于保肝治疗。在没有去除病因时,很多降酶药物也起不到很好的降酶作用。即使转氨酶水平降低,如果不接受抗病毒治疗,患者仍有可能发生肝纤维化、肝硬化、甚至肝癌。

实际上在抗病毒药物出现之前,临床也用过很多保肝降酶药物,但患者发生肝癌、肝硬化以及死亡的风险还是很高,这种情况直到应用抗病毒药物后才有所改善。

因此,目前看来抗病毒治疗是乙肝患者最主要的治疗方案,保肝降酶药物的使用应该在抗病毒治疗基础上进行。

但是生物化学应答通常是在病毒学应答发生之后。患者应用抗病毒药物之后,可能需要 $1\sim2$ 个月时间才能将病毒抑制到较低水平,而此时,患者体内转氨酶水平却较高。因此,考虑到患者意愿、心理承受能力,以及患者对疾病的认知情况,临床医生可以短时间内、应用保肝或降酶药物,但一定要注意,一般使用一种药物且用量不要过大,用药时间一般在 4 周左右,患者一旦获得病毒学应答和生物化学改善即可停药。

3. 抗病毒治疗的最佳时机 丙型肝炎患者只要丙型肝炎病毒(HCV)RNA 阳性就一律开始接受抗病毒治疗。乙型肝炎的治疗与丙型肝炎的治疗原则不同,对于乙肝患者来说,还需要考虑治疗适应证的问题。

一般情况下,发现疾病活动期患者(转氨酶升高、HBVDNA 水平较高者),直接开始抗病毒治疗。但也有些特殊患者即使 HBV DNA 水平没有达到治疗标准,转氨酶水平不高甚至正常,也可以开始治疗,如伴有肝硬化的患者,有肝硬化、肝癌家族史的患者,以及肝组织有明显炎症坏死或明显纤维化的患者等。可参照《新版慢性乙型肝炎防治指南》推荐进行抗病毒的最佳治疗。

4. 抗病毒治疗的停药时机

(1) 慢性乙型肝炎核苷(酸)类似物停药时机 2017 年版指南关于慢性乙型肝炎核苷(酸)类似物经治患者抗病毒治疗的停药推荐意见非常明确,包括了 3 点,其中将 HBsAg 阴转作为首要标准(包括 HBeAg 阳性和阴性的慢性肝炎患者)。① 确认 HBsAg 阴转,不论是否出现抗- HBs 转换。② 对于 HBeAg 阳性,无肝硬化的慢性乙肝患者,达到稳定的 HBeAg 血清学转换和 HBV DNA 低于检测水平,并经过至少 12 个月的巩固治疗,可以停药。停药后需要密切监测。③ 对于 HBeAg 阴性的无肝硬化慢性乙肝患者,在达到长期病毒学抑制(至少 3 年),并能保证停药后严密监测的前提下,可以有选择地停药。

有包括肝硬化及并发症在内的其他情况则不能停药。

(2) 聚乙二醇干扰素 α 的停止治疗时间 关于聚乙二醇干扰素 α(Peg - IFNα)的停止治疗时间,2017 版指南包括了以下 3 条推荐意见:

① 治疗 12 周时的停止治疗推荐意见:对于 HBeAg 阳性的慢性乙肝患者,Peg - IFNα 治疗到 12 周时,如果 HBsAg 水平在基因 B、C 型患者中仍大于 20 000 IU/mL,以及在基因 A 型和 D 型患者中未下降,则实现 HBeAg 血清学转换的机会很小,可考虑停止治疗。

② 治疗 24 周时的停止治疗推荐意见:对于 HBeAg 阳性的慢性乙肝患者(包括基因 A、D 型),Peg - IFNα 治疗到 24 周时,如果 HBsAg 水平在基因 A、

D型患者中仍大于 20 000 IU/mL,则发生 HBeAg 血清学转换的机会很小,可考虑停止治疗。

③ 基因 D 型 HBeAg 阴性慢性乙肝患者的停止治疗推荐意见:对于基因 D 型的 HBeAg 阴性慢性乙肝患者,在 Peg‐IFNa 治疗到 12 周时,如果血清 HBsAg 没有下降,同时 HBV DNA 下降幅度也不到 2log IU/mL,则预示治疗无应答,应停止治疗。

5. 乙肝治疗依从性是关键　乙肝抗病毒治疗可以控制疾病进展,减少肝硬化、肝癌的发生,是大部分乙肝患者首选的治疗方式。

乙肝病毒每天都会在患者体内高速复制,要抑制病毒复制,血液中的药物浓度就必须保持在一定水平。因此,每天按时、按量服药很重要。擅自停药不仅给了病毒"死灰复燃"的机会,还会增加耐药风险,导致病情反复,并向肝硬化、肝癌的方向发展。肝衰竭患者一旦抢救不及时,病死率高达 70%～80%。

慢性乙肝患者存在免疫缺陷,以致病毒在体内持续存在难以清除,使用抗病毒药物治疗慢性乙肝是一个相对较长的过程。规律的随访对评估病情的变化、判断预后至关重要。即使可以停药,患者也一定要规律随访,以便医生及时了解和评估情况,第一时间发现病情变化,给予及时治疗。

(六) 定期复查

肝病患者病程长,因此患者应定期到医院复查肝功能、B超和病毒复制指标,并将结果保存好,以便日后复诊需要。

患者根据专科医生的建议停药后,半年内应每 2 个月随访 1 次,检测病毒学指标、生化学指标及病情所需的其他指标。半年后,每 3～6 个月随访 1 次,至少随访 12 月,随访期间如有病情变化,应缩短随访时间。若在停药期间发生肝功能异常,一定要去专业医疗机构救治。

【预防】

(一) 预防乙肝

(1) 加强乙肝预防知识的宣传和教育。加强对服务行业、保育员等特殊行业人员的管理。

(2) 开展乙肝疫苗免疫接种,实施母婴阻断传播。

(3) 严格供血者、血液和血液制品的监测,严格医疗器械消毒,提倡使用一次性注射工具和针灸针,防止医源性传播。

(4)个人要了解乙肝传播途径和预防知识,养成文明健康的卫生习惯,不共用牙刷、剃须刀、餐饮具等,避免接触传播。

(5)接种乙肝疫苗是预防乙肝最经济、最有效的方法。我国 1992 年将乙肝疫苗纳入计划免疫管理,对所有新生儿接种乙型肝炎疫苗,有效控制了乙肝病毒的传播。

(二)肝癌的预防和筛查

1.高危对象

(1)男性 35 岁以上、女性 45 岁以上。

(2)有乙型肝炎病毒(HBV)或丙型肝炎病毒(HCV)感染的血清学证据。

(3)有肝癌家族史。

(4)血吸虫、酒精性肝硬化等任何原因引起的肝硬化患者。

(5)药物性肝损患者。

2.筛查建议

(1)男性 35 岁以上、女性 45 岁以上的肝癌高危人群应进行筛查。

(2)联合血清甲胎蛋白(AFP)和肝超声检查,每 6 个月筛查 1 次。

3.预防建议

(1)慢性肝炎患者尽早接受抗病毒治疗以控制肝炎病毒的复制。

(2)减少饮酒;食物尽量清淡,减少油腻食物的摄入。

(3)防止霉变食物的摄入。

十八、胆 石 症

【概述】

胆石症为胆道系统(胆囊、胆管)内自发性结石形成。随着年龄增长,胆石症的发病率增高,在一组尸检病例中,70岁以上的老年人约半数以上胆道有结石。国外报道在60岁以上老年人的腹部外科手术中,最多见的是胆囊疾病。因此,对老年人来说,胆系疾病是一个十分值得重视的疾病。

老年人胆结石发病率增加,与老年人胆囊壁、胆管壁变厚、胆囊变小,弹性减退,胆汁浓缩并含有较多胆固醇和胆色素有关,所以容易沉积形成胆结石。

(一) 胆石成分

胆石是由胆汁中各种成分沉淀集聚组成,不同患者及其所处的不同环境条件,其构成胆石的成分均不一致,可有以下几种:

1. **胆固醇结石** 常为单个,也可多个,浅黄或灰白色,表面光滑或呈结节状。

2. **胆色素结石** 常为多个,多呈墨绿色或黑色,易碎成"泥沙样"结石。

3. **胆固醇-胆红素钙混合结石** 一般为多个,圆形或多面形,大小均匀。

(二) 老年人胆石症的特点

由于老年人机体的特点,老年人胆石症与青壮年相比有相同也有不同之处。

1. 静止性结石:在老年人胆结石患者中,静止性结石占30%～50%,大多为胆固醇结石。患者虽有胆结石,但长期缺乏临床症状。自B型超声波广泛应用于临床以来,老年人静止性结石的检出率越来越高,但如有急性发作,胆囊坏死、穿孔等并发症多,和青壮年相比,病情常更严重,预后差。

2. 由于老年人反应能力差,胆绞痛发作时症状不典型,往往不易做出正确诊断。如并发胆道感染,患者虽有发热,但腹部阳性体征、血白细胞增多等可不明显。国内报告一组 88 例 60 岁以上老年患者的回顾性分析发现,因胆结石做急诊手术的 39 例中,均仅有轻度腹痛,1/3 以上无发热,1/4 无腹部触痛,有明显腹膜刺激体征不及半数。老年人急性胆囊炎的体征表现和病理变化常不相符,如手术时发现胆囊已坏死、穿孔或已发生内瘘,术前右上腹不一定有肌肉抵抗等体征。有例 77 岁男性患者,胆囊已坏疽,但术前检查右上腹仅有轻度压痛,因此切勿因局部体征不明显而延误手术治疗。另外,老年胆囊结石,由于病程较长,加之胆囊壁因反复炎症而变厚,甚至形成瘢痕,使胆囊变成一个无功能的口袋,与青壮年相比,很少出现胆囊积水。

3. 老年人患胆总管结石者较多,50 岁以后发病率逐渐上升,60～80 岁者和 50 岁以下相比,胆总管结石的发病率比为 2∶1～4∶1,>80 岁者发病率高达 30%～100%。国内文献报道,胆总管结石发生率老年人和青壮年人比为 2∶1,在胆囊常规切除手术中,约有 6%～26% 患者可见胆总管结石。胆总管结石者并发症多,尤其老年患者,一旦发生并发症,预后不良,应认真对待。

【康复照护】

(一) 平时随访

(1) 胆囊结石者,劝其不宜贪吃油腻食物及油煎蛋等。因这些食品可刺激胆囊强烈收缩,促使胆囊内结石移位而发生胆绞痛。

(2) 口服鹅去氧胆酸或熊去氧胆酸做溶石治疗者,应定期观察药物效果及不良反应,如肝功能、血胆固醇浓度等。中药治疗可服用排石汤。

(3) 定期随访 B 超检查,观察胆结石的大小、结石数多少、有否移位等。

(4) 肝内胆管结石者,观察有否肝内及胆道感染症状。

(5) 急性发作时及时送院就医。

(二) 知情、选择治疗方案

1. 非手术治疗　目前有溶石、排石、碎石等方法,但临床疗效均不满意。以鹅去氧胆酸做溶石疗法为例,它仅适用于无症状或症状轻微的纯胆固醇结石,服用该药一个疗程需要 6 个月至 2 年,并有一定的不良反应,如腹泻、转氨酶增高,长期服用时患者难以忍受,且有使血胆固醇增高的可能。该药即使见效,但停药后结石又将复发。其他临床常用的增进胆汁排泄的药物,如熊去氧胆酸、中成药胆舒胶囊、胆通、金胆片、胆宁片等，主要刺激肝分泌胆汁，并无直接溶解胆结石的作用。

2. 手术治疗 包括胆道取石引流术、胆囊切除术（开腹或内镜下）、胆总管切开取石加胆囊切除术等。目前推荐的方法是开腹胆囊切除术。对胆囊已切除、又有胆总管结石者，目前可采用内镜下乳头切开取石术，特别适用于老年人不能耐受手术者。

由于老年人机体反应差，常有各种伴随病，若有急性发作，尽量避免急诊手术，争取择期手术。但老年人胆结石急性发作，常病情严重，易发生胆囊坏疽、穿孔、胆汁性腹膜炎等严重并发症，此时又须果断地及早手术，以减少病死率。有观点认为老年人的"静止性胆囊结石"，若无其他器官严重病变，应抓紧时机择期手术，以免在急性发作时增加手术的危险性。

（三）治疗胆结石要否"切胆"

长期以来，胆结石病的治疗不是保守治疗就是切除胆囊。大量临床实践表明：胆囊是一个不可替代的器官。就目前所知，胆囊除了有储存、浓缩胆汁和收缩的功能外，还具有复杂的化学功能和免疫功能。

胆囊结石或胆囊息肉的癌变率近年来有增高的趋势，所以对反复发作的胆囊结石、多发性胆囊息肉和直径大于 0.8 cm 的单个胆囊息肉的患者应积极早期手术治疗。

胆囊切除后会有一些并发症，如消化不良、胆汁反流性胃炎、胆总管损伤、以及结肠癌和胆总管结石发生机会增多等。如何能保存胆囊又能干净、彻底地去除胆囊结石、胆囊息肉一直是医学界探索的方向。

近年来随着科学技术的发展，胆道镜在临床上广泛应用，一种全新的微创技术即保留胆囊、取出结石、息肉的方法应运而生，可以代替传统外科手术，免除开大刀切除胆囊之苦，开创了内镜微创、保留胆囊取尽结石、息肉治疗的新时代。"内镜微创保胆取石术"是用软性（纤维）胆道镜进入胆囊内检查和治疗，纤维胆道镜既可以随意弯曲，又可以照明观察，哪里有结石就可以到达哪里取石，并做到完全、彻底取净结石、息肉，治疗结果真实可靠。内镜微创保胆取石、保胆取息肉技术，既去除胆囊内的结石和息肉，又保留了有功能的胆囊，同时避免了胆囊切除术的并发症。内镜微创保胆取石术切口小、损伤轻，术后3 日后即可出院。

（四）腹腔镜胆囊切除术术后康复

1. 术后康复

（1）一般护理 腹腔镜胆囊切除手术一般采用全麻,故术后患者取去枕平卧位,头偏向一侧,保持呼吸道通畅。麻醉清醒后取半卧位,可减轻腹部张力,利于切口愈合。一般 6 h 后可床上活动。次日早晨可下床活动。密切观察生命体征变化,观察患者面色及精神状态。

（2）吸氧 腹腔镜气腹采用 CO_2,大量 CO_2 弥散吸收入血,使患者出现类似呼吸性酸中毒的症状,同时腹胀使膈肌升高,呼吸运动受限,影响呼吸功能。因此,术后应常规给予低流量吸氧,注意观察呼吸节律,保持呼吸道通畅。

（3）饮食 患者如无明显恶心呕吐、腹痛、腹胀等症状,术后肠蠕动恢复可进流质食物,逐渐过渡到半流质食物至普食,但忌进牛奶、豆浆、过甜流质等产气食物摄入,防止术后肠胀气。

（4）切口护理 术后 24 h 内严密观察腹部穿刺口是否有渗血、渗液以及胆汁外流等情况。

（5）引流管护理 术后一般不放置引流管,估计有出血、胆漏或感染者,放置引流管,保持引流管通畅,观察引流液的颜色、量及性状。每日更换引流袋。

（6）对症护理 若患者疼痛,因腹腔镜手术创伤小、痛苦轻,术后一般常规应用镇痛泵,不需特殊处理;若患者恶心、呕吐,则给予甲氧氯普胺 10 mg 肌内注射,症状重者禁食,静脉补充液体、电解质及维生素。若患者肩背部酸胀,因残留于腹腔的 CO_2 刺激膈神经引起,手术后 3～5 日消失,无须特殊处理。

2. 出院后康复

（1）饮食:建议低脂肪、低胆固醇、富含优质蛋白、维生素和微量元素的饮食,并至少维持 2 周。术后脂肪摄入量不超过每日 30 g。胆固醇摄入量不高于每日 300 mg,每日热量摄入以 20～25 kcal/kg 为宜。膳食纤维应选择来自果胶、藻胶、豆胶的可溶性纤维,并保证足量饮水。饮食应采用清炖、清煮等方法制备的少渣软饭,避免油炸和油煎也很重要。

（2）在手术之后注意不能洗澡,同时不能导致伤口感染,需要几天之后等伤口恢复才能自行揭开敷料。最重要的就是胆囊切除手术之后伤口不能沾到任何水,10 天之内不能淋浴。发现伤口出现感染发炎之后,需要马上去检查并治疗,一般会通过常规的处理方法进行伤口的处理。同时要避免伤口部位经常活动,最好在家里休息。

(3) 术后两三个月内,可以进行像散步这样的活动。

(4) 注意要保持乐观的生活态度,避免焦虑、犹豫等不良情绪。

【预防】

预防胆道肿瘤的注意事项如下:

1. 胆结石是胆道肿瘤的高危因素　长期的胆囊结石如果不及时治疗,就会导致结石对胆囊壁黏膜反复刺激,使炎症加重,除了反复胆囊炎发作外还有引起癌变可能。所以我们对胆结石千万不能掉以轻心,一定要提高警惕。

当然,不是所有的胆结石都会癌变。但胆结石患者患胆囊癌的概率要更高,如果能够早期干预,将疾病萌芽扼杀在摇篮里,就可以避免胆囊癌的发生。

2. 哪些症状要警惕胆道肿瘤　胆道肿瘤早期通常没有症状,或者就是"胆结石"类似症状,大多仅在体检或手术中被意外发现。以下异常需引起警惕,大于 50 岁的胆石症患者,如果症状较前有所改变,解痉对症处理不见缓解,同时出现右上腹肿块,且伴有黄疸和发热,需要特别警惕。

肝内胆管癌的临床表现没有什么特别症状,既往有慢性肝病者可能以肝病症状为主,大多体检发现肝肿块,晚期伴有黄疸乏力等全身症状。胆管癌的临床表现最主要的症状就是黄疸,出现黄疸应尽快到医院检查,B 超检查有胆管扩张者尤其是没有胆管结石者需要及时排除胆道肿瘤。

基于目前胆囊癌恶性程度较高、早期诊断困难、疾病进展迅速、辅助治疗手段匮乏、预后极差的现实情况,微创切除患有结石的胆囊、避免结石癌变,具有切实可行的意义及临床价值。别把胆结石不当回事,也不要等到胆结石发作了才想到要治疗。因为胆结石活动期由于炎症,胆囊内结构改变,处理起来要更麻烦,而静息期胆囊结构清楚,可减轻手术难度。

十九、痔

【概述】

痔俗称"痔疮",是全世界范围内的常见病。常言道"十人九痔",可见痔的患者群之广。近年来,随着久坐、少活动、饮酒、嗜好辛辣饮食等不良生活方式愈演愈烈,痔的发病率也明显上升。

(一)人为什么会得痔

目前被广泛接受的是肛垫下移学说。我们可以简单理解为肛管下方的正常环状组织——肛垫,平时具有协助排便控制的作用。但在长期非正常的排便习惯,诸如用力排便或大便干结等的影响下下移异位,并最终导致了痔这一疾病的发生。

(二)经典的痔的分类

由其与齿线的相对位置关系决定。外痔位于齿线以下,而内痔位于齿线以上。

相较于外痔,临床上我们对内痔更为关注,并且以其脱垂的严重程度进行临床分级:① Ⅰ度内痔以显著的血管化为主要特征而并不脱出于肛管外;② Ⅱ度内痔在排便或用力屏气时脱出肛管但可自行还纳;③ Ⅲ度内痔在脱出肛管后需手法还纳;④ Ⅳ度内痔则指那些无法人力还纳的脱出肛管的内痔。

(三)诊断

1. 临床表现 尽管痔的发病率很高,但有症状的痔并不多见。而对于有症状的痔,其临床表现也各异。

(1)出血是最常见的临床症状。出血绝大多数发生于排便过程中,表现为无痛性鲜红色的液体,可以在厕纸、大便滴落在便池里被发现。与之相对应的直肠癌这一恶性疾病,更多的时候则表现为血和粪便的相互混合。

（2）疼痛与肿块脱出也是痔的表现，典型的临床描述为肛周的痛感软组织团块，且有可能随着时间递增而体积增加、症状加重。

2. 体征和体检 痔的诊断依赖于严格的查体。尽管大多数便血患者没有结直肠肿瘤，但结直肠肿瘤患者直肠出血被误诊为痔是比较常见的。

肛门视诊和直肠指诊可以初步评价痔的严重程度并且鉴别痔与结直肠癌、肛管癌、息肉、直肠黏膜脱垂、肛周脓肿、肛瘘、肛裂、肛乳头肥大、肛门直肠的性传播疾病以及炎症性肠病等疾病。而对于年龄大且没有做过完整的结肠镜检查、有结直肠癌家族史、粪便潜血试验阳性等高危因素的患者，结肠镜检查是必要的。

【康复照护】

（一）日常生活保健

注意个人卫生，养成每天定时排便的习惯，每日早晨可空腹服淡盐水一杯。

预防便秘，坚持腹肌锻炼，排便时避免蹲坑时间过长。

（二）饭食

1. 摄入足够水分 针对夏秋之交天气干燥的特点，我们需要摄入足量水来避免水分的丢失，尤其是在每天早晨，多喝水能够促进血液循环，加快肠蠕动，可帮助排便，以防出现便秘。如此对症下药，痔疮也就少了发作的条件。

2. 合理饮食 当然，仅仅多喝水防止便秘还是不够的，与此同时，我们也要"管好自己的嘴"。

（1）忌食辛辣油腻、刺激性的食物 夏秋之交天气余热而干燥，更应合理调配饮食。中医认为过食"肥甘厚腻、辛辣炙煿之品"，易致肠道积热，湿热下注极易形成痔疮，因此我们应忌食辛辣油腻、刺激性的食物。

（2）合理食用蔬菜水果 日常饮食中可多选用含纤维素较多的"粗纤维"的蔬菜、水果、豆类等食物，能帮助排便，预防痔疮。而对于"荔枝、乌梅、葡萄、山药"等具有热性或收涩之性的蔬菜水果，应少食为好，以防大便干燥。

3. 中医辨证的饮食

（1）血热肠燥者多食蔬菜、水果。

（2）气滞血瘀者给予理气活血之品。

（3）阴虚津亏者宜多进滋阴增液之品。

（三）运动

1. 适当体育锻炼　一年四季尤其夏秋之交是体育锻炼的好时候，加强适当的体育锻炼能促进血液循环和肠蠕动，减少盆腔充血和痔疮发作，并及时补充水分。

2. 养成良好的生活习惯　坚持一些日常防止痔疮的良好习惯，如养成良好的排便习惯，不要久忍大便，或长时间屏气用力，否则易导致肛周血液回流不畅，日久易形成痔疮。保持肛周清洁，可减少分泌物对肛周的刺激，降低痔疮的发生率。避免久坐久立，常坐提肛运动，如此可促进局部血液回流，减少静脉淤积，对防止痔疮大有益处。避免过度疲劳，中医认为疲劳可致脾气虚弱，中气下陷，升举无力，引发痔疮，故在日常生活中我们应该注意及时休息，劳逸结合，避免过度疲劳。

3. 收肛提臀运动

（1）站位　正常站姿，双足之间间隔一定距离，大腿中间夹枕头或瑜伽砖（训练 1 个月以上后可以选择夹同等厚度的书），以不用力时中间枕头不掉落为松弛状态，大腿用力向内向上夹紧枕头为训练状态。找到大腿及会阴部收紧的感觉后，每次夹紧 2 分钟，放松 30 秒，5～6 次为组，每日至少 2 组。在乘车排队等任何时刻，不需夹东西也能练习。

（2）坐位　臀部在座位上，大腿至少 1/3 在座位外，背部挺直，双腿并拢。首先，伸直双腿并尽量抬高至与地面平行，并在高处保持至少 3 秒；其次，并腿屈膝抬起双腿靠近腹部，保持 3 秒；一加二为一组，每次 6 组，每日 2 次。

（3）卧位　这个动作又称瑜伽里的桥式，每次保持 19～21 个呼吸，每日 2 次。注意双膝不宜张得太开，以一个拳头的距离为宜。

（四）治疗方案

痔病是常见的肛肠类疾病。当痔病严重影响生活和工作时，需积极治疗。目前治疗方法主要有非手术和手术治疗。

1. 非手术治疗　包括口服药物（消脱止）、外用药物（痔疮栓、痔疮膏、马应龙麝香痔疮膏）、中药熏洗法、激光疗法、冷冻疗法和微波治疗等。外用药具有消肿止痛和止血生肌的作用。冷冻、激光、红外线和微波治疗等物理疗法一般具有操作简单、治疗时间短的特点，但这些物理疗法长期效果较差、复发率较高。

2. 手术治疗 混合痔切除术最为常见,该手术是外痔区剥离切除、内痔区予以结扎或切除。手术简单,对于单发或相互之间相对孤立的内外痔根治效果好。

吻合器痔上黏膜环形切除吻合术(PPH)是目前国际上首选的一种最先进的治疗方法。该手术是切除齿线上2～4 cm处黏膜,使得肛垫向上移动,起到悬吊肛垫的作用,缓解脱垂症状,具有术后疼痛轻、手术操作简单、不发生肛门失禁等优点。

3. 手术指征

(1) **便血** 如果仅仅是偶尔出现便血,量比较少(滴血或厕纸染有少量鲜血),属症状较轻,不需治疗或稍微用药即可缓解,无须手术;如果便血频发,鲜血喷射而下,量比较多,长久不能缓解,用药无效甚至出现了贫血,则属于症状重,要考虑手术。

(2) **脱出** 如果痔核在排便时。脱出肛门外,便后可自行回纳到肛内,则属于症状轻,无须手术;如果痔核稍微用力即可脱出,需要用手推回肛内,有时候甚至卡在肛门口,出现坠胀、疼痛的不适感,则属于症状重,要考虑手术。

(3) **肿痛** 如果痔疮的肿胀、疼痛不用药可以自行消肿,或者用一些温水、中药坐浴能缓解,则属于症状轻,无须手术;如果痔疮肿大明显,疼痛难忍,用药也没有效果,则属于症状重,要考虑手术治疗。

(4) **主观感受** 如果痔疮的不适感可以忍受,不太影响生活,就无须手术;如果痔疮的不适感已经严重影响生活质量,造成困扰,并且因此产生强烈的治疗意愿,就要考虑手术治疗。

4. 中医 治疗方法多,有中药熏洗、中药外取、中药内服、挂线疗法、枯痔疗法、结扎疗法、针灸、艾灸等。操作技术简单且实用。痔结扎法、肛瘘挂线法、坐浴熏洗法等实用技术,既安全,痛苦又小,至今都在临床上广泛应用。

实现外科疾病用内治法治疗。在中医传统理论的指导下,还可通过中药内服治疗肛肠外科疾病。

(五) 痔手术后的康复

1. 饮食护理 术后3天内给予富有营养的流质或半流质饮食,术后当日及第1日进食流质如米汤、核桃粉、芝麻糊,应禁食牛奶、豆制品、鸡蛋、香蕉等易造成腹胀或腹泻类的食物;术后第2天进食半流质如烂面条、稀饭;术后第2

天之后宜高蛋白、低脂肪、丰富维生素、富含纤维素、无辛辣刺激、忌生冷的饮食,鼓励患者多饮水(每日≥2 000 mL)。制订术后饮食谱鼓励患者进食。

2. 排便护理 术后 3 天内控制排便,其后 1 次/天最佳,养成早餐后清晨排便的习惯,帮助患者度过术后首次排便关,有便意时先温水(38～40℃)坐浴5～10 分钟,利于肛门括约肌松弛,以减轻排便时的疼痛,也可用开塞露 20 mL轻柔插进。

3. 排尿护理 由于术后肛门疼痛不适,可反射性引起膀胱括约肌痉挛;同时手术麻醉抑制作用会使膀胱松弛,易发生急性尿潴留。术后 8 小时内需观察患者排尿的情况,有无尿潴留。若发生尿潴留,先评估尿潴留发生的原因,如因体位不习惯而导致,可于术后 6 小时协助患者更换舒适体位排尿,还可采用诱导排尿或通过压腹并咳嗽的方式帮助排尿,均无效的情况下,行导尿术。

4. 换药 痔注射术后可将吲哚美辛栓、氯己定痔疮栓、红霉素栓、马应龙痔疮栓等药填塞于肛门内即可。开放创面除使用上述栓剂外,亦需将凡士林油纱条、中药生肌玉红膏纱条或红粉纱条等填塞肛内并用其保护创面,以利于创面引流。

5. 康复训练 配备彩页图片及观看视频,指导患者进行盆底部肌肉的锻炼及行提肛运动,每日督促检查,并对正确性进行判断,让患者正确进行提肛运动。从术后第 3 天指导患者做提肛运动,每日 2 次,每回 20 次逐步递增至50 次,有助于减轻肛门部组织水肿、促进局部血液循环,同时可预防肛门括约肌松弛,对于出现感觉性大便失禁的患者也可起到康复作用,如出现肛门部严重水肿及出血应停止锻炼,待病情稳定后再继续锻炼;每日做主动收腹运动或自右沿结肠解剖位置向左环形按摩数次,有助于改善排便和排除排便恐惧心理。

6. 出院指导及随访 出院前指导患者养成良好排便习惯,保持肛门卫生,建议使用柔软无刺激的手纸。多饮水,多吃新鲜水果、蔬菜,少吃辛辣刺激食物,避免久站久坐。每位患者领取一张健康教育指导表,制订愈后反馈表,于出院半个月和 1 个月复查时让患者填写,并且保留他们的联系方式,定期随访和指导,具体了解改进型 PPH 手术效果。

7. 中医护理 痔疮是由于湿热而成,应用中医活血化瘀的方法可促进术后恢复。

(1)中医按摩 用手自我按摩尾骨尖的长强穴,每次约 5 分钟,可以疏通经络,改善肛门血液循环,促进伤口愈合。

(2) 中药坐浴　黄芪、黄柏、菟丝子、五倍子、蛇床子、芒硝、苦参、红花等各 20 g,用 2 000 mL 水煎后倒入脸盆内让蒸汽熏患处,水温降至 38~40℃坐浴,每日 2~3 次,可缓解患者术后不适感,促进肛门周围血液循环,促进疾病痊愈。

(3) 痔疾洗液　成分有忍冬藤、苦参、黄柏、五倍子、蛇床子、地瓜藤。有清热解毒,燥湿敛疮,消肿镇痛的功效,用于湿热内蕴所致的外痔肿痛。用法为外用。取本品一瓶 125 mL,加沸水稀释至约 1 000 mL,乘热熏肛门,再坐浴 20 分钟。每日早、晚各 1 次。重症者坐浴后另取本品涂擦患处。

(4) 艾灸镇痛　艾灸是传统的中医疗法,具有通经络,行气活血,消肿镇痛的作用。坐浴后,创面用艾条温和灸 15 分钟,灸后用消毒纱布覆盖创面,每日早晚各 1 次,直至愈合。

8. 术后活动　一般手术创面较大,而伤口尚未完愈合期间,应尽量少走路,这样可避免伤口边缘因用力摩擦而形成水肿,延长创面愈合时间。痔疮手术后恢复时间为 2 周左右,可以做缩肛运动,促进肛门收缩功能的恢复。创面愈合后 3 个月左右不要长时间骑自行车,以防愈合的创面因摩擦过多而引起出血。

【预防】

坚持日常防痔

1. 养成良好的排便习惯　避免排便时间过长、久忍大便、经常久蹲、长时间屏气用力,易导致肛周血液回流不畅,日久易形成痔疮。

2. 保持肛周清洁　保持肛周清洁可减少分泌物对肛周的刺激,降低痔疮的发生率。

3. 避免久坐久立,常做提肛运动　如此可促进局部血液回流,减少静脉淤积,对防止痔疮大有益处。

4. 避免过度疲劳　中医认为疲劳可致脾气虚弱,中气下陷,升举无力,引发痔疮,故在日常生活中我们应该注意及时休息,劳逸结合,避免过度疲劳。

二十、糖 尿 病

【概述】

糖尿病(DM)是一组以长期血葡萄糖(简称血糖)水平增高为特征的代谢疾病群。引起血糖增高的病理生理机制主要是胰岛素分泌缺陷和(或)胰岛素作用缺陷。目前国际上将糖尿病主要分为四大类。

1.**1型糖尿病** 因自身免疫反应引起炎症破坏胰岛,致胰岛素严重缺乏。多发生在儿童或青少年,起病急。病情重,血中可测到不同种类的针对胰岛的自身抗体,有酮症酸中毒倾向,需注射胰岛素维持生命(因此曾被称为胰岛素依赖型糖尿病)。部分成年起病者,病程进展缓慢,在一段时间内可不依赖胰岛素,血中可测到胰岛自身抗体,称为成人隐性自身免疫糖尿病(简称 LADA)。

2.**2型糖尿病** 在糖尿病群体中占大多数(约95%)。其发病与遗传及环境因素有关,其病理生理改变可从胰岛素抵抗为主伴胰岛素不足,到胰岛素分泌不足为主伴胰岛素抵抗不等,可发生在任何年龄,但通常多见于成人,尤以40岁起病较多。多数发病缓慢,症状相对较轻,约半数无症状,一些患者因慢性并发症、伴发病或仅于健康检查时发现。多数患者不需要依赖胰岛素治疗维持生命(因而曾被称为非胰岛素依赖型糖尿病),但在疾病某些阶段,可能需用胰岛素控制代谢紊乱。

3.**其他特殊类型糖尿病** 共有8个类型数十种疾病,包括因某些基因变异引起胰岛 β 细胞功能遗传性缺陷、胰岛素作用遗传性缺陷以及各种继发性糖尿病等。

4.**妊娠期糖尿病(简称 GDM)** 是指在妊娠过程中初次发现的任何程度的糖耐量异常。

(一)糖尿病导致并发症

1.**急性并发症** ① 低血糖;② 糖尿病酮症酸中毒;③ 高血糖高渗透压综合征;④ 糖尿病乳酸性酸中毒。

2. 慢性并发症 ① 心血管病；② 糖尿病神经病变；③ 糖尿病足；④ 脑血管病；⑤ 糖尿病视网膜病变；⑥ 糖尿病肾病；⑦ 下肢血管病变。

(二) 流行病学概况

流行病学调查显示，糖尿病在我国成人中的患病率已达 11.6％，有将近 1 亿的糖尿病患者，居世界第一，他们花费的医疗费用相当于一次经济危机造成的损失。在发达国家，糖尿病的医疗费用占国家 GDP 的 5％～6％；而目前，我国糖尿病的医疗费用已占国家 GDP 的 7％～8％。20 世纪 70 年代末，在经济较为发达的上海，市民的糖尿病患病率只有 1％。而全国仅为 0.67％。之后，随着经济的快速发展，糖尿病的患病率逐年增加，2002 年为 4.5％，2007—2008 年为 9.6％；到 2010 年上升至 11.6％。

为何糖尿病患者越来越多？从某种程度上讲，糖尿病患者增多是生活水平提高的标志。首先人均寿命延长，老年人越来越多：其次，丰衣足食，胖人越来越多，而胖人中发生糖尿病的概率比正常人高出 4 倍：第三，活动量少，日常生活中主动锻炼的少了，开车的多了，走路的少了；第四，饮食结构改变，快餐饮食成为普遍的饮食方式。这些都为糖尿病的发生提供了土壤与条件。

(三) 老年糖尿病患者治疗目标

目前我国糖尿病的患病率已达 10％，而老年患者则更多，约占 14％。因此对这批人的治疗很重要，但也更困难。因老人们多患有其他疾病，因而治疗更复杂。如患关节炎、癌症、心力衰竭、抑郁症、高血压、肺气肿、慢性肾病以及心肌梗死和脑卒中等。更严重者有终末期慢性病，如充血性心衰、需吸氧的肺病、要透析的肾病及各种转移癌。

因此从框架上把老年患者分为三大类。① 病较少基本健康：有少数并存的慢性病，认知功能及其他功能良好。② 病较复杂中等健康：有多个并存的慢性病，有两个或多个病影响日常生活，认知功能轻或中度损害。③ 病很复杂健康很差：有长期或终末期慢性病，中到重度认知功能损害，日常生活不能自理。

现在认为，要改善预后不是单靠降血糖，还要降血压及纠正血脂紊乱，以及处理各种并存的病。在处理上要考虑预期寿命，老人本身能活的寿命较中年人短，又有各种病，则预期寿命更短。例如一个 90 岁糖尿病患者又有终末期癌症，严格控制血糖非但无益反而可能促进死亡。因此不能过度治疗，也不能治疗不足。

对第一类老人,共识认为血糖控制目标为糖化血红蛋白(A1C)<7.5%,第二类为<8.09%,第三类为<8.5%。A1C 8.5%大致相当于平均血糖 11.1 mmol/L。对血压及血脂目标也不同,第一、二类的血压目标为<140/80 mmHg,血脂紊乱应用他汀类药;而第三类患者则血压目标为<150/90 mmHg,他汀类要考虑利弊后才用。

至于具体的防治方法,共识认为对老人要筛查糖尿病,及早治疗。在安全及简便的前提下进行力所能及的体力活动及饮食控制。药物不主张用格列苯脲,首选二甲双胍,但Ⅳ期以上肾病不用。考虑多种降糖药并用。多问并监测血糖以防止发生低血糖,如常发低血糖则应换药。定期测认知功能。患者出院或转到养老院时易出危险,要多加小心。

因过去随机对照研究中往往不包括病情复杂的老人,故共识的最后提了些将来的研究方向。总而言之,对老年糖尿病患者一定要个体化处理,要全面考虑,因为我们面对的是患者,而不仅仅是疾病!

【康复照护】

(一) 健康教育

(1) 糖尿病患者可根据自身情况制订合理饮食和运动方案,调整心态。

(2) 可通过网络咨询、微信公众号、专业期刊和科普书籍等方式提高对糖尿病的认识;认真遵循医嘱,平稳控制血糖。

(3) 糖尿病患者更应注意居家环境安全,防滑防跌倒,避免骨折。

(4) 不酗酒、不抽烟。

(二) 饮食

1. **均衡营养**　定时定量、少食多餐,注意三大营养物质的均衡(碳水化合物 50%~60%,蛋白质 15%~20%,脂肪 20%~30%)。

(1) 碳水化合物以低升糖指数饮食为主,避免大量淀粉类摄入(如米面、土豆、红薯、南瓜和山药等);选择优质蛋白质(含必需氨基酸的鱼、肉、奶等动物蛋白,需煮熟后食用),血糖升高患者如合并肾功能减退应限制蛋白质的摄入。

(2) 要减少脂肪摄入,推荐摄入人体必需的单不饱和脂肪酸。

(3) 每天保证充足的维生素绿色蔬菜和新鲜水果等,尽量做到清淡、多样化。

2. 新版膳食指南助推糖尿病康复　中国营养学会在第 13 届全国营养科学大会上正式发布了《中国糖尿病膳食指南（2017）》，为糖尿病患者推荐"吃、动平衡，合理用药"等八大营养健康意见，帮助人们更好地控制血糖，促进糖尿病患者更好地康复。

该指南弥补了以往糖尿病营养治疗资料的理解难度大、知识较为分散等不足，主要针对 2 型糖尿病患者推荐了通用的饮食指导内容。

推荐一：吃、动平衡，合理用药，控制血糖，达到或维持健康体重。

推荐二：主食定量，粗细搭配，全谷物、杂豆类应占三分之一。

推荐三：多吃蔬菜、水果，种类、颜色要多样。

推荐四：常吃鱼禽，蛋类和畜肉适量，限制加工肉类。

推荐五：奶类豆类天天有，零食加餐合理选择。

推荐六：清淡饮食，足量饮水，限制饮酒。

推荐七：定时定量，细嚼慢咽，注意进餐顺序。

推荐八：注重自我管理，定期接受个体化营养指导。

（三）运动

1. 适当运动　适当运动有助于控制血糖、辅助疾病的整体治疗。无严重并发症的高血糖患者，可在家中进行原地踏步、太极拳、广播操等中低强度运动，保证每日的活动量，每周不少于 150 分钟。

2. 糖尿病患者运动注意事项　众所周知，运动是糖尿病综合治疗的"五驾马车"之一，可以有效地改善血糖、减轻体重、增强体力。很多糖尿病患者虽然知道合理运动的重要性，但在运动方式的选择和实践上还存在一些误区。主要方式包含有氧运动和抗阻运动。

（1）有氧运动　有氧运动是指人体在氧气充分供应的情况下进行的体育锻炼，怎样判断氧气是否充分？即人体吸入的氧气与消耗的氧气相等，在运动过程中能够保持平稳的呼吸，比如散步、慢跑、骑自行车游泳、太极拳、乒乓球、羽毛球等。在进行有氧运动时，建议运动速度和强度要逐渐增加，每次锻炼时间不少于 30 分钟，每周坚持 3～5 次，1 周内累计运动时间≥150 分钟。

开始进行有氧运动之前要做一下简单的热身，并在结束锻炼时候做一下降温活动。因为热身能让身体做好准备，能逐渐提升你的心血管系统，增加血液流入肌肉，并且升高你的体温。没做准备活动而突然进行有氧运动可能导致肌肉拉伤或受伤等问题。而在锻炼后降温能渐渐地降低肌肉的温度,特别是刚做了高强度的锻炼之后。降温活动有助于减少肌肉损伤、僵硬和疼痛。

热身首先应针对大的肌肉群如大腿。然后,可做些针对将要运动或活动的肢体部位的锻炼。热身活动可能会轻微出汗,但是避免过于疲劳。

(2)抗阻运动 抗阻运动是指在遇到外来阻力时,肌肉主动识别"敌人"并发起对抗阻力的运动,能够锻炼自身肌肉,恢复和发展肌力,在加速消耗热量的同时可以增加胰岛素敏感性。常见的训练方法有卧推、哑铃、杠铃弯举、仰卧起坐、躬身提拉等。抗阻运动有一定的专业性,尽量在专业人士指导下进行训练,做好热身工作和整理工作。

如果条件允许,可以将有氧运动和抗阻运动相结合,以获得最佳效果。

(3)合适的运动强度 我们平时的日常家务活动,比如买菜烧饭、打扫卫生等常常不能达到有效的运动强度。那究竟什么样的运动强度比较合适呢?一般以中等强度为宜。中等强度运动是心率达到的最大心率,即(220-年龄)的 50%~65%。这种状态下心跳、呼吸会加快,微微出汗。例如 65 岁的糖尿病患者,其适合的中等强度运动心率在每分钟 78~100 次为宜。

(4)合适的运动时间 一般建议餐后 1 小时左右开始运动,此时能达到最佳的降糖和健身效果,又能避免低血糖。此外也提醒,不要在睡醒后、服药后立即运动,容易发生低血糖。在运动过程中准备一些含糖食物,避免低血糖的发生。

(5)个体化 糖尿病患者运动的选择必须要根据自身的年龄、病程、严重程度、并发症、运动环境、社会家庭情况等进行个体化制订,遵循"由少到多、由轻到重、持之以恒"的原则。

(6)定期评估运动效果 运动效果的评价包括记录运动时间,运动时心率、脉搏,运动后血糖、血压,以及每周体重测量,每月腰围测量等。

3. "降糖操"锻炼 糖尿病的临床治疗方面有一套简单易行的降糖操,概括为"先练上肢后挺背,收紧腰腹再练腿"。如果仅仅是单纯用药控制,效果不会太好,配合锻炼可以巩固治疗效果。

(1)上臂肌肉练习 ① 双臂屈伸:双手各握一个哑铃,哑铃的重量视个体的情况而定,双臂自然下垂,然后上提,肱二头肌用力,前臂旋转让手掌面向肩膀。坚持 5 秒后放下手臂回到原位,放松过程尽量不用力。② 后屈伸:双脚一前一后,略微分开站立,双手握住同一个哑铃的手柄,缓慢抬起哑铃过头,然后伸直胳膊让哑铃一端朝向天花板,接着缓慢弯曲双肘,让哑铃下降到脑后部,保持上臂不动,并与地面垂直,肩胛骨向下压,这个动作要保持 20 秒。③ 双臂推举:双手各握一个哑铃,举起直到和耳朵平齐,肘部完成 90°,然后向上推举哑铃,直到双臂完全伸展,再缓慢下降到起始动作。动作重复进行 10～20 次。

(2)腹腰背部练习 ① 胸部推举:身体平躺后膝盖弯曲,脚掌平贴地面。双手各握一个哑铃,与胸部平齐,向上推举直到肘部伸直,保持该姿势 2 分钟,然后缓慢下降到胸部位置,再重复此动作。② 坐式划船:坐在地板上,双脚并拢膝盖弯曲,双手各抓住阻力带一端(阻力带需缠绕在固定物体上),胳膊朝前伸直,两手心向下,后背挺直,然后拉动阻力带朝自己方向移动,保持肘部与身体靠近,然后再慢慢伸直胳膊。③ 仰卧起坐:躺下,屈膝,双脚掌贴地面,双手放在脑后,肩胛骨收缩聚拢,肘部向后弯。运动过程中,收紧腹部肌肉,弯曲肩膀,提升上背部离地,然后再缓慢恢复平躺姿势,下背部向地面施加压力。

(3)腿部肌肉练习 ① 屈膝蹲坐:双脚分开站立,与肩宽一致,屈膝,仿佛自己坐在一把椅子上,大腿与地面平行,膝盖不要前倾超过脚趾,然后身体略前倾保持 2 分钟。② 俯撑蹬腿:面朝地板趴下,双肘垂直地面支撑上身,脚趾弯曲支撑脚部垂直于地面,然后收紧腹部和大腿肌肉向上提升离地,保持身体与地而平行,坚持 1 分钟再缓慢放下。③ 腿筋屈伸:手扶椅背,左脚跟后抬至臀部,右腿略弯。然后放下,重复 8～12 次,右腿重复相同动作。④ 弓步向前:站立,双脚分开与肩同宽,右脚向后迈一步,屈双膝,膝盖不要碰地面,左大腿基本与地面平行,左脚跟用力,保持 30 秒后换对侧腿练习。

以上这些方法每天可以坚持做一次,应在饭后 2 小时进行,长期坚持可以很好地控制、降低血糖。如果在运动过程中感觉身体不适,都应立即停止,休息后再进行。

(四)规律作息

糖尿病和高血糖患者要规律作息,保证充足良好的睡眠,这有助于增强自身免疫力。应激状态下,睡眠对于血糖的稳定非常重要。如糖尿病患者合并新冠肺炎伴睡眠障碍,应由心理科医生协助治疗,保证睡眠。

(五)用药

1.规范用药 疫情时刻,规律、按医嘱规范用药至关重要。

(1)高血糖或明显血糖波动增加感染风险,甚至导致糖尿病急性并发症发生,如酮症酸中毒和高渗性昏迷。因此,糖尿病患者要抗呼吸道病毒感染性疾病(如新冠肺炎),就要达到并维持理想血糖,不能随意更改降糖方案。

(2)降糖方案的选择,应根据患者年龄、一般情况、有无合并肺炎等综合考虑,选择合理降糖方案,如口服降糖药、胰岛素单药或不同作用机制的药物联合治疗。具体用药方案由专业医师制订。

2.常用降糖药

(1)胰岛素　有普通(正规)胰岛素、精蛋白锌重组人胰岛素、精蛋白生物含成人胰岛素、精蛋白锌重组赖脯胰岛素、门冬胰岛素等。

(2)口服降糖药　① 磺酰脲类:如甲苯磺丁脲、氨磺丙脲、格列苯脲、格列齐特、格列吡嗪、格列吡酮、格列波脲、格列苯脲;② 双胍类:如盐酸二甲双胍、盐酸苯乙双胍;③ α糖苷酶抑制药:如阿卡波糖、伏格列波糖;④ 噻唑烷二酮类:如罗格列酮、吡格列酮;⑤ 非磺酰脲类促胰岛素分泌药:如瑞格列奈、那格列奈。

降糖药首选二甲双胍。根据需要可采用新型降糖药(利拉鲁肽、恩格列净等),或用其他口服降糖药和胰岛素以实现血糖达标。血管紧张素转换酶抑制药(ACEI)或血管紧张素Ⅱ受体拮抗药(ARB)是合并高血压的糖尿病患者一线治疗药物,尤其当尿微量白蛋白与肌酐比>30 时。患者因糖尿病出现其他器官终末损害时,二甲双胍的应用也需谨慎。

3.降糖药准时服用

(1)必须在饭前 30 分钟服用的药物　主要是指磺脲类降糖药,包括格列苯脲(优降糖)、格列齐特(达美康)、格列吡嗪(美吡达)、格列喹酮(糖适平)。这类降糖药主要是通过刺激胰岛 β 细胞分泌胰岛素才能发挥作用,故应在餐前 30 分钟服用。

(2)必须在餐前5~20 分钟内服用的药物　如非磺脲类胰岛素促泌剂,包括瑞格列奈(诺和龙)、那格列奈(唐力)。此类药物起效快,作用时间短,其作用前提是必须有葡萄糖存在,故仅在进餐时才能刺激胰岛 β 细胞分泌,餐前半小时或餐后服用可能引起低血糖,故应在餐前5~20 分钟口服为好。

(3)必须在饭后口服的降糖药　如二甲双胍类,其主要是通过增强肌肉、脂肪等外周组织对葡萄糖的摄取和利用,从而起到降低血糖的作用。因为双胍类对胃肠道有刺激,引起恶心、呕吐、腹胀等症状,故应在饭后服用。

(4)必须与第一口饭同服,同时强调嚼服的药物　如阿卡波糖(拜唐苹)、优利波糖(倍欣),主要作用于小肠内竞争性抑制糖苷水解酶,延迟和减少小肠内碳水化合物分解为葡萄糖,延缓小肠内葡萄糖的吸收,使餐后血糖水平下降。此药与第一口饭同时嚼服效果最佳,如果在餐后或餐前服用,就起不到降糖效果。

（5）必须在清晨空腹时服用的药物　如胰岛素增敏剂,主要作用于肌肉、脂肪和肝脏组织,增加组织细胞受体对胰岛素的敏感性,有效地利用自身分泌的胰岛素,使葡萄糖尽快地被细胞利用,使血糖下降,此药降糖作用可以维持24小时,每日仅需服药1次。

糖尿病患者只有掌握了各类降糖药的服药时间,才能真正起到服药降血糖的目的。

4. 降糖药补服须知　假如忘记服用降糖药,不要悲伤,不要心急,下面就是应对方法。短效磺脲类胰岛素促泌剂,如格列吡酮,此类药通常需要在餐前半小时服用。如若在进餐时想起来,可将进餐时间往后推半小时;如在饭后2餐间想起来,可以测一个随机血糖,如血糖轻度升高,可适当增加运动量而不需补服,如血糖明显升高可以减量补服;如在下一餐前想起来,测餐前血糖,如果餐前血糖升高不明显,按原剂量服药,如果餐前血糖升高明显,可酌情临时增加用药剂量或减少当餐的进餐量,使血糖尽快恢复到正常范围。

长效磺脲类胰岛素促泌剂,如格列苯脲、格列吡嗪,此类药物通常早餐前半小时服用。如若在早餐时想起来,可将早餐时间往后推半小时;如在早餐后中餐前想起来,可根据血糖情况原剂量补服;若在午餐后想起来,可视情况补服一半剂量。① 瑞格列奈和那格列奈:此类药物通常餐前15分钟服用。此类药物的漏服处理与短效磺脲类促泌剂类似。② 二甲双胍:可以通过加大活动量而无须补服。③ 阿卡波糖、伏格列波糖:此类药物需以糖类作为底物,通常于第一口饭嚼服。如在餐中想起来漏服,可马上补服;若餐后想起来再补服,药物的降糖效果会大打折扣。④ 罗格列酮、吡格列酮:这类药物每天服用一次,若当天想起来补服即可,若到了次日无须补服前一天剂量,正常服用即可。⑤ 西格列汀:这类药物每天服用一次,餐前餐后皆可,漏服后于当日补服即可。

简而言之,当忘记服药时,是否需要补服、补服多少剂量,主要看服用的是何种降糖药、想起来的时间及当时的血糖。

5. 晨起血糖高,别自行盲目加减药　如果是"黎明现象",即血糖升高通常发生在凌晨3点至早8点,简单地增加睡前长效胰岛素剂量虽然可以降低清晨空腹血糖,但同时也增加了刚入睡至黎明现象前的低血糖风险。有时需要应用胰岛素泵进行分段注射,才能达到夜间平稳降糖。而对于口服降糖药物的患者,有时则需要调整药物的剂量和服用时间,同时还需要配合饮食的调整。如果是"苏木杰现象",即夜间低血糖,早餐前高血糖则可能需要睡前适量补充含碳水化合物及蛋白质的食物,和(或)减少睡前(或晚餐前)降糖药物的剂量。此时,切忌因为发现空腹血糖高,而盲目增加降糖药物剂量,否则可能会引起严重低血糖反应,甚至危及生命。

如果是因为夜间胰岛素的缺乏,解决的方案则可能是增加睡前胰岛素的剂量或者换用长效胰岛素。如果是使用口服药物的患者,可能会调整口服药物,比如加用二甲双胍、二肽基肽酶-4(DPP-4)抑制药、钠-葡萄糖协同转运蛋白-2(SGLT-2)抑制药及胰高血糖素样肽-1(GLP-1)受体激动药等。同时,也可选择对生活方式进行干预:比如增加夜间运动量,减少晚间饭量,避免睡前加餐等。

虽然我们可能了解晨起空腹血糖升高的潜在原因,但是真正要找到适合自己的降糖方案,仍然需要记录好自己的生活方式(饮食运动及睡眠)和血糖情况,在内分泌专科医生的指导下,进行降糖方案的调整。

6. 服降糖药后低血糖怎么办 服用降糖药后一旦出现低血糖,应及时的补充一些含糖食物,如糖水、巧克力、水果糖、蛋糕等,以免发生严重的低血糖症状,并调整用药量和用药时间,降低用药量,或换一种降糖药。

7. 治疗糖尿病需保护其他重要器官 对于糖尿病患者而言,一方面要有效控制血糖,一方面还需选择最合适的个体化用药方案,最大限度地避免心血管和肾等脏器的慢性并发症的发生发展。此外,由于许多降糖药物从肾排泄,已经出现肾病变的糖尿病患者在选择降糖药时要注意其特殊性,在注重降糖有效性的同时,兼顾药物对肾的安全性,以期达到长远的获益。

8. 糖尿病患者血糖控制不佳应尽早使用胰岛素

(1) 胰岛素使用有"规范" 《中国糖尿病患者胰岛素使用教育管理规范》是我国第一个针对胰岛素使用的治疗管理规范。该规范旨在为糖尿病医生、护士以及其他教育者提供统一、规范的胰岛素使用教育观点和教育工具,有助于打消胰岛素治疗患者的顾虑,提高治疗的依从性。

对于那些需要使用胰岛素治疗,但由于种种原因没有开始胰岛素治疗的患者,糖尿病医生、护士以及其他教育者可借助《胰岛素使用访谈工具》,通过一对一的教育方式,帮助患者充分了解胰岛素的相关知识以及胰岛素注射相关问题,打消患者在胰岛素认知、管理、态度以及使用等方面的顾虑与担心。

第一步,医护人员首先学习访谈参考手册的内容。

第二步,请患者填写一张《我对胰岛素的看法》的问卷,以了解每位患者对胰岛素使用的疑虑体现在哪些方面。医护人员会根据问卷的情况,在访谈参考手册中找到对应的讲解内容,并对患者的疑虑予以解答。

第三步,医护人员和患者之间将开始互动讨论。医护人员通过形象生动的图片和表格,详细地介绍糖尿病的相关知识、胰岛素的作用以及胰岛素注射等相关问题,帮助患者消除疑虑。

第四步,患者将获得一份个性化胰岛素治疗教育处方,其中包括患者的"私人"胰岛素治疗方案、胰岛素注射时间及注意事项、血糖监测方案、胰岛素注射方法等具体指导内容。这一个性化治疗方案有助于患者在家里完成自我监测和自我管理。

(2)居家注射胰岛素 胰岛素治疗是控制糖尿病的常用治疗方法。借助于胰岛素注射笔,患者可以在家自己完成胰岛素的注射。但是居家注射胰岛素也需要掌握一些知识和技巧,否则后果可能会很严重。

1)胰岛素的家庭保存和携带要点 一般来说,胰岛素的储存条件是 2～8℃冷藏保存,不可冷冻,宜避光保存。

胰岛素开封后不应再放入冰箱冷藏,只要避免高温、日照、冷冻即可。原因有三:① 从冰箱里拿出来直接使用会导致注射疼痛;② 开启后放入冰箱冷藏,用的时候拿出来,冷热反复交替会影响胰岛素浓度,导致剂量不准确;③ 如果装有胰岛素的注射笔反复进出冰箱,温度的变化容易导致药液渗出。

胰岛素标注的有效期是不开封保存的有效期,开封后的胰岛素可在室温下保存 30 天。

患者需要长时间外出(比如旅游)时,应随身携带胰岛素。具体做法是准备一个隔离包,避免高温,且随身携带。

2)胰岛素的皮下注射要点 ① 刚从冰箱中取出的胰岛素,应在室温下放置一段时间,使其接近室温,避免因温度过低而造成注射疼痛。② 注射前清洁双手,用酒精、碘附等消毒注射部位。注射部位常选择腹部、大腿外侧、手臂外侧 1/4 处和臀部。优先选择腹部,此处皮下组织肥厚能减少药液注射进肌肉层的风险,而且吸收胰岛素最快。③ 注射前先将注射笔笔芯上下颠倒摆动几次,使液体混匀。④ 现在的注射笔一般都是 5 mm 的超细超短型针头,可以垂直进针无须捏起皮肤。如果患者使用的不是超短型针头,可以选择更换针头或事先学习一下注射手法:用大拇指、示指和中指捏起表皮和皮下组织。

⑤ 注射完毕后,等待5~10秒再拨出针头。这样不但可以让胰岛素充分吸收,还可以避免漏液。拨出针头后若有出血,压迫5~10秒即可,切勿局部摩擦。

⑥ 注射胰岛素需注意注射部位的更换,但因身体各部位吸收胰岛素情况不同,更换需讲究方法。方法一:同一时间注射在同一部位,如每天早上注射腹部,中午注射手臂,晚上注射臀部。方法二:左边注射1周,右边注射1周。方法三:同一部位内的注射点也需要轮换,顺时针或逆时针间隔2~3 cm转换。

⑦ 注射部位若出现硬块、凹陷或皮色改变,应停止继续在该部位注射。

3) 胰岛素过量引起低血糖的处理　患者在注射胰岛素时要注意以下几点:① 患者不能随意增减胰岛素的剂量。活动增加时,要减少胰岛素的用量并及时就餐。② 老年糖尿病患者的血糖不宜控制过严。一般空腹血糖不超过 7.8 mmol/L,餐后血糖不超过 11.1 mmol/L。③ 注射普通胰岛素后,要在 30 分钟内进餐。④ 刚开始用各种降糖药时,要从小剂量开始,随后根据血糖情况逐步调整剂量。⑤ 要遵守医嘱,定时测血糖,并做好记录。⑥ 要知道心悸、发冷、出汗和眩晕等这些症状属于低血糖反应,容易在没有按时进食或活动增加后没有及时就餐时发生。⑦ 糖尿病患者要随身携带一些糖果、饼干等小零食,一旦出现低血糖反应,要立即食用。

(六) 血糖监测

1. 血糖监测意义　血糖监测是血糖管理及防范高血糖和低血糖急性并发症的基本保证。

(1) 合并感染的患者,应密切监测三餐前和三餐后及睡前血糖。

(2) 血糖控制稳定的患者,可每周监测 2~3 次空腹和餐后 2 小时血糖。使用胰岛素的患者,应密切监测血糖,避免血糖波动。

(3) 如遇高血糖,应多饮水,并咨询医生;要随身备好巧克力等含糖食品,做好防范低血糖的措施,以免血糖过低或过高对人体造成不可逆的器官损害。

2. 糖尿病的实验室检查项目　最主要的包括四个实验:随机血糖检测、空腹血糖检测(FPG)、口服糖耐量实验(OGTT)和糖化血红蛋白检测(HbA1c)。记不住吧? 那我们就将这四个实验分别用"随堂测""月月练""单元测验"和"期中考试"来打个比方。

(1) "随堂测"随机血糖检测　在任何随机的时间段抽取静脉血液,检测血清中葡萄糖的含量,或者采用手指血糖测定仪检测。"随堂测"反映的是实时情况，可以是吃饭之前做检测，也可以是吃饭之后做检测。

（2）"月月练"空腹血糖检测（FPG） 禁食（不吃东西）至少8小时后，抽取静脉血液，检测血清中葡萄糖的含量。"月月练"反映的是当前状况，即机体现在血液中所含葡萄糖的浓度。

（3）"单元测验"口服糖耐量实验（OGTT） 服用含75g无水葡萄糖的水溶液，经过一定的时间间隔抽取静脉血液，检测血清中葡萄糖的含量。"单元测验"是较为综合的反映，即机体在服用葡萄糖之前、中、后三个阶段血液中所含的葡萄糖浓度。它直接反映了机体对于葡萄糖的利用过程，包括利用的时间和效率。

（4）"期中考试"糖化血红蛋白 检测（HbA1c）抽取静脉血液，检测血液中糖化血红蛋白占所有血红蛋白的百分比。"期中考试"是反映一段时间内机体对葡萄糖的利用程度。血液中的葡萄糖能与红细胞中的血红蛋白结合形成糖化血红蛋白。由于红细胞的寿命是120天，所以能反映机体在3个月内血液中葡萄糖的情况。

这四个实验的结果分别对应以下三个数值：① 11.1 mmol/L，随机血糖检测或糖耐量实验（OGTT）2小时后血糖检测不能大于这个数值；② 7.0 mmol/L，空腹血糖检测不能大于这个数值；36.5%，糖化血红蛋白检测不能大于这个数值。如果血糖检测报告单上这4个项目中，有任何一项检测结果超出了上述相应的数据要求，建议去医院内分泌科就医。这4个"测验"都很重要！但最重要的当然是"期中考试"，即糖化血红蛋白检测。这是因为血糖随饮食的变化而变化，一天之内或每天变化幅度都比较大，而糖化血红蛋白这个指标最为稳定、可靠。

3. 自测血糖 自测血糖，专业上称为"自我血糖监测"。作为糖尿病防治的五驾马车之一，自我血糖监测一直以来都是糖尿病综合管理的重要组成部分，对于糖尿病患者及时了解血糖水平，指导医生调整用药具有重要的意义。自我血糖监测方法并不是一成不变的，应个体化实施。

根据《中国2型糖尿病防治指南（2010版）》，血糖的控制目标应为：空腹血糖3.9~7.2 mmol/L，非空腹≤10 mmol/L，糖化血红蛋白＜7%，但强调血糖控制目标应高度个体化。监测血糖频率也要因人而异，根据患者不同的治疗方案以及血糖控制情况选择不同的监测频率。糖尿病患者要明确自己目前的治疗方案，是注射胰岛素还是口服药物治疗。如果是注射胰岛素，一天打几针，打什么剂型也要心中有数。比如，对于基础胰岛素治疗患者，以睡前1次甘精胰岛素注射治疗为例,可每周监测 3 天空腹血糖,每 2～4 周复诊 1 次,复诊前 1 天加测包括三餐后 2 小时及睡前的血糖。而对于每日 2 次预混胰岛素治疗患者,可每周监测 3 天的空腹血糖和晚餐前血糖。非胰岛素治疗的患者一般可每 1～2 周抽查 3 天的血糖,比如周一监测早餐前后血糖,周三监测午餐前后血糖,周六监测晚餐前后血糖,用以帮助患者了解饮食和相关治疗措施对血糖水平的影响。

简言之,对于血糖控制较稳定的患者,血糖监测的间隔时间可以较长;但对于近期血糖控制不佳、波动大,使用胰岛素治疗,近期有低血糖发生等的患者,应增加监测频率。

采血前要做好充分的准备。可用肥皂和温水将手,尤其是采血部位如指腹侧面洗干净,并用干净的餐巾纸或棉球擦干;切勿挤压手指来获得血样,否则组织间液进入会稀释血样而干扰血糖测试结果。血糖测试结果要做好记录,同时要详细记录饮食、运动等多方面的信息,以便更好地用以评价血糖控制趋势及药物、饮食和运动对血糖控制的影响,指导治疗方案的调整。

除了自我血糖监测以外,糖尿病患者应坚持至门诊随访,每 3 个月检测 1 次糖化血红蛋白。糖化血红蛋白是长期血糖控制最重要的评估指标,也是临床决定是否要调整治疗的重要依据。

自测血糖第一、第二滴血数值为何有差别:血糖在 10～20 mmol/L 时,第一滴血、第二滴血与静脉血糖值无明显差别。而当血糖值较低和较高时,结果会出现偏差。在血糖值不太高的情况下($<$10 mmol/L),第一滴血测定值更为接近实际血糖值。在血糖值过高时($>$20 mmol/L),第二滴血测定值更为可信。

自测血糖的第一滴血是可以用的。自测血糖应洗手后或使用 75％乙醇(酒精)消毒待干后的第一滴血。不洗手的情况下,应避免接触含糖物质或受压力,并且使用第二滴血。

在临床上遇见过这样的患者,护士测过血糖了,还要用自己的血糖仪测一下,或者是两只手都测,结果数值不一致,要么怀疑血糖仪不准,要么担心自己的病情。我们知道,测量本身存在一定的误差,血糖仪种类五花八门,而且每个血糖仪都有自己的误差范围,应以所使用血糖仪为准。血糖监测不仅受血糖仪影响,试纸贮存是否良好、有无受潮、是否在有效期内也是影响测量结果的重要因素。

【预防】

糖尿病患者早防并发症糖尿病肾病。糖尿病患者中约有 1/3 的人将因病情恶化而发展为糖尿病肾病。糖尿病肾病起病隐匿,在发现糖尿病 5～10 年后出现,也有为数不少的患者在初次诊断糖尿病的同时已有肾损伤。由于早期的糖尿病肾病无任何自觉症状,普通尿检不能发现,只有用测定尿微量蛋白的方法才能检出,许多患者并没有及时发现和进行有效的预防和治疗,致使病情逐渐加重。一旦蛋白尿逐渐增多,并出现高血压、水肿、血肌酐升高,此时疾病已难以逆转。

1. 及时治疗可控制病情　糖尿病肾病虽然危害严重,但并不是不能治愈,只是能治愈的最佳时间期比较短,如不能及时发现,很容易错过。能治好的黄金时期是在起病初期,也就是微量或少量蛋白尿时期。错过这个时期,就很难做到彻底治愈了。医生能做的就是尽量减慢糖尿病肾病患者肾功能下降的速度。糖尿病肾病从轻到重分为 5 期,第 1 期和第 2 期时,患者没有什么异常感觉,仅少数患者血压有时会偏高;从第 3 期开始,患者的尿液中会出现尿蛋白,持续有微量白蛋白排出,便说明患者的肾出现了问题;在第 2、第 3 期如果及时进行合理的治疗,肾病是有可能恢复的;进入第 4 期则会出现水肿,而到了第 5 期便是肾功能衰竭期,会出现尿毒症的症状。

2. 定期检测尿微量蛋白　糖尿病肾病目前尚无特效的治疗方法,如果说最佳治疗方案,还是应以预防为主。糖尿病患者在确诊糖尿病和随后的治疗中,一定要定期做尿微量蛋白检测。一旦出现异常,则应尽快到肾内科就医求治,让医生给你制订个性化的科学防治方案。这个方案不仅包括选用对肾有保护作用的控制血糖和血压的药物,更重要的是使用能减少尿蛋白药物和微血管病变的药物。此外,还包括饮食调整等内容。

3. 检测并及时调整胰岛素剂量　有相当一部分患者,因害怕使用胰岛素会产生依赖性而不愿意使用胰岛素,这种想法是不对的,但肾功能不全的糖尿病肾病患者,由于肾对胰岛素的降解明显减少,所以这类患者应用胰岛素时要经常监测血糖,及时调整剂量,以免发生低血糖的情况。

4. 糖尿病肾病应限制蛋白质及盐的摄入　糖尿病肾病早期即应限制蛋白质的摄入量,在胰岛素保证的前提下,可适当增加碳水化合物的摄入量以保证机体有足够的热量。除了蛋白质,还应该严格控制盐的摄入,控制在每日 4 g以下。

二十一、高 脂 血 症

【概述】

高脂血症是指当血液中总胆固醇（TC）、三酰甘油（TG）和低密度脂蛋白胆固醇（LDL－C）水平高于正常及或高密度脂蛋白胆固醇（HDL－C）水平低下时即为通常所说的高脂血症。若将心血管比喻为人体的生命之河，则长期高脂血症易引起脂类浸润和沉积在大、中动脉管壁，使"生命之河"不再清澈通畅，从而引发动脉粥样硬化、冠心病、心肌梗死、脑卒中；此外，也可引起脂肪肝、胰腺炎和其他组织器官的损害，对人体健康造成极大危害。少动、饮食结构趋向西方化，导致血脂异常的发病率越来越高，尤其多见于中老年人、控制不良的糖尿病、甲状腺功能减退症、肾病综合征和肥胖等患者。

（一）人体血脂成分和作用

人体血液中所含的脂类统称为血脂，其中最主要的成分是人所熟知的胆固醇和三酰甘油，它们必须与低密度脂蛋白（LDL）和高密度脂蛋白（HDL）结合才能存在于血液中并被转运和代谢。血中胆固醇分别与 LDL 和 HDL 结合后成为低密度脂蛋白-胆固醇（LDL－C）和高密度脂蛋白-胆固醇（HDL－C）。

由于血液中 60% 以上的胆固醇与 LDL 结合，故 LDL－C 升高的患者常同时伴有 TC 增高；而 HDL 则是一种独特的脂蛋白，它可以回收体内衰老和死亡细胞上的胆固醇，并运送至肝代谢和清除。高脂血症、动脉硬化的发生与血胆固醇和 LDL 浓度升高相一致，却与血中 HDL 浓度升高相反。

（二）血脂异常患病率

2012 年全国调查结果显示，中国成人血脂异常总体患病率高达 40.4%，较 2002 年呈大幅度上升，其中高胆固醇血症患病率为 4.9%，高三酰甘油血症的患病率为 13.1%，低高密度脂蛋白胆固醇（HDL－C）血症的患病率为 33.9%。

以低密度脂蛋白胆固醇（LDL－C）或总胆固醇（TC）升高为特点的血脂异

常,是动脉粥样硬化性心血管疾病(ASCVD)的重要危险因素。无论采取何种药物或措施,只要能降低 LDL - C 水平,就可显著减少 ASCVD 发病及死亡危险。

【康复照护】

(一) 饮食

1. **饮食管理的目的**　是通过调整饮食量和平衡摄取营养以改善血脂代谢的水平。摄食过量、暴饮暴食、摄入高热甜品等容易引起体内脂肪堆积,有规律的一日三餐热量摄入比例应为 3∶4∶3。人体一天中热量消耗曲线规律为:晨起及晚餐前达到高峰,清晨峰值后至晚餐前,持续高耗能,而晚餐后至第二天晨起前,会有一段较长的低耗能时间。一日三餐的能量摄入应当和能量消耗规律同步,而不是相悖。

注重早餐及午餐的质量,避免晚餐摄入过多,不偏食、不挑食、不消夜非常重要。俗话说:早餐要吃好、中午要吃饱、晚上要吃少。

2. **脂肪肝患者饮食原则**

(1) 高蛋白质　健康人每天蛋白质需要量为(1.0～1.2 g/kg)。过少或过多都不利于健康。

(2) 保证适量热量　体重正常者,每日按 30 kcal/kg 供给,体重超重者推荐按 20～25 kcal/kg 供给。

(3) 低糖饮食　限制单糖和双糖的摄入。避免食用精制糖类、果酱、蜜饯、奶油蛋糕、甜点等含单糖高的食物。尽量选择草莓、樱桃、生梨、香瓜等低糖水果。低聚果糖可减缓肝细胞炎症反应,降低血糖。脂肪肝患者可优先选择韭菜、芦笋、大蒜等富含低聚果糖的食物。主食也可适当选用燕麦、荞麦、全麦面包、山药等,避免糖类摄入过多。

(4) 控制脂肪摄入量　尽量选择不饱和脂肪酸,如橄榄油、菜籽油、茶油。避免或尽量少摄入含有反式脂肪的食物,如代可可脂、蛋糕、薯片等。每日胆固醇的摄入量应低于 300 mg。动物内脏、骨髓及鸡蛋蛋黄中富含胆固醇,平均每个鸡蛋黄含胆固醇 250～300 mg,脂肪肝患者应控制蛋黄的摄入。

(5) 补充充足的维生素　适当摄入多样性富含各族维生素(维生素 A、B、C、D、E 等)的食物。

(6) 补充膳食纤维及各种矿物质　膳食纤维分为水溶性和非水溶性,富含水溶性纤维的食物主要有糙米、玉米、粗麦粉等杂粮以及香菇、海带、木耳、魔芋及豆类等。非水溶性膳食纤维主要存在于植物的根、茎、叶及米糠和麦麸中。

（7）禁酒 特别值得一提的是除去饮酒因素，各类型单纯脂肪肝患者的日常调护要点基本相同。所以注意控制酒及酒精饮料的摄入是脂肪肝调护的重要组成部分，滴酒不沾是脂肪肝管理中关于饮酒的最佳的方案。

（8）保证充足的饮水 中国居民膳食指南推荐，成年人每日饮水量为1 200 mL，应选择白开水、矿物质水、淡茶水等，切不可用饮料、果汁、牛奶等代替。

（二）运动

适当运动对增强体质、延年益寿意义重大，在脂肪肝居家管理中地位尤为突出。中国成年人体重指数标准显示，BMI<18.5 为消瘦，18.5<BMI<23.9 为正常，24<BMI<27.9 为超重，BMI≥28 为肥胖。控制体重，改善体重指数（BMI），使体重保持正常水平，是居家调护的目标。

在家中进行适当的有氧运动如踢毽子、做广播体操、跳舞、跳绳等都是很好的选择。运动量以 30～60 分钟为佳。因为运动 20 分钟左右人体才开始以脂肪供能，所以最少应当运动 20 分钟。

1. 具体运动流程

（1）热身期 一般为 5～8 分钟，老年人可适当延长，这段时间应当做一些伸展性运动和轻度的大肌群活动。

（2）锻炼期 一般为 15～30 分钟，老年人可适当缩短，肥胖患者可延长至45 分钟。这段时间应该使心率达到目标心率的范围。目标心率≈（170－年龄），最高不超过（200－年龄），低于（170－年龄）5 次以上说明运动量不达标，高于（200－年龄）5 次以上说明运动过量。

（3）冷却期 一般需要 5～8 分钟，这段时间可以做舒缓运动，防止血液在组织中堆积。

2. 传统方法运动调护方法

（1）太极拳 各种类型拳法不尽相同，常用的有 24 式简化太极拳拳法。可以根据自己的喜好选择 42 式太极拳、18 式太极拳。

（2）八段锦 八段锦功法起源于宋朝，至今有 800 多年的历史。古人把八段锦比喻为"锦"，重在强调"保健效果好，动作简单易学"，锻炼无须器械，不受场地局限,男女老少皆适用,进可强身、退可减肥。

(3) 六字诀　六字诀的起源可以追溯到春秋战国时期,成熟于汉代,盛行于唐,《养性延命录》中说:"纳气有一,吐气有六。吐气六者谓吹、呼、嘻、呵、嘘、啊,皆为长息吐气之法。"早晨起床及三餐以后练习养生六字诀功法,有利于调理五脏六腑。

(4) 摩腹　摩腹在小儿推拿中经常应用,成人摩腹一般分两步。第一步:平躺将手掌置于下腹部逆时针方向揉转 30 回;第二步:顺时针方向揉转 30 回。每次揉转动作应轻柔并不宜过快,揉转一次时间在 10 秒左右。饭后有规律的摩腹有助于脂肪肝的居家调护。但应注意适当,如有不适立即停止。

(三) 心态

良好的心理状态是对抗疾病的有力武器,在脂肪肝的管理中,保持心情愉快,及时调整坏情绪,学会避免"情绪化进食"造成病情加重,尤为重要。养成积极的行为习惯,学会抑制食欲的技巧,都是脂肪肝管理的好办法。

(四) 用药

血脂异常的治疗可以很好地防治冠心病。建议根据是否已经有冠心病或者冠心病等病症以及有无心血管病危险因素,结合血脂水平进行全面的评价来决定治疗措施和血脂治疗的目标水平。

1. 血脂异常治疗目标　血脂异常时不同的血脂水平对健康的影响程度各异,同一血脂水平对于处于不同健康状态的人群,对健康的意义也不同。

近年来,国内心血管专家结合我国人群循证医学的证据制订了血脂异常患者开始调脂治疗的总胆固醇值和 LDL 胆固醇值以及目标值。

2. 调脂药物

(1) 他汀类降脂药物　他汀类药物被称为血脂异常药物治疗的基石。多项大规临床试验证实,他汀类药物是安全有效的调脂药物。各国指南推荐他汀类药物作为心脑血管疾病的治疗措施,可用于高胆固醇血症、混合性高脂血症和动脉硬化性心血管疾病(ASCVD)患者的治疗。该类药物通过抑制胆固醇合成限速酶羟甲基戊二酰辅酶(HMG - CoA)还原酶,减少胆固醇合成,不仅能显著降低血清 TC、LDL - C 和 Apo B 水平,也能降低血清 TG 水平和轻度升高 HDL - C 水平。此外,他汀类药物还被证实具有抗炎、改善血管内皮以及稳定斑块等作用。目前,国内临床上常用的有洛伐他汀、辛伐他汀、普伐他汀、氟伐他汀、阿托伐他汀、瑞舒伐他汀和匹伐他汀等。他汀类药物一般每日服用一次,不同种类与剂量的他汀类药物降胆固醇幅度有较大差别。

绝大多数人对他汀的耐受性良好,其不良反应多见于接受大剂量他汀治疗者,常见表现有肝功能异常(主要表现为氨基转移酶升高)、他汀类药物相关肌肉不良反应(包括肌痛、肌炎和横纹肌溶解),通常减量或停药后即可恢复。失代偿性肝硬化及急性肝功能衰竭是他汀类药物的应用禁忌证。其他不良反应还包括头痛、失眠、抑郁以及消化不良、腹泻、腹痛、恶心等消化道症状。

(2)胆固醇吸收抑制药 依折麦布药物能有效抑制肠道内胆固醇的吸收。IMPROVE-IT研究表明:ACS患者在辛伐他汀基础上加用依折麦布能够进一步降低心血管事件的发生率。SHARP研究显示依折麦布和辛伐他汀联合治疗对改善慢性肾病患者的心血管疾病预后具有良好作用。依折麦布推荐剂量为每天10 mg,其安全性和耐受性良好,不良反应轻微且多为一过性,主要表现为头疼和消化道症状,与他汀联用也可发生转氨酶增高和肌痛等不良反应。

(3)胆酸螯合剂 胆酸螯合剂为碱性阴离子交换树脂,可阻断肠道内胆汁酸中胆固醇的重吸收。临床常用的有考来烯胺、考来替泊、考来维仑等,与他汀类药物联用可明显提高调脂疗效。常见不良反应有胃肠道不适、便秘和影响某些药物的吸收。此类药物的绝对禁忌证为异常 β 脂蛋白血症和血清 TG>4.5 mmol/L(400 mg/dL)。

(4)贝特类降脂药物 贝特类药物通过激活过氧化物酶体增殖物激活受体 α 激活脂蛋白脂酶而降低血清 TG 水平和升高 HDL-C 水平,主要用于高 TG 血症的治疗。常用的贝特类药物有非诺贝特、吉非贝齐苯扎贝特等。常见不良反应与他汀类药物类似,包括肝、肌肉和肾毒性等,血清肌酸激酶和 ALT 水平升高的发生率均<1%。

(5)烟酸类降脂药物 烟酸也称作维生素 B_3,属人体必需维生素,大剂量使用时具有降低 TC、LDL-C 和 TG 以及升高 HDL-C 的作用。由于在他汀类药物基础上联合烟酸的临床研究提示与单用他汀相比无心血管保护作用,欧美多国已将烟酸类药物淡出调脂药物市场。

(6)其他新型调脂药物 近年来,国外已有3种新型调脂药被批准临床应用,分别为微粒体 TG 转移蛋白抑制药、载脂蛋白 B100 合成抑制药、PCSK9 抑制药。这些新药的出现也为血脂异常的治疗提供了更多选择。

最后需要提醒的是本书只作为对血脂异常患者的参考,具体的用药一定要在医生的指导下进行。

3. 服用他汀类药物须知

(1) 远离西柚　他汀类的药物吸收受食物影响较小,进餐对药物发挥作用影响不大,另外他汀类药物并无严重胃肠道不良反应,大部分患者都可耐受,因此根据个人情况选择进餐或空腹服用均可。大部分食物对他汀类药物影响不大,但是西柚中含有抑制他汀类药物代谢的成分,使他汀类药物代谢被延缓、血药浓度升高,尤其当摄入大量西柚汁(每天饮用超过 1.2 L)时,易诱发他汀类的不良反应。

(2) 临睡前一次服用效果最好　事实上,人体合成胆固醇是有昼夜规律的,胆固醇合成的高峰在午夜零点左右,药物起效时间在 1～2 小时,故临睡前一次服用,到午夜时药物浓度最高,从而达到较好的降胆固醇效果。但是他汀类中有一些特殊品种,如阿托伐他汀钙和瑞舒伐他汀钙,因其半衰期较长,可以在一天中任何时候服用,都不影响其总的降胆固醇的效果。

(3) 注意药物剂量　有些剂型的他汀类药物,例如瑞舒伐他汀钙片,其说明书推荐的起始剂量为 5 mg,但是根据生产厂商和包装的不同,有些片剂是每片 10 mg 的,因此这些药物需要沿着掰断线掰开服用。

(4) 保持用药依从性　一般他汀类药物 2 周内显示良好治疗效果,4 周左右开始出现最大疗效。因此,一般用药 4 周后由医师来调整剂量,切忌自己盲目加量或停药,易引起不良反应。

(5) 药不能随意停　如患者只是血脂偏高,无心脑疾病及其他相关高危因素,将血脂控制在正常水平后可停药,通过饮食控制血脂并定期复查,如无血脂升高可不必再服。如果是冠心病患者则即使胆固醇已控制在正常水平以内仍需要长期服用,这是因为他汀类药物还能稳定动脉粥样斑块,降低心肌梗死等恶性疾病风险。

(6) 警惕药物相互作用　贝特类降血脂药(如非诺贝特等)、红霉素、克拉霉素、伊曲康唑、酮康唑、烟酸片、环孢素、地高辛、胺碘酮、地尔硫草、利托那韦等,这些药或可影响他汀类药物的疗效,或可增加药物不良反应。如果同时正在服用这些药物,请及时告知医师或药师。

4. 他汀相关不良反应如何应对　实际上,正确使用他汀剂量(如中等剂量)和适当避免药物相互作用后,他汀的应用是很安全的。所有随机对照临床研究中,他汀的不良反应多在 1% 以下。但临床观察性研究中报道的他汀相关不良反应明显高于随机双盲对照研究。例如在法国 PRIMO 研究中观察 7 924

例服用他汀的高脂血症患者,3个月后有823人出现肌肉相关的症状,发生率高达11%,远高于随机双盲研究中的肌病发生率。

他汀相关肌病的主要表现是肌痛和肌无力,但其为一种主观感受,有些患者的症状可能与说明书的暗示作用有关。最近的研究比较了ASCOT-LLA研究人群在双盲期和揭盲后他汀相关肌病发生情况,结果发现,在研究的双盲期间,阿托伐他汀组和安慰剂组的他汀相关肌病没有差异,但研究结束后开放观察中,服用阿托伐他汀患者较不服用者肌病发生率明显增高。这一研究证实他汀相关的不良反应与心理暗示有关,他们称之为"反安慰剂效应"(nocebo effect)。张化冰等人的研究也发现高达22.2%的他汀使用者出现至少一次可能的他汀相关不良反应,但多数人(70.7%)可以耐受并继续使用他汀药物。

相关指南对他汀相关肌病的判断有明确的流程。保证患者尽量不停用他汀,因为只有坚持他汀降脂治疗才能确保患者ASCVD风险最大限度降低。

对他汀相关肌病的简要判断流程:① 如他汀治疗中出现轻到中度的肌肉症状,首先停用他汀,排除其他可引起肌肉症状的情况如甲减、肝肾功能不全、风湿疾病如风湿性多发肌痛、类固醇肌病、VitD缺乏或原发性肌痛。② 如果肌肉症状消失,且无禁忌证,给患者原始剂量或低剂量的同种他汀,以明确他汀与肌病的因果关系;如果明确有因果关系,停用原他汀。③ 一旦症状消失,改用低剂量的其他他汀;如果能耐受低剂量他汀,缓慢增加至耐受量。④ 如果停用他汀2个月肌肉症状或肌酸激酶(CK)升高仍存在,考虑其他原因,如果确认症状与他汀无关或促发因素已消除,恢复原来剂量的他汀。

5. 服用贝特类降脂药须知　要使药物发挥应有的疗效,避免可能产生的不良反应,除了对症用药、按量服药外,择时服药也十分重要。降脂药中,有一类药物对降低三酰甘油的疗效较好,就是贝特类,包括非诺贝特、氯贝丁酯、苯扎贝特等。该类药物可有效降低血三酰甘油及低密度脂蛋白,升高高密度脂蛋白,在临床上应用非常广泛。不过,贝特类药物有些特殊的服用要求,用好了事半功倍,用不对则达不到效果。

一般主张在餐中服用贝特类。贝特类药物最常见的不良反应为胃肠道不适,多表现为恶心、呕吐、腹泻或腹胀等症状。由于食物与贝特类药物可产生相互作用,所以为了减轻胃肠道不适症状,充分发挥药物疗效,一般推荐患者在进餐时服用。餐时服药,可以是饭后立即服药,也可以是少许进食后便服药,食物不一定特指米饭,也可以是面食、零食等。

还需要强调的是,贝特类药物口服4～7小时后才可发挥最大疗效,故该类药物在每天的早餐时服用疗效较好。服药期间,患者应改变不良的生活方式,积极控制饮食,如出现可疑的肌病症状(如肌痛、触痛、乏力)、肌酸激酶水平超过正常值5倍以上、转氨酶水平超过正常值3倍以上,应立即停药并及时就医。

【预防血脂异常】

1. 血脂异常筛查

20～40岁成年人至少每5年测量1次血脂;40岁以上男性和绝经期后女性每年检测血脂;ASCVD患者及其高危人群每3～6个月测定1次血脂;因ASCVD住院患者入院时或入院24 h内检测血脂;戒烟、限制饮酒。每周5～7天、每次30分钟中等强度代谢运动。

血脂检查的重点对象为:① 有ASCVD病史者;② 存在多项ASCVD危险因素(如高血压、糖尿病、肥胖、吸烟)的人群;③ 有早发性心血管病家族史者(指男性一级直系亲属在55岁前或女性一级直系亲属在65岁前患缺血性心血管病),或有家族性高脂血症患者;④ 皮肤或肌腱黄色瘤及跟腱增厚者。

2. 饮食

(1)吃多种食物 均衡饮食有助增强身体抵抗力,使人更加健康长寿。日常饮食应尽量包括小麦、大米、玉米、土豆等多种主食,外加各种豆类、新鲜果蔬以及鱼肉蛋奶等动物来源食品;尽可能多吃燕麦、糙米等富含膳食纤维的全谷物食品;零食最好选择新鲜果蔬和无盐坚果,而非高糖高脂和高盐食品。

(2)少吃盐 吃盐过多会导致血压升高,增加心脏病和脑卒中风险。WHO建议,成人每日食盐摄入量不超过5 g。人们在烹饪时应少放盐,减少使用酱油等咸味调味品;在购买罐头、蔬菜干、坚果等食物时,尽量挑选不添加盐和糖的品种;餐桌上不摆放盐瓶和含盐调味品;检查食品标签,选择低钠产品。

(3)低脂少油 人们在饮食中如果摄入过多脂肪会增加肥胖、心脏病、脑卒中风险,人造反式脂肪对健康危害尤其大。用大豆油、菜籽油、玉米油等更健康的油替代黄油和猪油;选择鸡鸭鱼肉等脂肪含量较低的白肉,而不是猪牛羊肉等"红肉";烹饪时尽量用蒸或煮替代油炸;购买食品时应检查标签,避免购买含人造反式脂肪的各种加工食品、快餐和煎炸食品。

(4)限制吃糖 吃糖过多不仅有害牙齿,还会增加超重和肥胖的风险,导致慢性健康问题。限制甜食和碳酸饮料、果汁和果汁饮料、冲调饮料、调味乳饮料等含糖饮料摄入；选择新鲜的健康零食,摒弃加工食品。

（5）戒烟限酒　长期吸烟和饮酒可能给身体造成影响,如肝损伤、癌症等。

3. **运动**　每周5～7天、每次30分钟中等强度代谢运动。

二十二、高尿酸血症和痛风

【概述】

（一）高尿酸血症

提到高血压、高血糖、高血脂，大家一定不会陌生。但在我国高尿酸血症（HUA）患者已达 1.8 亿人，成为"三高"之后的"第四高"。

国际上将高尿酸血症的诊断定义为：正常嘌呤饮食状态下，非同日 2 次空腹血尿酸水平＞420 $\mu mol/L$。在正常嘌呤饮食状态下，非同一天两次空腹男性血尿酸＞420 $\mu mol/L$，女性血尿酸＞360 $\mu mol/L$ 可以明确诊断高尿酸血症。持续的高尿酸血症会导致痛风的发作和急慢性关节的损害。

尿酸是人体嘌呤代谢的终产物，主要由细胞代谢分解核酸和其他嘌呤类化合物以及食物中的嘌呤经酶的作用分解而产生。高尿酸血症根据发生的病因可分为两大类：原发性高尿酸血症和继发性高尿酸血症。在排除其他疾病的基础上，由于身体本身的嘌呤代谢紊乱和（或）尿酸排泄障碍所引起的高尿酸血症为原发性；而继发于其他疾病或使用一些药物导致尿酸水平异常增高为继发性。日常生活中常提及的高尿酸血症多指原发性高尿酸血症。

在普通人眼里高尿酸血症似乎和痛风是一个概念，总是同时被提及。其实这两个概念既密切相关又具有不同的含义。前面我们已经知道什么是高尿酸血症，而痛风可以说是持续高尿酸血症的一种严重的结局，但并不是所有的高尿酸血症患者都会发展成痛风，其中只有约 10% 的高尿酸血症患者出现痛风。超过人体可以溶解能力（7 mg/dl）的尿酸盐就有可能沉积在身体的不同部位，如关节、关节周围和肾，以致造成损害。

长期高尿酸血症的患者出现尿酸盐沉积、关节炎和（或）肾及痛风石等表现时称为痛风，所以高尿酸血症是痛风的基础；但有些高尿酸血症可以维持终身，始终不出现关节炎和肾病等表现，这种情况称为无症状高尿酸血症。

当然，尿酸过高可以沉积在身体的各个部位，危害是多方面的，除了常见的痛风性关节炎、肾病和痛风石外,长期高尿酸血症也是心脑血管疾病的独立危险因素,这意味着即使没有上述痛风表现,高尿酸血症还是可以给身体带来危害。

(二) 痛风

痛风是由于嘌呤代谢紊乱导致血尿酸增加而引起组织损伤的一组疾病,病变常侵犯关节、肾等组织。尿酸盐在血液中的饱和浓度为420 μmol/L,超过此值可引起尿酸盐结晶析出,在关节腔和其他组织中沉积形成痛风。男性好发痛风,约占全部患者的95%。痛风所致关节常见于手足小关节,以第一跖趾为好发部位。痛风常突然发作,表现为关节红、肿、热、痛。

随着社会经济的发展,人们生活方式及饮食结构的改变,我国高尿酸血症的患病率逐年增高,并呈年轻化趋势,已成为仅次于糖尿病的第二大代谢性疾病。血尿酸升高除可引起痛风之外,还与肾、内分泌代谢、心脑血管等系统疾病的发生和发展有关。所以,了解痛风并控制疾病的发生、发展显得尤为重要。

【康复照护】

(一) 饮食

1. 按照指南摄食 饮食控制其实有很多学问,保证营养是非常重要的。牛奶、鸡蛋嘌呤含量少,增加进食会保证人体的基本蛋白质供应,其他食品,如鱼虾肉都是可以食用的,但是这些食物怎么吃也有讲究。国外食物烹调相对简单、清淡,这对于痛风患者是有利的,而中国的烹饪要复杂得多,同样是肉类,美国以牛肉为主,中国以猪肉为主,猪肉的嘌呤就要高于牛肉。而且国人还有烹调高汤、吃内脏、吃火锅的习俗,摄入的嘌呤一定会大大增加,这对痛风患者是不利的。

2012年,美国风湿病学会发布了《痛风治疗指南》,参与指南起草的是美国专门从事痛风研究、痛风治疗的权威专家,已经在全球范围内受到重视。关于饮食控制,该指南明确指出:伴有肥胖的痛风患者应该减肥,尽量回复正常的体重指数(BMI),提倡健康的饮食,适当运动,戒烟,保证充足的水分摄入。

指南中的饮食建议如下:

(1) 禁食(饮) 高嘌呤内脏、胰腺、肝、肾;高果糖或玉米糖浆调味的苏打水,其他饮料或食物;过度饮酒(男性每天2份,女性每天1份;任意量的酒病情进展控制不佳、反复发作者)。

（2）少食（饮）　牛、羊、猪肉；高嘌呤海鲜；沙丁鱼、贝类；天然甜味的果汁；糖、甜饮料，甜点；饮酒（主要是啤酒，但也包括葡萄酒和烈酒）。

（3）多食（饮）　低脂或者脱脂奶制品；蔬菜。

2. 老年痛风患者的合理饮食

我国专家对此有如下建议：

（1）均衡营养　蛋白质、脂肪、碳水化合物及矿物质和维生素尽量达到中国居民膳食指南推荐的摄入量，而且饮食品种要丰富。

（2）控制体重　使体重维持在一定的范围内。

（3）限制嘌呤摄入　无论是普通老年人，还是老年痛风患者，每日蛋白质推荐摄入量 65～75 g，应该多选择含嘌呤少且富含优质蛋白质的食物，如牛奶、鸡蛋、海参、鳡鱼等。

（4）多吃蔬菜和适量水果　尿酸从尿液中排泄量跟尿液酸碱性有关，当尿液 pH＝5.0 时，尿液中游离的尿酸仅占 15%；但当 pH＝6.6 时，几乎所有的尿酸均处于游离状态，只有游离的尿酸才能排出体外。所以，应该多选食含钾、钠丰富的果蔬，如甘蓝菜、马铃薯、甘薯、柑橘等，蔬菜每日可吃 300～500 g，水果 100～200 g，可以碱化尿液，从而增加尿酸盐在尿中的溶解度，促进尿酸的排出。同时，也要摄入丰富的维生素和无机盐。

（5）合理选用豆类及其制品　建议不吃大豆类食物，如黄豆、青豆、黑豆、豆浆等；但在缓解期可少量食用豆制品，如豆腐、豆腐干等。

（6）少量油脂　少吃或不吃肥肉、肥禽，植物油每日 25 g，坚果类少量，每日应少于 25 g。

（7）多喝水和科学选择饮料　每天总的饮水量应达到 2 000～3 000 mL，以白开水、苏打水、淡茶为宜，少喝含糖、含气饮料。

（8）少饮酒，最好禁酒，白酒和啤酒应绝对禁饮　若要饮酒应限量，男性为每日 100 mL 红酒或黄酒，女性为每日 50 mL 红酒或黄酒。

（9）清淡饮食　每日摄入盐少于 6 g，伴有高血压者每日 2～4 g；少吃盐分含量不明的咸腌食品。

（10）合理烹调　将肉类、禽类和水产类先煮，弃汤后再进行烹调，可减少食物中的嘌呤量。

（11）保持大便通畅，防止便秘发生　人体每日产生尿酸 750 mg，排出尿酸 500～1 000 mg。其中 2/3 由肾排出，1/3 由肠道分解排出。保持大便通畅有助于降低尿酸，减缓痛风的发生和发展。

(二) 运动

1. 痛风患者科学运动　对于高尿酸血症和痛风的患者来说,适量的运动更是必不可少。缺乏运动的身体会有一系列的改变,比如脂肪堆积、肌肉减少、心肺功能下降等。脂肪尤其是腹部脂肪的堆积,是人在中年后产生一系列代谢性疾病的基础,内脏细胞内的脂肪多了,对机体正常代谢的调节能力就会变差,随之而来的高血糖、高血压、高脂血症都是相互关联、相互促进的,称为代谢综合征。高尿酸也是一样,高血糖、高脂血症、高血压、肥胖,也会影响到尿酸的合成和代谢,腹型肥胖的人更容易发生高尿酸血症。心肺功能的下降导致运动耐力的下降,久不运动的人稍运动就会气喘吁吁,肌肉酸痛,这正是因为肌肉在缺氧的环境下进行了无氧呼吸。这对正常人来讲没有什么大的危害,但是无氧呼吸产生的乳酸会进入循环,影响尿酸的正常排泄,因此也会升高血尿酸。

适量的运动可以降低血尿酸,也可以改善关节的灵活度和机体的柔韧性,增强整体的协调性,对于高尿酸或痛风患者都是有好处的。不过,过于剧烈的运动则会诱发血尿酸的升高、诱发痛风发作。人在剧烈运动的状态下,热量大量消耗,使能量储存物质 ATP(腺苷三磷酸)大量转化为 AMP(腺苷一磷酸),而 AMP 就是内源性尿酸合成的主要原料;剧烈运动时肌肉的耗氧量迅速增加,机体供氧不足,肌肉无氧呼吸产生乳酸,会竞争性抑制尿酸的排泄,使尿酸水平升高。剧烈运动对关节和肌腱的损伤极易诱发痛风的急性发作。因此,提倡高尿酸血症和痛风患者适量运动,选择适合自己的运动方式,这样才能降低尿酸、减少痛风发作,过上更健康的生活。

2. 痛风患者运动时保护关节的专家建议

(1) 高尿酸血症伴痛风急性发作期　此时关节红肿热痛或有关节腔积液症状,强行运动反而会损伤关节。为此,建议在痛风发作时禁忌剧烈运动,特别是有症状的关节应以制动为主,可以抬高患肢。在此急性发作期的患者以休息为主,可酌情使用相关药物如秋水仙碱、非甾体抗炎药、糖皮质激素等改善症状、缓解疼痛。

(2) 高尿酸血症伴痛风慢性关节损害期　建议以有氧运动为主,推荐快走、慢跑、游泳、骑自行车、太极拳、瑜伽等中低强度运动锻炼方式,可持续进行30~60 分钟,注意要量力而行,循序渐进。在运动中,患者可借助适当工具保护关节,如护膝减震和支撑功能较好的运动鞋、髌骨带等,这些都可有效减少关节受压,避免因运动进一步损伤关节。相反,不建议进行无氧锻炼,如高强度的运动快跑,因为这些运动方式可引起汗出过多,导致尿酸增加而诱发痛风发作。需要提醒的是,患者在运动过程中应适量饮水,防止因出汗多、排尿减少引起血中尿酸浓度升高。

(3) 单纯高尿酸血症　对于单纯高尿酸血症患者,运动强度和种类较高尿酸血症伴痛风慢性关节损害期更宽泛,目的是减重、改善代谢紊乱,预防痛风的发作。患者可进行有规律的运动,长期坚持。每周运动锻炼 5～7 次,每次 30～60 分钟,有氧运动和无氧运动相结合,但以有氧运动为主。

高尿酸血症及痛风患者进行合理的运动,结合饮食及适当药物长期控制高尿酸血症,可有效预防痛风发作。

(三) 用药

防治原则包括控制高尿酸血症,预防尿酸盐沉积,尽快缓解急性关节炎的症状,防止痛风石、尿酸结石形成和肾功能损害。具体有以下一些措施:

1. **一般治疗**　控制饮食总热量,调节饮食结构,遵循低嘌呤饮食原则:限制饮酒和高嘌呤食物的大量摄入;增加饮水量(每日 2 000 mL)促进尿酸的排泄;慎用抑制尿酸排泄的药物,如噻嗪类利尿药等;避免诱发因素,积极治疗相关疾病。

2. **高尿酸血症的药物治疗**　第一类:促进尿酸排泄药物,此药主要通过对肾的作用增加尿酸的排泄,降低尿酸水平,适合肾功能良好者,如苯溴马隆、丙磺舒。

第二类:抑制尿酸生成药物,通过抑制黄嘌呤氧化酶,即尿酸生成过程中最重要的一种酶,使体内尿酸生成减少,常用于尿酸生成过多或不适合使用排尿酸药物者。主要有别嘌醇和非布司他。

第三类:碱性药物,碳酸氢钠可碱化尿液,增加尿酸溶解度,使尿酸不易在尿中聚集形成结晶,从而有益于尿酸排泄,是降尿酸的辅助治疗药物,在轻度尿酸升高时可用于一般治疗。

3. **痛风急性期药物治疗**

(1) 急性痛风发作用药时间为 12～24 小时甚至更早,非甾体抗炎药(NSAIDs)应作为首选用药,选择性 COX‑2 抑制药可有选择性地抑制 COX‑2,减少胃肠道损伤等不良反应,可用于有消化道高危因素的患者。如果有胃病,服用非甾体抗炎药要很慎重,可结合胃药一起服用;如果有肾病或肾功能不全,不能服用这些药。

非甾体抗炎药分传统非甾体抗炎药和选择性 COX－2 抑制药,前者代表药有双氯芬酸、布洛芬、美洛昔康,伤胃可能性大些;后者代表药有塞来昔布、艾瑞昔布、依托考昔,伤胃可能性小些。

(2)痛风急性发作期,对 NSAIDs 有禁忌的患者,建议单独使用低剂量秋水仙碱。秋水仙碱容易出现腹泻等不良反应,用法是早晚各 0.5 mg,如果无腹泻,可以早、中、晚各一粒。由于秋水仙碱治疗有效量与中毒量接近,20％从肾排出,不易被透析清除,在服用环孢素、克林霉素、地尔硫草的患者不能服用秋水仙碱。

(3)痛风急性发作期,短期单用糖皮质激素,其疗效和安全性与 NSAIDs 类似。短期单用糖皮质激素可起到与 NSAIDs 同样有效的镇痛作用,且安全性良好。同样也要注意伤胃的问题,要加用护胃药。

(4)急性期不能用降尿酸药。临床上,有些急性发作期的痛风患者用了降尿酸药物之后,关节疼痛症状非但没有好转,反而较前加重。痛风患者血液尿酸值＞420 μmol/L,患者在痛风关节处沉积有尿酸盐结晶,如果使用降尿酸药,血液中的尿酸降低至 420 μmol/L 以下,沉积在组织中的尿酸盐结晶必然向血液转移,尿酸盐溶解刺激关节滑膜,从而诱发关节炎症再次发作。因此痛风急性期,应尽量维持患者血尿酸浓度的相对稳定。一般等到关节疼痛完全缓解 2 周后,才可以加用降尿酸药物。并且应从小剂量开始,缓慢增加,使血尿酸逐渐平稳下降,避免显著波动。

4.痛风间歇及慢性期药物治疗

(1)预防急性痛风关节炎复发:① 秋水仙碱维持治疗,方法为每日 0.5～1.0 mg,在用药过程中应密切注意秋水仙碱对骨髓的可能抑制作用和定期复查肝、肾功能。② 吲哚美辛 25 mg,每日 2 次口服。

(2)抑制尿酸合成的药物主要有别嘌醇。别嘌醇的用法为初始剂量每次 50 mg,每日 2～3 次;维持量成人每次 100～200 mg,每日 2～3 次,严重痛风者每日可用至 600 mg。每 2～5 周检测血常规、肝肾功能,了解有无肝肾损害及骨髓抑制。

当患者存在肾功能不全时,如肾小球滤过率每分钟＜60 mL,别嘌醇应减量,推荐剂量为每日 50～100 mg;如肾小球滤过率每分钟＜15 mL,别嘌醇应禁用。

别嘌醇可引起皮肤过敏反应,严重者可发生致死性剥脱性皮炎等超敏反应综合征,死亡率高达 25%。如遇皮疹等过敏现象,应立即停药就诊。对于没有长期规律服用过别嘌醇的患者,必须检测 HLA - B * 5801。

别嘌醇是一个经典有效、经济实惠的降尿酸药物,临床上最让医生和患者担心的是它的皮肤超敏反应。但这个风险是可以提前监测的。那就是用药前行 HLA - B * 5801 基因检测,若阳性则禁用别嘌醇;阴性则可用别嘌醇,用药期间注意观察皮肤变化,监测肝肾功能等。

(3) 促进尿酸排泄的药物:适用于 60 岁以下、肾功能正常、每日尿酸排泄量不高的患者。对于 24 小时尿尿酸排泄量大于 3.57 mol(600 mg)或已有尿酸性结石形成者,应用此类药有可能造成尿路阻塞或促进尿酸性结石的形成,故不宜使用。为避免用药后因尿中尿酸排泄量急剧增多而引起肾损害及肾结石,故应注意从小剂量开始,同时应口服碳酸氢钠每日 3~6 g,以碱化尿液;并多饮水,保持尿量在每日 2 000 mL 以上。

丙磺舒(羟苯磺胺):初始剂量为 0.25 g,每日 2 次,2 周后逐渐增至 0.5 g,每日 3 次。最大剂量不应超过 2 g。

磺吡酮(苯磺吡酮):初始剂量一般为 50 mg,2 次,渐增至 100 mg,每日 3 次,最大剂量为每日 600 mg,与丙磺舒合用具有协同作用。

苯溴马隆:建议用最小的有效药量。目前,药典及一些有关痛风的文献推荐。苯溴马隆的剂量为每日 50~100 mg。这个剂量是从西方国家医书中转抄过来的。西方人多身体高大,平均体重远大于国人,所以用药量大。我国患者一般每日用苯溴马隆 25 mg,即可达到尿酸下降的目的。约 30%~40% 的患者间日服 25 mg 也能维持血尿酸正常。

建议用药期间注意事项有:① 常监测血尿酸:血尿酸的浓度不但受药物的影响,还受饮食、机体代谢、肾排毒功能及气候、环境等诸多因素的左右。这些因素的变化都会影响血尿酸的升降。所以要经常测试血尿酸的水平,根据血尿酸的高低调整苯溴马隆的用量。在用药初时常用别嘌醇,其结果往往因血尿酸下降太快,引起"外转移性关节炎"发作,药物不良反应也明显增加。临床实践证明,仅用苯溴马隆就足以使痛风患者的血尿酸降至正常并保持稳定。② 合用碱性药:尿液中尿酸浓度与应用苯溴马隆的量和血尿酸水平呈正相关,用药量愈大、血尿酸愈高,尿液中尿酸浓度愈高,形成肾结石和尿酸盐阻塞排尿系统通道的可能性也愈大。所以在用苯溴马隆的同时,适当口服一些碱性药以碱化尿液,使尿液中尿酸盐形成减少,肾损害减轻。同时碱性药还有促进尿酸排泄的功能,碱性药的用量由测得的尿 pH 决定,能使尿 pH 保持在

6.5～6.8即可。③ 多饮水：可以淡化因服用苯溴马隆后尿液中出现高浓度的尿酸,减少肾中尿酸盐对肾的损害。每日饮水量在2 000～3 000 mL为宜。④ 用药前查肾功能：据统计,痛风病例肾功能下降者占70%以上,美国痛风病专家也发现,痛风合并肾病发生率很高。对这些肾功能损害严重的患者,一般不宜使用苯溴马隆,以免增加肾的负荷,如需要用苯溴马隆,最好并用补肾健脾、活血化瘀、增强免疫功能的中成药。

(4) 其他若伴有肥胖、高血压、冠心病、尿路感染、肾衰竭等,需做相应的治疗。关节活动有障碍者,可做适当的锻炼和理疗。痛风石较大或溃破形成瘘管者,应行手术。有关节畸形者,应手术矫正。

【预防】

(一) 重视肾功能评估

高尿酸血症与痛风的发生有关,且可引起肾损害、血管硬化和高血压等,其治疗看似简单,但诊治不合理的现象非常普遍,由此引起严重后果者屡见不鲜,其主要原因之一是在该病的诊治过程中未对肾功能进行全面评估。评估肾功能对高尿酸血症和痛风诊治的重要性主要包括以下几个方面。

1. 高尿酸血症与肾损害互为因果 人体每天由摄食和代谢生成的尿酸,2/3从肾排出体外,而肾功能减退是高尿酸血症的主要原因之一。另一方面,高尿酸血症可引起尿酸肾病和尿酸性尿路结石,加速肾病患者肾功能的恶化速度。因此,血尿酸升高者一定要检查是否有肾病或尿路结石,反之,肾功能不好者也应除外是否患有尿酸盐肾病。

2. 测定尿酸碱度的价值 尿酸过饱和后形成结晶或结石,是尿酸引起肾损伤的重要机制之一。尿酸的溶解度受溶液的酸碱度影响非常大,其在酸性环境中的溶解度大大减少。故调节和监测尿液酸碱度,是治疗高尿酸血症的非常重要的一环。

3. 尿液检测有助于判断尿路 尿酸性尿路结石十分常见,反复性酸性尿、高尿酸尿症和尿量不足是促发尿酸结石形成的主要因素。根据血尿酸水平,尿酸结石患者分为伴高尿酸血症和血尿酸正常两大类,也就是说,即使血尿酸不高,也可能形成尿酸结石或结晶而导致肾损害。测定尿酸排泄量和尿酸碱度有助于尿酸性尿路结石的诊断。由于碱化尿液常可使尿酸性尿路结石溶解,故鉴别尿路结石类型十分重要。

4. 正确选择降尿酸药物及其剂量　目前常用的抑制尿酸合成药（如别嘌醇和非布司他）和促进尿酸排泄药物（如苯溴马隆）都主要从肾排出体外。选择何种药物和使用多少剂量，都应依肾功能而定。别嘌醇和非布司他在严重肾功能不全患者中均应慎用，苯溴马隆则不能用于严重肾功能不全者。

5. 应用止痛药之前，必须明确是否有肾病以及肾功能状况　痛风发作时常需服用非甾体类镇痛药、秋水仙碱或糖皮质激素。非甾体类镇痛消炎药常引起肾损害，故痛风患者应严格控制该类药物的使用。秋水仙碱的毒性较大，肾功能不全者应用该药可能引起严重甚至致死性不良反应。总之，任何高尿酸血症和痛风患者都应到肾病科详细评估肾功能，这是正确诊断和治疗高尿酸血症和痛风的基础，对此必须高度重视。

（二）警惕心血管病

大量流行病学研究表明，高尿酸血症与心血管风险增加密切相关，还可预测心血管病死亡，以及高血压或糖尿病等疾病的风险。因此，对高尿酸血症患者采取措施，可预防心血管病，并改善预后。

2018 年欧洲《高尿酸血症和高心血管病风险患者的诊断和治疗专家共识》建议：

（1）所有高尿酸血症患者应了解影响高尿酸相关合并症和心血管风险因素、治疗药物和影响因素、饮食因素等，必要时减肥，了解治疗手段和方法的信息。

（2）所有高尿酸血症患者都应了解关于改变生活方式、健康饮食的知识。

（3）强烈建议高尿酸血症患者每天坚持进行中等强度的身体活动。

（4）心血管病患者如果尿酸水平升高，则风险升高，应定期监测，并努力使尿酸终生低于 300 μmol/L。

（5）一旦确诊高尿酸血症，应使用黄嘌呤氧化酶抑制药。考虑每天开始使用 100 mg 别嘌醇，如果不能降低尿酸，可加量至每天 300～600 mg。如果不能耐受或未达到所需目标，则应使用别嘌醇＋排尿酸药物或雷西纳德的联合治疗。一旦达到尿酸目标，应继续使用降尿酸药物，并每年监测尿酸水平2 次。雷西纳德是一种尿酸选择性重吸收转运子 1（$URAT_1$）抑制药，适用于与一种黄嘌呤氧化酶联用，通过抑制 $URAT_1$，增加尿酸的排泄。

（6）在肾功能不全患者中，别嘌醇的剂量应根据肾小球滤过率调整。

二十三、肥　胖　症

【概述】

（一）肥胖

在发达国家,肥胖(obesity)是最常见的营养问题,随着我国经济和社会的快速发展,我国城市居民中肥胖问题越来越严重。超过正常体重的 20％称为肥胖。肥胖程度的确定按照体重指数(body mass index,BMI)计算。体重指数可简化地表示为体重(以 kg 表示)除以身高(以 m 表示)的平方,即 BMI＝体重(kg)/身高(m^2)。BMI 在 18.5～24.9 为正常,在 25.0～29.9 称为超重,在 30.0～39.9 称为肥胖,40 以上称为病态肥胖或极度肥胖。没有明确原因的称为单纯性肥胖。有明确原因的称为继发性肥胖,如继发于肾上腺皮质功能亢进(库欣综合征)、甲状腺功能低下等。单纯性肥胖的发生可能与多基因遗传和种族有关。脂肪在肥胖者体内的分布方式与激素(尤其是性激素)有密切关系,例如男性肥胖者的脂肪主要集中在腹部,女性主要集中在臀部,而库欣综合征患者在背部。肥胖带来的危害也与分布有关,向心性肥胖者(脂肪储存集中在躯干和腹腔脏器)发生继发病变的严重程度远远大于脂肪主要分布于皮下组织者(表 2-6)。

表 2-6　体重指数与相关疾病危险度

肥胖程度	BMI(kg/m^2)	危险度
体重不足	＜18.5	增　加
正　　常	18.5～24.9	正　常
超　　重	25.0～29.9	增　加
肥　　胖	30.0～34.9	高
肥　　胖	35.0～39.9	非常高
极度肥胖	≥40.0	极　高

(二) 肥胖症

肥胖症指体内脂肪堆积过多和(或)分布异常、体重增加,是常见的营养障碍性疾病,是遗传因素和环境因素共同作用的结果。肥胖可作为某些疾病的临床表现之一,称为继发性肥胖症。

肥胖影响形体美观。更重要的是,肥胖本身就是一种疾病,会给全身健康带来巨大危害。

1. 肥胖伴随"三高"

(1) 高血糖 肥胖是发生糖尿病的重要危险因素之一,肥胖的时间越长,患糖尿病的概率越高。

(2) 高血脂 包括高胆固醇血症、高三酰甘油血症、低密度脂蛋白和极低密度脂蛋白异常升高,高密度脂蛋白反而降低。

(3) 高血压 中度肥胖者患高血压的概率是体型正常者的 5 倍以上,是轻度肥胖者的 2 倍以上。

"三高"并不可怕,但若疏于管理,心血管疾病(如心肌梗死、心律失常、心功能衰竭)和脑血管疾病(如脑梗死、脑溢血)便会出现。肥胖、高血压、高脂血症和高血糖堪称"死亡四重奏"。

2. 肥胖易致脂肪肝 大约一半的肥胖者患有非酒精性脂肪性肝病(简称"NAFLD")。NAFLD 除了单纯肝脏脂肪变性之外,约 25% 的患者合并有不同的肝炎(简称"NASH")。相比于单纯性脂肪肝,NASH 更易进展为肝硬化和肝癌,严重影响生活质量;若同时合并病态肥胖和糖尿病,发生肝硬化和肝癌的概率则更高。

3. 肥胖会影响呼吸系统 如引起阻塞性睡眠呼吸暂停综合征,且有睡眠呼吸暂停的风险,严重者可能发生猝死。

4. 肥胖者更易患癌 一些消化道肿瘤及女性肿瘤,如食管癌、结肠癌、直肠癌、胰腺癌、乳腺癌、子宫内膜癌和卵巢癌等的发生发展均与腹型肥胖密切相关。

5. 肥胖会影响生殖系统 如女性的多囊卵巢综合征和男性的性功能障碍,均可导致不孕不育。

6. 肥胖会引发骨关节疾病 主要有骨性关节炎、糖尿病性骨关节病和痛风性骨关节病。由于肥胖属于全身各系统疾病的危险因素,就像一颗潜伏的"定时炸弹",即使身体基本健康,也不能掉以轻心。诸多研究显示,减肥可以逆转部分"三高"症状、脂肪肝,并改善生殖系统功能。

【康复照护】

(一) 康复教育

通过宣传教育使患者及其家属对肥胖症及其危害性有正确的认识。从而配合治疗,采取健康的生活方式,改变饮食和运动习惯,自觉地长期坚持是肥胖症治疗的首位及最重要的措施。

(二) 饮食

1. **饮食原则**　要控制进食总量,采用低热量、低脂肪饮食,避免摄入高糖类食物。对肥胖患者应制订能为之接受、长期坚持下去的饮食方案,使体重逐渐减轻到适当水平,再继续维持。制订饮食方案必须个体化,使所提供的热量达到一定程度的负平衡。热量过低患者难以坚持,而且可引起衰弱、脱发、抑郁甚至心律失常,有一定的危险性。一般所谓低热量饮食热量为每日 62～83 kJ/kg,极低热量饮食指每日＜62 kJ/kg。极少需要极低热量饮食,并且不能超过 12 周。

2. **饮食模式**

(1) 限制热量　平衡膳食模式简称为"限食疗法",是一种古老的养生方法,有延年益寿之功效;近年来,用于体重控制、慢性病防治、代谢与免疫改善等领域,取得了积极效果。限食疗法主要包括 3 种类型:第一种是限制热量膳食,在限制热量摄入的同时保证基本营养需求的膳食模式,宏量营养素的供能比例应符合平衡膳食的要求;第二种是低热量膳食,是满足蛋白质、维生素、矿物质、膳食纤维和水的需求,减少脂肪和碳水化合物的摄取使能量减少30％～50％,该模式需要在营养师和医生监督下进行;第三种是极低能量膳食,通常每日摄入的热量为 400～800 kcal,热量主要来自蛋白质,严格限制脂肪和碳水化合物,但此类限食方法由于使人时常处于饥饿状态,容易出现痛风发作、电解质紊乱等现象,须在医生的严格指导下进行,预防并发症的发生。

在限制能量的同时,采用"相对高蛋白质、低血糖指数、高膳食纤维"的膳食模式,限食模式对超重/肥胖人群进行结构化的饮食干预是有效的。通过调整三大营养素组分,提供食谱、进行能量替代或代餐、记录饮食日记等,达到肥胖干预的目的。此类干预一般在 12 周内,每周的体重都会出现明显的下降。

一项对于降低肥胖糖尿病医疗的研究发现,患者的体重下降多,随之医疗费用也下降许多。

(2) 轻断食膳食模式　交替断食是一天正常饮食,第二天不吃饭,依次交替进行;5∶2断食是一周5天正常进食,2天断食,但这两天不能连续,断食期的饮食是正常进食的1/4,以流食为主,这是目前比较流行的轻断食方式;限时断食是一天进食间隔在15小时左右,比如早晚吃、中午不吃,或者午餐吃、晚上不吃。

(3) 高蛋白膳质食模式　与前两种模式不同,高蛋白质膳食模式是每日摄入的蛋白质≥1.5 g/kg。此类疗法主要是对于单纯性肥胖,以及合并高三酰甘油血症者、高胆固醇血症者,与正常蛋白膳食相比,更有利于减轻体重及改善血脂的异常情况,并有利于控制减重后的体重反弹,但合并慢性肾病患者应慎重选择此疗法。

(三) 运动

体力活动和体育锻炼与饮食控制相结合,并长期坚持,可以预防肥胖或使肥胖患者的体重减轻。必须进行教育并给予指导,运动方式和运动量应适合患者的具体情况,有心血管并发症和肺功能不好的则须更为慎重。应进行有氧运动循序渐进。

1. **老年人运动减肥原则**　运动是老年人减肥、防胖的重要措施,肥胖老人在进行运动治疗时应掌握以下原则:

(1) 宜选择全身性的体育活动　包括各个关节和肌群的运动,避免某一肢体或器官负荷过重。动作要有节奏,速度宜稍慢。

(2) 活动时注意呼吸　呼吸要自然、均匀,注意采用腹式呼吸,尽量避免屏气或过分用力,应避免做那些可能造成血压骤然升高的动作,如头朝下倒立等。

(3) 避免做过分运动　不宜做身体突然前倾、后仰或急速旋转等动作,也不宜进行快速、剧烈和重负荷的运动,如举重、快跑等。

(4) 循序渐进　运动量增加的速度不宜过猛。若运动后心率达每分钟110～120次,休息15分钟后心率恢复正常,说明运动量较合适。最好每天锻炼30～60分钟,每周不应少于3次。开始锻炼后有10～14天的观察反应期,运动量宜小些。对没有锻炼习惯的老年人,开始可能有3～5天的不适应期。表现为劳累、肌肉酸痛、食欲甚至睡眠稍差。适应后再逐渐增加运动量,每增加一级负荷量,都要有一段适应期。增加运动量时宁可延长锻炼时间,也不宜加快速度。

(5)贵在坚持 肥胖者中不喜爱运动的较为多见,将运动作为减肥手段,必须持之以恒,才能对减肥及健身起到积极的促进作用。

老年人运动减肥定要根据不同肥胖者的年龄、性别、体质、合并症、肥胖程度来选择不同的运动项目、运动时间和运动强度;在运动计划实施前要做体格检查,对健康状态做出全面评价;在计划实施一段时间后要做复查,以便观察运动效果和有否负效应。

要经常了解锻炼后的脉搏、血压等反应,尤其是有某些疾病或症状的老年人每天或隔天要记录自我感觉,锻炼前/后的脉搏、血压数值,晨起的脉搏、食欲和睡眠等情况。

2. 老年人运动减肥的"六忌"

(1)忌过度兴奋的运动 这类运动会使血液循环加快、血压急剧升高,尤其是患有高血压、冠心病等心血管疾病的老年人,易导致心肌梗死或脑卒中的发生,甚至危及生命。

(2)忌憋气运动 人到老年呼吸功能减弱,肺活量下降,肺泡弹性降低,憋气运动会损伤呼吸肌,甚至引起肺泡破裂而导致肺部和支气管出血。

(3)忌快速、超负荷运动 快速运动或举重等超负荷运动,都会使心脏负担过重,易发生昏倒等事故,或造成骨骼变形、损伤等。

(4)忌带病运动 老年人生病时,身体各器官的功能比平时更差,抵抗力更弱,此时再进行体育运动,会加快身体体能的消耗,降低抗病能力,导致病情加重。

(5)忌饭后百步走 饭后百步走对于青壮年来说是很适宜的。但老年人尤其是70岁以上的老年人饭后立即行走,则容易加重心脏负担。如果还患有冠心病,餐后胃部膨胀可反射性地引起冠状动脉收缩,使心肌供血减少,有可能加大心肌缺血缺氧程度和范围,诱发心绞痛甚至心肌梗死。

(6)肥胖老人不宜做登楼运动 登楼是一项很好的健身运动,但对肥胖老人非常不合适。老人的髌骨关节面已发生增生,关节面不平整,这就增加了髌骨与股骨之间的摩擦力,限制了膝关节的活动度,导致老人的膝关节僵硬、活动不便。另外,登楼是一项运动量大的活动,患有心肺系统疾病的老人也不适宜做。

（四）睡眠——不致发胖的睡眠法

1. 睡前 3 小时不要吃东西　晚饭和就寝时间不宜隔得太近，并注意热量的摄入不要超标。

2. 睡前肚子饿可略微吃点　睡前感觉肚子发空的话，应先花 5 分钟时间考虑一下是否真的想吃东西。然后可以做做拉伸运动，给朋友打电话之类来转移注意力。喝了点水，或者吃了点黄瓜、果冻之类后，还是感觉肚子空落落的，那就略吃点馄饨之类富含碳水化合物的食物。

3. 吃好早饭可保证好睡眠　优质睡眠的准备要从早上做起。吃早饭一定要重视质量，讲究营养。乳制品和香蕉所含的色氨酸是构成有醒神之效的 5-羟色胺的原材料。到了夜里，5-羟色胺还会转化成"睡眠激素"褪黑素。

（五）药物治疗

对严重肥胖患者可应用药物减轻体重，但临床上如何较好地应用这类药物仍有待探讨，用药可能产生药物不良反应及耐药性，因而选择药物治疗的适应证必须十分慎重，根据患者的个体情况衡量可能得到的益处和潜在的危险（利弊得失），以做出决定。

药物治疗可能作为饮食控制与运动治疗肥胖的辅助手段（表 2-7）。有以下情况时可考虑药物治疗：① 明显的饥饿感或食欲亢进导致体重增加；② 存在相关疾病或危险因素，如葡萄糖耐量异常（IGT）、血脂异常、高血压等；③ 存在肥胖相关性疾病，如严重的骨关节炎、睡眠阻塞性通气障碍、反流性食管炎等。以下情况不宜使用减肥药物：① 儿童；② 原先有过该类药物不良反应者；③ 孕妇及乳母；④ 正在服用其他选择性血清素再摄取抑制药的患者。

表 2-7　超重肥胖者"以并发症为中心"的治疗目标

并发症	减重目标	临床目标
代谢综合征	10%	预防 2 型糖尿病
糖尿病前期	10%	预防 2 型糖尿病
2 型糖尿病	5%～15%或以上	降低糖化血红蛋白，减少降糖药物种类和（或）剂量，糖尿病缓解（糖尿病持续时间短）
血脂异常	5%～15%或以上	降低三酰甘油，升高高密度脂蛋白胆固醇 HDL-C，降低非 HDL-C

（续表）

并发症	减重目标	临床目标
高血压	5%～15%或以上	降低收缩压和舒张压,减少降压药物数量和(或)剂量
非酒精性脂肪肝病脂肪变性、脂肪肝炎	5%或以上 10%～40%E	减少肝细胞内脂质,减少炎症和肝纤维化
多囊卵巢综合征	5%～15%或以上	排卵,规律月经,减轻多毛症,提高胰岛素敏感性
女性不孕症	10%或以上	排卵,妊娠和生育
男性性腺功能减退	5%～10%或以上	增加血清睾酮水平
阻塞性睡眠呼吸暂停	7%～11%或以上	改善症状,降低呼吸暂停低通气指数(AHD)
哮喘/反应性气道疾病	7%～8%或以上	改善第1秒用力通气容积,改善症状
骨关节炎	≥10%,5%～10%或以上(辅以运动锻炼)	改善症状
张力性尿失禁	5%～10%或以上	降低尿失禁发作频率
胃食管反流	10%或以上	降低症状发作频率和严重程度
抑郁症	不确定	减轻抑郁症状,改善抑郁评分

注: 对于心血管疾病,基于目前证据,不足以就预防心血管事件发生或延长生命为目的给出减重治疗推荐意见。当前证据亦不足以支持对糖尿病患者和充血性心力衰竭患者进行减重治疗以减少心血管事件发生并延长生命。

目前获准临床应用的减肥药物只有奥利司他和西布曲明但仍需长期随诊及临床评估。

1. 奥利司他 是胃肠道脂肪酶抑制药。使食物中脂肪吸收减少 30%,促进能量负平衡从而达到减肥效果。

（1）适合人群 肥胖和体重超重者,包括已经出现与肥胖相关的危险因素(高胆固醇血症、2 型糖尿病糖耐量减低、高胰岛素血症、高血压)的患者的长期治疗。

（2）服药注意事项 ① 低脂饮食,餐中或餐后 1 小时内服用,每次120 mg,3 次/日,如果有一餐未进或食物中不含脂肪,则可省略一次服药。② 减肥治疗效果显著,但耐受性较差,容易引起脂肪泻、腹胀、大便紧迫感、大便失禁、油性大便等胃肠道的不适。如开始时有脂肪泻的困扰,建议穿着成人纸尿裤。③ 服药期间如食欲缺乏、瘙痒、黄疸、尿色深、粪便色浅、右上腹疼痛时,应立即停用奥利司他和其他可疑药品,并检验肝功能。④ 奥利司他可减少人体必需的脂溶性维生素 A、维生素 D 和维生素 E 的吸收,长期服用时需要额外补充人体必需的脂溶性维生素 A、维生素 D 及维生素 E 等。对于使用减肥药物的患者,首先应当在医生的指导下合理地用药,切不可随意服用网络上或者朋友推荐的"灵丹妙药"。服用减肥药物前,应注意相关药物的禁忌证。服用减肥药期间,还应当积极进行饮食调控并做规律适量的运动。

2. 西布曲明 是中枢神经作用药物。抑制下丘脑去甲肾上腺素和血清素的再摄取,减少摄食,降低体重;还具有产热作用,可能与其间接刺激中枢交感传出神经、激活褐色脂肪组织中的 β 受体,导致其中葡萄糖利用增高有关。剂量为 10~30 mg,每日 1 次,早餐时服药。本药的不良反应包括食欲缺乏、便秘、口干、失眠、轻、中度血压增高和心率增快等,需给予监测,有心血管并发症者慎用或不用。

3. 没有糖尿病别乱吃二甲双胍 二甲双胍是一种用于控制 2 型糖尿病患者血糖水平的药物。研究表明,对于糖尿病患者,二甲双胍与运动结合可能会减轻体重,这可能是因为二甲双胍可以增加人在运动中消耗的热量,但可能需要长期用药。此外,如果停止服用二甲双胍,体重很有可能会反弹到原来的水平。

在非糖尿病患者中二甲双胍对血糖正常的人没有好处,只是稍微降低了食欲和热量摄入。二甲双胍通过改善胰岛素抵抗,降低胰岛素水平,从而降低脂肪的合成,并降低体重。因此,存在胰岛素抵抗的糖尿病患者的减重可能因此获益,但对于不存在胰岛素抵抗的健康人群,二甲双胍降低体重的作用减弱。另外,长期大剂量服用二甲双胍,可能影响 B 族维生素、维生素 C 和叶酸等的吸收,造成贫血、毛细血管和周围神经损害,对微量元素钙、磷的吸收也有一定影响;已有报道滥用二甲双胍减肥导致严重低血糖的病例。因此,正常人服用二甲双胍减肥,减肥效果难以确定,反而可能引发一系列不良反应。

4. 别乱吃"减肥药" 总之,在选用减肥药的时候,一定要选择正规厂家、有保健品批准文号或者药准字的产品。而减肥最好还是要以控制饮食和合理运动为主,切记不要购买成分不明且效果又极其显著的减肥产品,以免摄入有违禁成分的物质而发生危险。

5. 超重肥胖者"以并发症为中心"的治疗 见表 2-7。

（六）手术治疗

有外科术式、空回肠短路手术、胆管胰腺短路手术、胃短路手术、胃成形术、迷走神经切断术及胃气囊术等可供选择。手术有效（指体重降低＞20％）率可达95％，死亡率＜1％，不少患者可获得长期疗效，术前并发症可不同程度地得到改善或治愈。但手术可能并发吸收不良、贫血、管道狭窄等，有一定的危险性，仅用于重度肥胖、减肥失败又有严重并发症，而这些并发症有可能通过体重减轻而改善。术前要对患者的全身情况做出充分评估。特别是糖尿病、高血压和心肺功能等，给予相应的监测和处理。

（七）减重术后的康复

1. **术后重视健康管理** 减重手术后，患者的激素水平会发生改变，出现食欲缺乏的现象；同时由于胃容积缩小，进食量受限，使得术后进食量自然而然地减少了。减重手术后使得原先导致代谢性疾病的激素状态发生了改变，导致肥胖的恶性循环被打断，使得很多合并症获得了有效治疗。

2. **饮食** 术后第1周清流质饮食；术后2～3周普通流质饮食，如粥、汤等；3周以后半流质饮食；最后逐渐过渡到普通饮食。如果不严格按照医嘱饮食，术后过量进食，可能会再次把胃的容积撑大，这对经历过手术的胃来说是非常危险的，即便胃扛住了这种"挑战"，手术的效果也会大打折扣。

3. **用药** 术后一段时期内需要服用维生素、微量元素等营养补充剂，以维持机体健康所需。

4. **运动** 按照前述运动要求进行。减重手术后一般在一年到一年半的时间内达到最终效果，之后就能基本维持在这一水平。但有些人术后过度控制饮食，想要马上达到理想的效果。但减重过快会导致营养不良，女性会出现脱发的问题。减重应该循序渐进，机体才能更好地适应体重变化，从而达到稳定的效果，也不会影响机体健康。

5. **长期随访必不可少** 肥胖患者在手术后，随着胃容量的明显减少和胃肠道的改道，营养摄入会自然减少。为了避免营养不良，患者需终身补充钙剂、铁剂、多种维生素等微量元素。此外，坚持定期到医院随访也必不可少。若不按照医生的指导进行随访，饮食不加以节制，不调整原来的生活方式，糖尿病可能会卷土重来。

(八) 随访观察

勤测体重可能有助于减肥。比如,美国心脏协会年会上公布的一项研究显示,每周测体重6～7次的人1年内体重可减轻1.7％。该项随机对照试验纳入111名成年人,随机分入对照组(不监测体重)或干预组,分别在感恩节前、元旦节后以及此后14周时间进行随访。干预组的人在假期每天自我测量体重并通过可视化图形追查体重变化,且被告知尽量避免体重增加,但并未被告知避免体重增加方法。结果显示,感恩节至元旦节期间,每天监测体重者的体重几乎没有变化,而对照者的体重平均增加了2.65 kg,超重或肥胖者从测体重中获益,他们在假期里减肥了,体重平均减轻了1.46 kg;体重正常的人则基本维持体重不变。另外,每天监测体重者的总体脂百分比也有所降低,说明这种干预措施可有效改善体脂成分。

研究专家表示,每天测量体重并通过图表追踪体重变化,可能是成年人应追求的理想目标,尤其是超重或肥胖人群。但该研究结果需要进一步研究来验证。

【附注】

1. **理想体重(IBW)** IBW 的计算方法为 IBW(千克)＝身高(厘米)－105,或 IBW(千克)＝[身高(厘米)－100]×0.9(男)/0.85(女)。如果实际体重超出理想体重20％及以上,则属于肥胖。

2. **腰/臀比(WHR)** WHR 的计算方法为腰围除以臀围。WHR＞0.9(男性)或者 WHR＞0.85(女性)均可定义为中心型肥胖(腹型肥胖)。

3. **腰围(WC)** 中国成人男性＞90 cm,女性＞85 cm 为中心型肥胖(腹型肥胖)。

【预防】

与30年前相比,如今我国的肥胖症患者越来越多。主要有以下几个方面的原因。

第一是饮食结构的问题。以前我国居民的饮食结构是米、面粉、蔬菜为主,饮食是低热量、低脂肪、低蛋白质,但是现在高热量、高脂肪、高糖的饮食很普遍。比如说肯德基、麦当劳的汉堡等,这类饮食对于人体的热量代谢会产生很大负担。

第二是饮食过量。每一次进食的时候,包括每一顿和每一天的进食量都超过机体所需要的量。如果一两天过量是看不出来的,成年累月肯定会出问题。当摄入的营养超过自身的需求,堆积在身体中就容易肥胖。

第三是运动量少。出门开车、坐车的出行方式,整日宅在家里、不出去活动。有调查认为,我国居民甚至有不少一个月都不进行一次户外活动。另外,社会环境,包括工作压力、学习压力大也是造成肥胖的原因之一。这些压力如果过分大的话就会产生内分泌代谢的紊乱,也是影响肥胖的比较重要的原因之一。

同时,对于"小时候胖些没关系,长大自动会瘦"的认识误区,专家们认为,青少年时代肥胖的,很少能够到成年时瘦下来。而且近年来青少年肥胖比例上升很快,超过了成人肥胖的速度。但是对于青少年的减重治疗主要以保守治疗手段为主,如果对青少年的饮食或者生活行为干预过分强烈,可能会影响其身体各个器官的功能与正常的生长发育。目前还没有针对青少年减重手术的治疗指南,因此,与其等到肥胖进行治疗,不如防患于未然。预防肥胖要从孩子时期抓起,从日常生活中做起。

二十四、慢性肾病

【概述】

慢性肾病（CKD）是指：① 各种原因所致肾损伤（结构或功能异常）$60\ mL/(min \cdot 1.73\ m^2) \geqslant 3$ 个月，伴或不伴肾小球滤过率（GFR）下降；② $GFR < 60\ mL/(min \cdot 1.73\ m^2) \geqslant 3$ 个月，有或无肾损伤证据。慢性肾衰竭则定义为慢性肾病引起的肾小球滤过率下降及与此相关的代谢紊乱和临床症状组成的综合征。

（一）老年人常见肾病

肾在维持老年人正常机体功能中起重要作用。一旦肾功能发生异常，则将导致机体代谢功能障碍，并造成严重后果。因此了解老年人常见肾病的特点对老年人的健康长寿具有重要意义。

1. **高血压肾病和糖尿病肾病**　长期的高血糖、高血压，特别是未加积极控制的高血糖和高血压，可造成高血压肾病和糖尿病肾病。这类疾病早期多无明显表现，待出现水肿、尿液泡沫增多、起夜次数增多等情况已并非早期。因此，患有长时间高血压、糖尿病的患者，千万不能对自己的肾掉以轻心，应定期检查，发现问题及时治疗。

2. **泌尿系统感染**　老年人尿路感染发病率很高，是仅次于呼吸道感染的第二大老年人感染性疾病。反复发作尿路感染可使老年人生活质量下降，严重的可影响肾功能甚至发展成尿毒症。

3. **自身免疫性肾损害**　坏死性血管炎等也会影响肾，而这类疾病初发症状往往不典型，可以表现为发热、咳嗽、咳痰、血尿等，往往被误认为感冒或者呼吸道感染而耽搁治疗。一旦出现类似症状，特别是经过正规抗炎治疗效果不佳，千万不能遗忘上述疾病。

4. **肿瘤相关性肾病**　肿瘤相关性肾病日益多见，特别是血液系统恶性肿瘤，如多发性骨髓瘤等可造成肾损害，有时甚至以肾病变作为首发症状。此外,其他实体器官恶性肿瘤也会伴发肾病变。因此,老年人一旦发生肾病变需要注意排除肿瘤的可能。

5.药物性肾损害　老年人因机体衰老,肾清除毒素能力下降。而目前几乎所有药物的代谢排出均不同程度通过肾进行。若药物应用不合理则可造成药物性肾损害。因此,合理用药对保护肾具有重要意义。

(二)肾病现况

慢性肾病是全球性的公共卫生问题,随着人口老年化和高血压、糖尿病等危险因素的流行,慢性肾病的患病率在未来 10 年内将保持持续增长。目前,全球有 8.5 亿人因各种原因罹患肾病,发病率高达 10.8%,每年至少造成 240万人死亡,是增长最快的第六大死亡原因。我国的发病率为 10.8%,现有成年慢性肾病患者高达 1.2 亿。我国终末期肾病患者数为 100 万~200 万,接受透析的患者人数近 40 万,年增长率高达 15%~20%。

在我国,慢性肾病存在着"两高一低"的现象,即高隐匿性、高发病率、低知晓率。由于慢性肾病在早期没有任何症状,不少患者到医院看病时,往往已经到了严重的程度。当心脏不舒服时我们就知道是心脏病,但是肾病只有尿毒症患者患病快晕倒了,才知道是肾病。加上肾病的病种繁多、病情迁延,常被称为"沉默的杀手"。

【康复照护】

(一)慢性肾病居家照护

慢性肾病患者居家过程中需熟练监测体重、血压、血糖、尿量及疾病相关的各种症状变化;遵医嘱按时服用药物;按照营养治疗方案落实饮食管理。慢性肾病患者更需要认识到,慢性肾病是一生的事,关键是养成良好的习惯。

(二)饮食

1.慢性肾病患者科学摄入营养

(1)优质低蛋白质饮食　慢性肾病患者未进行透析治疗前,改善慢性肾病的最有效方法为优质低蛋白质饮食。低蛋白质饮食不仅能减少氮代谢产物蓄积,改善尿毒症症状,还可以明显降低肾小球血流量和肾小球滤过负荷,延缓肾小球硬化,减少尿蛋白产生及蛋白尿对肾小管间质的损伤,从而保护残存肾功能。但蛋白质又是我们身体不可缺少的营养物质,是人体组织、器官的重要组成成分,在人体内发挥着重要的生理功能。如果摄入过低可降低各脏器功能,增加营养不良的发生风险,因此慢性肾病患者应根据个体情况,限制一般蛋白质的摄入,选择优质蛋白质。

优质蛋白质主要来源于动物性食物,因此在蛋白质限量范围内,多选动物蛋白质(瘦肉、鱼、鸡蛋、牛奶),少吃来源于植物性食物的蛋白质(如谷类、豆类、硬果类等),大豆类除外。

限制主食,是慢性肾病饮食治疗中经常采用的方法,其目的是为了在有限的蛋白质中尽量给予优质蛋白质。为了保证热量摄入充足,通常采用麦淀粉替代部分主食。100 g 大米、面粉含蛋白质 8~10 g,而 100 g 麦淀粉仅含蛋白质 0.4~0.6 g。采用麦淀粉做主食后,质量差的植物蛋白质减少,节省下来的蛋白质可由优质蛋白质食物进行补足。

(2) 热量供给充足　热量不足时,所摄入的蛋白质会被燃烧,仅为身体提供热量,而起不到合成人体成分的作用,引发营养不良,并且可增加体内氮代谢产物的蓄积,加重肾负担。只有热量供给充足时,才能保证摄入的蛋白质被机体充分利用,同时也可减少体内蛋白质的分解、有害代谢产物堆积,使体内蛋白质起到更加积极的作用。糖类脂肪是提供热量的主要营养素。非糖尿病肾病患者可以适当补充一些淀粉类物质,以保证热量供应充足,且不摄入过多的植物蛋白质。如果患者食欲差,通过饮食供给充足的热量有困难,则需通过静脉输液的方法予以补充。

(3) 控制脂肪和胆固醇的摄入　慢性肾病患者普遍存在脂质转换和代谢异常,脂代谢异常是慢性肾病患者并发心血管疾病的主要危险因素之一。因此,调节饮食中脂类的摄入和脂肪酸的比例,可以降低血脂、减少心血管疾病并发症,延缓肾功能减退。

需要严格限制动物内脏、动物性油脂。烹调油宜选用植物油,并且建议适当增加含不饱和脂肪酸高的橄榄油、茶油、花生油等植物油。

蛋黄虽然胆固醇含量较高,但鸡蛋蛋白质质量好,蛋黄内维生素含量丰富,建议每天食用 1 个,或者采取每周之中 3~4 天每天吃一个整蛋,其余几天每天只吃蛋清的方式。

(4) 酌情限制食物中的钠、磷、钾等矿物质　限制钠的摄入有助于减轻水肿、控制血压,获得适宜的血容量。不伴有高血压、水肿、充血性心力衰竭、胸腔积液或腹水的患者,每日钠盐摄入量不宜超过 5 g(盐 1 g 相当于酱油 5~

6 mL)。伴有液体潴留的患者,推荐进一步减少钠盐的摄入。

为了预防高钾血症的发生,同时根据血电解质的情况适当调节食物中的钾量,避免摄入含钾高的食物。

由于疾病的影响,慢性肾病患者钙磷代谢发生紊乱,可发生高磷血症,因此应适当限制磷的摄入。早期限制磷的摄入有助于控制甲状旁腺激素水平,减少骨质吸收等代谢紊乱。低磷饮食还可使患者肾功能下降速率明显减慢。

限制食物中的钠、磷、钾等成分,不应理解为不吃含量高的食物,而是说含量低的食物可多吃一点,含量高的就要少吃一点。

含钠高的食物包括酱油、咸菜、酱豆腐、黄豆酱、咸蛋、咸肉、调味酱料、味精等。大部分蔬菜或水果富含钾,而高蛋白质食物(例如肉类、豆类)除了磷含量高,钾含量也高。普通的粮食、豆类、坚果类、动物内脏等都含磷较高。

(5) 补充维生素　尽量从食物中获得,新鲜的蔬菜、水果中维生素含量丰富,可适量食用。如果需要药物补充,要在医生的指导下服用。

(6) 膳食纤维　推荐每日膳食纤维摄入量 14 g/4 180 kJ。

(7) 液体　CKD 患者出现少尿(每日尿量<400 mL)或合并严重血管疾病、水肿时需适当限制水的摄入量,以维持出入量平衡。

2. 肾病水肿调整饮食　对于肾病患者而言,饮食是需要引起重视的环节,当出现下肢水肿时,如何调整饮食?

(1) 限制水分和钠盐　肾病患者的水肿,本质是水钠潴留,水分和钠排泄障碍,大量滞留在体内。因此饮食方面需要限制饮水和钠盐的摄入,否则会进一步加重水肿。

如何控制饮水量呢?最好每天估算尿液的排出量,水分的摄入总量(包括水果、饭菜中的水分)比排尿量多 300~500 mL 为宜,因为水分除了通过尿液排出外,还会通过汗液排出。同时,固定在每天的同时间点称体重,以体重不增加为衡量标准。

日常饮食保持清淡,不要过多摄入钠盐,尤其是腌制、加工食品中含有的钠盐容易被忽视,如饼干、蜜饯、培根、牛肉干、猪肉脯等,都要少吃,并注意计算其中的钠盐含量,最好限制在每日 3 g 以内。

水肿严重且尿少者每天饮水量需限制在 1 000 mL 以下,且需无盐饮食。

(2) 调整蛋白质食物　长期蛋白尿导致的低蛋白血症患者也会出现下肢水肿,这种情况下,饮食方面就需要适当调整蛋白质的摄入种类及总量,以减轻肾的负担,保护肾功能。一般需要采用优质蛋白质饮食,如乳类、蛋类、瘦肉等。

肾功能良好者可适当增加蛋白质摄入,并尽量摄入优质蛋白质,每日蛋白质摄入量控制在每千克体重 1.5～2 g,以纠正和防止血浆蛋白降低、贫血及营养不良性水肿。肾功能不佳者,需采用优质低蛋白质饮食,并根据慢性肾病分期适当调整蛋白质的摄入量,蛋白质摄入量一般可控制在每天每千克体重 0.6～0.8 g。对于进行透析治疗后的患者,为了缓解其营养不良的状况,可适当提高蛋白质摄入量,并控制在每天每千克体重 1.2 g。

（3）食疗宣肺健脾温肾　对于肾病患者的下肢水肿,除了常规的药物治疗以及饮食调整外,根据中医学理论,可以通过中药帮助消肿,还可以选择一些药食同源的食物进行食疗。

中医学认为,机体水液的输布通调主要与肺、脾、肾三脏有关,因此通过宣肺、健脾、温肾的方法可以促进水液正常通调而达到消肿的目的。在食疗方面,可以选择赤小豆、茯苓、陈皮、杏仁、生姜、山药、扁豆等,还可以在中医师指导下选用黄芪、白术、泽泻、厚朴等中药做成药膳食用。

总之,肾病患者平时要积极治疗控制病情进展,一旦出现下肢水肿,就要及时就医检查,根据具体情况采取相应的治疗措施,并在专科医师指导下调整饮食。

（三）运动

科学运动康复训练有利于增加 CKD 患者的体质,是非常有必要的,但必须在专科医师指导下进行,在制订方案前需经过测评,测评包括肾病病情评价、心肺功能评估、运动能力测试、生活质量评估和心理评估。

在运动过程中,需要监测心率、血压的变化,对于同时合并心脏病的患者需监测动态心电图变化。在运动后,需要定期评估患者肾病、心肺功能、血乳酸水平和体力肌力变化,并通过及时反馈问题,调整运动康复计划。

在运动方式的选择上,肾病患者不适合无氧运动,无氧运动时常需憋气,易出现患者血压和心率的攀升;无氧运动还易造成乳酸堆积,尤其对于肾小球滤过率偏低的患者,剧烈无氧运动后出现乳酸性酸中毒和电解质紊乱的风险更高。因此有氧运动是 CKD 患者更合适的运动方案,对于心肺功能和体力评估达标患者,可以在医护指导下选择以下运动处方之一:① 每周快走 3～5 次,每次 30 分钟;② 每周慢跑、游泳、骑脚踏车 2～3 次,每次 20 分钟。

推荐肾病患者每天进行 1～2 次的中医传统养生功法"八段锦"操练,每次用时 30 分钟。"八段锦"一共八式,每一式是根据中医经络腧穴和脏腑理论所精心演排,刚柔并济、简单易学,有舒筋通络、吐纳呼吸、调理五脏、固肾强腰等作用,尤其适合有慢性疾病的中老年患者长期保健强身。

(四) 控制血压

高血压与慢性肾病是互为因果、相互加重的。一方面,高血压是引起慢性肾病的主要病因,也是促进各型肾病进展的重要因素;另一方面,慢性肾病患者非常容易并发高血压,80%～100%的慢性肾病患者最终会合并高血压,且其中相当一部分患者的高血压病情十分严重。因此,凡是有高血压的患者一定要检查有无肾病,凡是有慢性肾病的患者一定要经常测量和控制好血压。慢性肾病患者在降压治疗中主要应注意以下几点。

第一,肾病患者要更严格降压。肾是最容易受到高血压伤害的脏器之一,肾病患者要更加严格降压。一般来说,对于无蛋白尿的成人,血压降到140/90 mmHg以下就可以了,但对有蛋白尿的患者,应把血压降到 130/80 mmHg 以下。血压水平高于前述的目标值 10 mmHg,将来发生尿毒症的可能性也会成倍增加。

第二,要正确测量血压。患者不仅要学会测定血压的正确方法,而且还应在一天当中的不同时间分别测量和记录血压。因为一个人一天 24 小时当中的血压是有规律波动的,清晨血压往往最高而夜里血压较低,但不少肾病患者反而夜间血压较高,故需在不同时间点测量血压才能更好地了解血压控制情况。

第三,重视寻找高血压的病因和诱因。肾病患者的高血压往往是多种因素综合作用的结果,常见的因素包括肾病引起的水钠潴留、肾组织分泌肾素(可促进生成并能引起高血压的激素)增加和肾动脉狭窄等,不少慢性肾病患者可能因为焦虑、失眠或某些药物等引起或加重高血压。针对病因治疗有时可使高血压治愈,明确高血压原因也可为正确选择降压药提供科学依据。

第四,要合理选用降压药物。肾病患者选择降压药要着重考虑以下几个方面:① 应选择长效制剂,血压波动大的危害甚至超过高血压本身。② 应选择对肾有更好保护作用的降压药。有些类型的降压药还具有降低蛋白尿和保护肾功能的特性,若无禁忌证,应尽量选择这类药物,如"沙坦"类和"普利"类降压药。③ 不用有禁忌证的降压药。如患有哮喘的患者不能用一些类型的 β 受体阻断药,有双侧肾动脉狭窄的患者不能用"沙坦"类降压药等。④ 肾功能减退时,主要从肾排出体外的降压药要减量或禁止使用。这一点非常重要。

最后,要警惕降压治疗的风险,主要包括:① 血压降得过低、过快而造成脏器供血不足,诱发直立性低血压、脑缺血、心绞痛或肾功能减退,此尤多见于老年人;② 降压过程中发生肾功能减退,除了与血压下降本身有关外,还与肾血管硬化、存在严重肾动脉狭窄或者应用了某些类型的降压药有关,故在降压过程中应随访肾功能;③ 电解质紊乱(如低钾或高钾血症)、心动过缓和传导阻滞等。

(五) 慢性肾病患者中医调理提升免疫力

中医学认为,慢性肾病患者大多以"脾肾两虚"为本,而脾、肾二脏和肺关系密切。肾虚会影响肺的肃降功能;"培土生金",根据五行相生的理论,用补脾益气的方药可以补益肺气。因而,中医常用"补肾健脾"的方法来补肺纳气。中医养生,要兼顾肾病患者"脾肾两虚"之体。推荐两则操作简便的中医保健方法,可起到强身抗病的效用。

芡实淮山木耳汤:每日 1 次,该养生汤有补肾纳气、健脾化湿、润肺止咳的保健功效。肾衰竭患者若伴有高血钾,需减少服用频次,减少饮食中钾的摄入。

温灸"脾腧"和"肾腧"穴:腧穴是实体脏腑经络气血输注出入的特殊部位,在人体腰背膀胱经上,是保健要穴。温灸"脾腧"和"肾腧"穴可以起到补肾健脾、温通化湿的功效。

(六) 用药

1. **慢性肾病患者针对性用药**　由于慢性肾病早期没有症状,往往患者感到不适再去医院的时候已经是中晚期。慢性肾病跟肿瘤一样,早期没有什么症状,因此最主要的发现方式就是通过体检而发现并确诊。常用的 3 项检查是尿液检查、抽血化验肾功能及肾 B 超检查。一般尿常规可以看尿蛋白是否呈阳性、有无红细胞,这两方面都可以提示发病征兆。如果要更早期发现,就要查尿微量白蛋白。如果有高危因素比如糖尿病、高血压等,则要做尿微量白蛋白检测,一般人群进行尿常规检验就可以了。

患了慢性肾病有哪些针对性的治疗药物?对于原发性慢性肾小球疾病,大多是由于体内免疫功能失衡导致的,往往需要使用免疫抑制药物,比如激素、骁悉、他克莫司(FK506)、环磷酰胺等。如果是继发性肾病就需要对症治疗,如伴有糖尿病的患者就需要降糖治疗。

高血压肾病患者的首选降压药是 ACEI 或 ARB 类降压药;高脂血症患者最常用的是他汀类药物。

许多患者总是会问慢性肾病能治好吗? 其实,要纠正"患了慢性肾病就好不了"的错误观点,只要规范医治,大部分是能够医治好的。一般慢性肾病治疗都需要 1~2 年,治愈后就无须服药。

那么,慢性肾病患者在患其他疾病时有哪些服药禁忌? 肾病患者应尽量少用药,不能用过期药,不要"自己给自己看病"。在服药过程中,要注意药物是否对肾有损害,有损害的尽量不用或减量使用。如抗生素头孢类药物、抗病毒药物、抗真菌药物等,都可能对肾有损害。

慢性肾病患者在服药治疗时,在生活、饮食上也需要注意不能感染,也不能太劳累。在饮食上,摄入大鱼大肉会加大肾负担,因此肾病患者,特别是中期以后患者,要控制蛋白质的摄入,只要满足日常机体蛋白质的需要,即每千克体重仅需 0.8 g 蛋白质即可,尤其要尽量少吃植物蛋白。

2. 注意家庭用药损害肾

(1) **抗生素**　抗生素是最常引起肾损伤的原因之一。中国是抗生素使用大国,这一问题尤为突出。我们常用的庆大霉素、左氧氟沙星、部分头孢类药物等抗生素,都可能引起人体的肾损害。这里还需要大家注意的是即使是肾内科常使用的青霉素类抗生素如阿莫西林,在长期使用或使用剂量不当的情况下,也有潜在的肾损伤风险。

(2) **解热镇痛药**　常见的有阿司匹林、对乙酰氨基酚、布洛芬等。也包括许多消炎镇痛的复方制剂,如去痛片、解热止痛片及部分感冒药等。不适当的使用这些药物(如剂量过大)也可能引起药物性肾损害。

(3) **抗肿瘤药物**　肿瘤患者化疗常用的顺铂、卡铂、长春新碱及部分靶向药物,引起的肾损害发病率也在不断提高。此外,我们做加强 CT 时使用的部分造影剂也可能造成肾损害,引起造影剂肾病。

(4) **中草药**　我国中医药博大精深,但胡乱用药情况非常突出。为此,国际上曾专门把中草药引起的肾损害命名为中草药肾病。

(七) 随访检查

1. 实验室检查项目众多,尤其重视尿常规检查　尿常规虽然是最简单的体检项目,但因为其结果常常反映泌尿系统疾病成全身疾病,因此千万不可忽视。为了确保尿常规检查结果的准确性,在留取尿液标本的前后,有许多需要了解的知识和注意事项。

(1) 为什么要做尿常规检查　不少肾病早期就可以出现尿液成分的改变,某些全身性疾病或者身体其他脏器的病变也会影响尿液的成分。因此,尿液检查的主要目的就是通过检测和分析尿液的颜色、透明度、酸碱度、比重、尿液中的有形成分以及尿糖和尿蛋白等,来协助诊断泌尿系疾病或某些全身性疾病,还可以通过尿液检查来判断某些疾病的治疗效果及预后。

(2) 留尿标本前的要求　尿标本的质量对尿液检查的结果起决定作用。留尿标本前,过量饮水可导致尿比重过低和尿液过度稀释,某些药物(如甲硝唑、呋喃唑酮、利福平、维生素 B_2、果导片等)可影响尿液的颜色,女性经期血液可混入尿液中,以上这些情况都可不同程度地从多方面影响尿液检查的结果,因此应尽量避免,避免不了时应及时告知医生。

(3) 留尿标本时的要求　① 清洁外阴:为了确保留取的尿液不被污染,要对尿道口周围的外阴区域进行清洗。男性应在留取尿液前清洗龟头,防止前列腺液混入尿液,而女性由于阴道口与尿道口非常接近,因此在留取尿液前更应注意清洁外阴,避免尿液中混入白带或经血。② 留取晨尿:要求留取清晨起床后第一次排出的尿液。一是因为晨尿浓度最高,最容易发现尿液中的异常情况;二是细菌在膀胱内经过一晚时间停留,更容易生长繁殖,部分细菌还能够代谢尿液中的一些化学成分,因此晨尿更有利于分析和判断是否有泌尿系感染;三是留取晨尿可以排除些其他影响,如运动可导致尿中的蛋白质增加,大量饮水可稀释尿液,进食可导致尿糖升高等。③ 留中段尿:在排尿过程中要留取中间那一段尿液。尿液按排出顺序可分为前段尿、中段尿和后段尿,其中前段尿和后段尿最容易混入细菌或精液,而中段尿流速最快,最不容易被污染,因此,中段尿的检测误差最小。④ 尿液足量:留取的尿液要达到 10 毫升以上。这主要是因为现在大都是通过仪器进行尿液检测,要求尿标本量较多,如果尿标本量太少,就难以满足多种检测的需要。

(4) 留尿标本后的要求　① 合理存放:收集好的尿液标本应放置于阴凉通风处,以减少微生物生长,维持尿液的稳定。体检中心大都会提供符合要求且专门用于临时存放尿液标本的场所。② 及时送检:留取尿标本后要在规定的时间内送检。尿液标本的送检最佳时间为 30 分钟内,最长不要超过 2 小时,否则会造成尿中细菌过度繁殖,破坏尿液中的有形成分或使尿中的葡萄糖被降解。此外,尿中的化学成分和无机盐类都会因为尿液放置时间太长而发生变化,从而影响尿液的最终结果。

2. **肾功能检查** ① 常规及生化检测(例如尿微量蛋白,血清肌酐,尿素氮等)。② 近端肾小管功能检测(例如 α 球蛋白,$β_2$ 球蛋白)。③ 肾小管排泌功能检测(例如酚红排泄实验)。④ 远程肾小管功能检测(例如尿渗量)。⑤ 肾小管性酸中毒检测(例如碳酸氢离子重吸收排泌试验)。⑥ 影像学检查等。

【预防】

日常生活中,我们要多留意身体透露出的点滴信号,才能循着蛛丝马迹在第一时间发现肾病。而且,由于肾病的治疗还没有特效药,患者在治疗时一定要谨遵医嘱,并保持信心。以下十大关键词,教您保肾护肾。

1. **尽快检查** 有以下情况者,应尽快去肾病科接受检查。① 眼睑、下肢等出现水肿。② 尿液颜色异常(发红等)、尿泡沫多、尿量过多或过少,以及夜尿多。③ 老年人,长期高血压、糖尿病、尿酸高和痛风、肥胖、心血管疾病、风湿病、肿瘤、肝炎、骨质疏松、反复尿路感染的患者,以及经常服用镇痛药、中草药、感冒药或抗生素者,易患慢性肾病。

2. **警惕漏诊** 肾超声、尿常规、微量白蛋白、肾功能检查能发现绝大部分的肾病。但需要注意的是,常规体检并不是万全之策。对于肾病而言,尿标本留取方法或时机不正确,尿液高度稀释时,难以发现较轻的肾病。另外,血肌酐检测方法不规范,未监测尿微量白蛋白、肾超声等也可能会将肾病忽视。

3. **寻找病因** 肾炎、肿瘤、风湿病、肝炎、糖尿病、高血压、痛风和尿酸高、药物、结核等疾病都可引起蛋白尿、血尿或肾功能减退。在确诊为肾病后,可能要经历漫长的观察和诸多检查才能找到病因,患者应保持耐心并予以配合,这对后续的治疗有非常大的价值。

4. **控制病源** 严格控制血压、血糖、尿酸、体重、风湿病、感染、肥胖等,避免用肾毒性药物等,是真正有效的保肾措施。不过,控制血糖、血压、尿酸等药物大有讲究。有些药可同时保护肾,而有些药则可能伤害肾,或因肾功能不全毒素排泄不掉而导致中毒。因此,患者必须在肾科医生的指导下,选择适合自己的药物。

5. **控制血压** 高血压与慢性肾病两者互为因果。因此,控制好血压以阻断恶性循环是治疗各种原因所引起肾病的共同重要环节。

6. **慎服中药** 对于蛋白尿或肾功能不好的患者,很多情况下西医的确没有特效药,但被批准用于治疗肾病的西药都是经严格科学研究证明有效的。

因此无论是否采用中药治疗，都不要放弃西药治疗。此外，中药的不良反应也不容忽视，如肾功能损害、药物性肝炎、高钾血症、致癌等。患者要采取中医药治疗须到正规医院，且要接受评估和随访不良反应，切勿长期盲目使用。对于肾功能明显减退者建议停用所有中草药。

7. 药物蓄积　大部分药物会经肾排出体外。肾功能不全时若不调整用药剂量和疗程，会引起药物蓄积，后果严重甚至威胁生命。有些药物有肾毒性，尤其是一些新上市的药物，其肾毒性并非众所周知。若有新增加的药物，患者应随访不良反应。

8. 利弊平衡　肾病没有特效药，且疗程漫长。在长期服药的情况下，可能会产生严重的不良反应。肾病患者在接受治疗时，要在获益与风险间取得平衡，对药物不良反应保持戒心、定期随访，并记录最新用药的起讫时间和剂量。

9. 营养治疗　饮食疗法是肾病患者的基本治疗措施，合理的饮食有助于延缓慢性肾功能衰竭的进展速度，减轻肾功能衰竭症状及其并发症。需要注意的是仅根据肾功能和蛋白尿制订的饮食方案是有缺陷的。另外，有些肾病患者选择少吃，常常因此导致营养不良，这对肾和全身都会产生较大的危害。

10. 全身健康　肾病患者常因使用免疫抑制药、不合理控制饮食、心理压力、不敢运动等，导致全身功能减退。其实全身脏器、用药情况、心理状况等都可能对肾造成严重影响。因此，肾病患者要维护好全身重要的脏器功能，及时发现不适或疾病，这比吃一大把"保肾药"重要得多。

二十五、前列腺增生

【概述】

良性前列腺增生(BPH)以往又称为前列腺肥大,是引起中老年男性排尿障碍原因中最常见的良性疾病,病因至今仍未能阐明。目前已知良性前列腺增生必须具备有功能的睾丸及年龄增长两个条件。近年来也注意到吸烟、肥胖及酗酒家族史、人种及地理环境与 BPH 发生的关系。BPH 最常见的症状为尿频,开始为夜间次数增多,随后白天症状也加重,最重要的症状是排尿困难,此外还包括尿急、尿痛、尿后滴沥等。

(一) 老龄后的前列腺问题

我国 50 岁以上前列腺增生患者比率约为 30%,上海地区以及浙江地区高达 36.58%,随之而来的则是越来越多的中高龄男性深受尿频、尿急,以及排尿困难之苦。

(二) 前列腺增生会带来什么后果?

前列腺增生如果不及时治疗,会引起许多合并症。这些合并症主要有膀胱感染、膀胱结石、膀胱憩室、膀胱肿瘤、尿失禁、急性和慢性尿潴留、输尿管和肾积水、腹股沟斜疝和直疝、痔疮及脱肛、慢性肾功能不全等。

膀胱感染是由于排尿困难,膀胱内有一定量的残余尿,这些残余尿为细菌的生长繁殖创造了良好的条件。在肌体抵抗力降低时,就会引起膀胱感染,从而出现尿频、尿急、尿痛、血尿、脓尿等症状。膀胱结石的发生也与尿液的潴留有关。尿液中的小晶体及其他小颗粒都会在膀胱内积聚,由于这些颗粒不能随尿液及时排出体外,就逐渐增大,进而形成结石。结石会对尿道内口造成不同程度的创伤并产生排尿中断的症状。

腹股沟斜疝和直疝、痔疮及脱肛的发生都与排尿时腹腔内压力增高有关。因此,对老年男性的腹股沟斜疝和直疝、痔疮及脱肛患者,手术治疗前必须弄清楚是否有前列腺增生。如有,则应首先治疗前列腺增生。否则,"治标不治本",必然会导致手术的失败。

前列腺增生最严重的并发症是慢性肾功能不全。这是由于前列腺增生所造成的膀胱内高压影响到输尿管、肾,引起这两个器官的积水,并最终使肾功能受到破坏,导致慢性肾功能不全。此时,患者如果仍得不到及时治疗,就会发展为尿毒症,进而危及生命。

由此可知,前列腺增生如果不及时治疗后果是十分严重的。问题在于许多患者对前列腺增生的合并症没有认识,个别患者甚至"见怪不怪",以为年纪大了,小便就该不通畅了,从来也没想过去医院看病,因此失去了治疗的最佳时机。

前列腺增生是否需要治疗及怎样治疗应依据全面的诊断意见,包括国际前列腺症状评分,生活质量评分,前列腺体积、残余尿、尿流率、逼尿肌收缩功能状况,逼尿肌和括约肌协调状况,下尿路梗阻并发症。

【康复照护】

(一) 改变日常生活方式

在治疗过程中,除了遵医嘱服药外,自我保健也很重要,现介绍以下几项自我保健措施。

1. **注意防寒** 寒冷往往会使病情加重,秋末至初春天气变化反复无常,需注意保暖,预防感冒和上呼吸道感染。

2. **绝对忌酒** 饮酒可使前列腺及膀胱颈充血水肿而诱发尿潴留。

3. **少食辛辣** 辛辣刺激性食品,既可导致性器官充血,又会使痔疮便秘症状加重,压迫前列腺,加重排尿困难。

4. **不可憋尿** 憋尿会造成膀胱过度充盈,使膀胱逼尿肌张力减弱,排尿发生困难,容易诱发急性尿潴留。因此,一定要做到有尿就排。

5. **不可过劳** 过度劳累会耗伤中气,中气不足会造成排尿无力,容易引起尿潴留。

6. **避免久坐** 经常久坐会加重痔疮,又易使会阴部充血,引起排尿困难。经常参加文体活动及气功锻炼等,有助于减轻症状。

7. **适量饮水** 饮水过少不但会引起脱水,也不利排尿对尿路的冲洗作用,还容易导致尿液浓缩而形成结石。故夜间适当减少饮水,以免睡后膀胱过度充盈,白天应多饮水。

8. **慎用药物**　有些药物可加重排尿困难,剂量大时可引起急性尿潴留,其中主要有阿托品、颠茄片及麻黄素片、异丙基肾上腺素等。近年来,又发现钙阻滞药如异搏定能促进泌乳素分泌,并可减弱逼尿肌的收缩力,加重排尿困难,故慎用或最好不用这些药物。

9. **及时治疗**　应及时、彻底治疗前列腺炎、膀胱炎与泌尿系结石等。

10. **按摩小腹**　点压脐下气海关元等穴,有利于膀胱功能恢复。小便后稍加压力按摩,可促进膀胱排空,减少残余尿。

11. **温水坐浴**　温热水坐盆浴,水温以 38~40℃为宜,每日 1~2 次,每次 10~20 分钟。坐浴时要放松肛门括约肌,并配合用手指在水中按压会阴部和肛门周围,也可用温热水冲击肛围;每天用手指按摩会阴部,可间歇用力深压,以局部感到酸麻胀微痛为度。

(二) 知情,选择治疗方案

1. **良性前列腺增生应及时药物治疗**　尽管良性前列腺增生并无生命之虞,但也不能无视病情,任由其发展。及时治疗能有效解除患者的症状困扰,提高生活质量。在治疗时,首先考虑的是行为观察。如果患者的症状比较轻,可通过生活习惯的调整来改善。眼下,治疗前列腺增生最主要的"减肥"药物是非那雄胺。非那雄胺一般适用于轻、中度的前列腺增生患者,常用剂量为每次 5 mg,每日 1 次口服。由于此类药物作用较慢,需服药 2~3 个月后,效果逐步显露。

前列腺增生宛如大门口堵了块巨石,也可把膀胱"出口"处放松,即使前列腺大了一些也无碍尿液排出。于是就有了帮助膀胱"出口"放松的药物,主要是 α_1 受体阻滞药,如阿夫唑嗪(每次 10 mg,每日 1 次口服)、特拉唑嗪(常用剂量为每次 2 mg,每日 1 次口服)、坦索罗辛(常用剂量为每次 0.2 mg,每日 1 次口服)等。

2. **手术治疗**　在前列腺增生早期可用药物治疗,当发展到一定程度药物治疗无效时,就需要手术治疗。

(三) 前列腺增生术后康复

前列腺增生微创手术已经在临床上广泛开展,效果良好。很多 BPH 患者以为手术切除前列腺,就可以一劳永逸,不会再有其他问题了,不需要再吃药和复查,从而忽略了术后的定期复查随访。其实,这是认知误区。前列腺增生患者术后可能发生的问题主要有以下几个方面。

1. **术后复发**　一定要明确告诉患者,微创手术后少数患者前列腺增生远期可能会复发。这个手术设计是经尿道将增生腺体切除,切除 90%～95% 的腺体,所以患者症状可能会复发的。建议年轻、增生体积巨大的患者,术后仍应服用 5α 还原酶抑制。

2. **前列腺癌风险**　前列腺增生术后,患者仍有发生前列腺癌的风险。文献研究发现,癌的发生与微创手术并无相关性,前列腺增生微创手术患者仍然需要定期复查前列腺特异性抗原(PSA),发现异常需进一步进行前列腺癌筛查排除。

3. **症状反复或持续**　前列腺增生微创手术后,症状改善情况因个体而异,并不能保证患者所有症状都可得到满意的改善。前列腺增生术后,解除了尿道梗阻,排尿的通畅性会得到很大的改善,而尿频、尿急、夜尿增多等储尿期症状未必会得到缓解。如果患者合并有糖尿病、脑卒中、帕金森病等神经系统基础疾病,手术效果会相对较差,术后仍需根据病情继续服用相关药物,以改善排尿症状,预防疾病进展。

4. **手术并发症**　手术的风险和并发症一定要充分告知患者及家属,如远期的尿道狭窄,逆行射精,以及性能力的下降甚至丧失。相当一部分患有前列腺增生的老年人对性生活是有需求的,应了解患者在这方面的需求,耐心做出解释和沟通。

(四) 随访检查

前列腺增生(BPH)和前列腺癌均多见于 50 岁以上男性,一般会有尿频、尿急、尿不尽和排尿费力等症状,但很多患者症状轻微。前列腺增生是良性疾病,除了症状严重的个别患者,一般不会威胁生命。而前列腺癌属恶性肿瘤,容易发生肿瘤扩散和转移,威胁患者生命。因此,出现下尿路症状且伴有血 PSA 升高的老年男性需要重视。

针对前列腺癌,目前诊断方法不多。血前列腺特异性抗原(PSA)是一个相对比较敏感的指标,但也会遇到部分 PSA 正常的前列腺癌患者。B 超和磁共振检查对诊断会有一些帮助,因此 PSA 筛查发现异常应该及时做进一步的检查;下尿路症状有时会影响 PSA 的数值,但也不应轻易忽视 PSA 与肿瘤的关系。

近年来,一项全国性的前列腺癌认知调研结果显示,能正确认识前列腺癌高危因素、自查症状、早期筛查和治疗方案的公众不及三成。因此,有必要给公众普及相关内容。

前列腺癌的高危因素主要包括家族遗传(长辈里有前列腺癌患者)、年龄(超过 50 岁的男性)、种族(欧美人发病率高于亚洲人)、肥胖(BMI 超标)、饮食习惯(油腻高脂饮食)、不良生活方式等。

前列腺癌的自查症状包括几乎所有的下尿路症状,如尿频、尿急、尿不尽、夜尿增多、排尿困难等。但是由于这些症状与前列腺增生类似,因此不能作为判断前列腺癌的症状标准。在前列腺癌的早期筛查方面,除了前面反复提到的血 PSA 检测,还有经直肠的前列腺超声检查,前列腺磁共振检查以及新近开发的 PSMA - PET 检查等。

治疗主要包括手术治疗、药物治疗、放射治疗和化疗等,当然也有些患者会选择主动监测、观察等待或中医药治疗。

【预防】

前列腺增生如果不及时治疗,长时间发展下去最终会造成排尿功能的减退,尿液蓄积在膀胱里,导致尿潴留的发生。

尿潴留是尿液不能及时排出的结果。慢性尿潴留时患者多无明显的疼痛感,常表现为下腹部膨胀不适,有时尿液会不受控制地流出。长期尿潴留还会引起肾积水,也就是由于膀胱内蓄积的尿液不能及时排走,导致肾内也蓄积尿液,最终导致肾功能受损。

肾衰竭是肾功能受损的晚期阶段,当肾功能受损达到一定程度之后,人体内代谢产生的废物不能以尿液的形式从肾及时排出,积蓄在体内,造成一系列症状,如体力下降、食欲缺乏、下肢水肿、皮肤颜色变深等。当出现肾功能受损的情况时,应及时治疗原发病,避免出现肾衰竭这样严重的后果。

二十六、慢性前列腺炎

【概述】

前列腺炎是成年男性尤其是 50 岁以上男性的常见病之一,约有 50％的成年男性在一生中的某个阶段都会受到前列腺炎的影响。根据病原菌的有无、病程的长短、症状特点,可分为急性细菌性前列腺炎、慢性细菌性前列腺炎、慢性前列腺炎或慢性非细菌性前列腺炎(慢性盆腔疼痛综合征)、无症状前列腺炎等类型。其中,慢性前列腺炎或慢性盆腔疼痛综合征是最常见的类型,约占前列腺炎的 90％以上。

(一) 慢性前列腺炎的发病原因

(1) 正常前尿道及前列腺腺内有潜在病原体存在,当人体抵抗力下降时,或因分泌物引流不畅时发病。

(2) 化学药物及抗生素受前列腺血管屏障影响,不易渗透前列腺上皮质膜进入腺内,达不到足够的药物浓度,给治疗带来困难。

(3) 前列腺为附性腺器官,随性刺激、性冲动做出相应的反应。

(二) 慢性前列腺炎诱发因素

1. 辛辣 辛辣食物对前列腺和尿道具有刺激作用,食用后可出现尿道不适或灼热症状,并引起前列腺血管扩张水肿导致前列腺的抵抗力降低。

2. 饮酒 乙醇对前列腺和尿道同样有刺激作用,饮酒后可出现下腹部胀痛、排尿灼热的感觉。

3. 久坐 在坐位时,前列腺受到的挤压是最严重的,长时间的挤压可造成前列腺的充血、肿胀。在骑自行车时,坚硬的车座、路面颠簸,会阴部处于长时间的压迫和刺激状态,影响局部血液循环,如果骑行时间过长,那会更加严重。

4. 性活动 自慰在青年男性中非常常见,是一种正常的排遣方式,适度的排出精液和前列腺液对前列腺炎有好处。但是自慰过度会使前列腺反复充血肿胀,前列腺炎的发生概率也会增高。

(三) 慢性前列腺炎主要表现

骨盆区域的疼痛,可见于会阴、阴茎肛周部尿道、下腹部等部位;排尿异常可表现为尿急、尿频、排尿不尽和夜尿增多;由于慢性疼痛久治不愈,生活质量下降,部分人甚至可以出现性功能障碍、焦虑抑郁、失眠、记忆力下降等。

(四) 慢性前列腺炎的危害

慢性前列腺炎虽然不是直接威胁生命的疾病,但部分慢性前列腺炎患者的生活质量受严重影响。一半以上经久不愈的慢性前列腺炎患者存在明显的精神心理因素和人格特征改变,如焦虑、抑郁、失眠、记忆力下降、疑病症、癔症甚至自杀倾向等。这些精神、心理因素的变化会引起自主神经功能紊乱,造成膀胱、尿道神经肌肉功能失调,导致骨盆区域疼痛及排尿功能失调,进一步加重症状。慢性前列腺炎还可引起下丘脑垂体性腺轴功能变化而影响性功能,出现阴茎勃起功能差、早泄等症状;还可以引起抗精子抗体的产生和精液质量异常,如精液不液化、血精和精子质量下降而导致男性不育。

【康复照护】

(一) 改变生活习惯

日常良好的生活和饮食习惯的养成,对慢性前列腺炎的治疗和预防具有很大的作用。

1. **忌饮酒,少食辛辣刺激食物、咖啡和浓茶** 乙醇、辛辣食物及咖啡因的刺激,可导致前列腺腺体充血水肿,长期刺激腺体反复充血水肿可进一步诱发腺体炎症反应,进而诱发和加重病症。

2. **忌久坐、憋尿** 长时间骑车或久坐,使会阴部长时间受压,局部血液循环阻滞,可导致前列腺腺体肿胀,经常性憋尿引起膀胱尿道压力增高,尿液可反流入前列腺腺管内,致腺管阻塞,腺液淤滞或感染,都可诱发和加重前列腺炎症。故建议骑车时间避免超过 30 分钟;每坐 1 小时后建议起身散步 5 分钟;同时尽量避免憋尿,相反,多饮水多排尿可冲洗尿道,预防尿路感染。

3. **忌过度性生活,节制手淫习惯** 正常的性生活可促进腺体内腺液的排空,减少腺管阻塞导致的炎症。但是,过多的夫妻性生活、毫无节制的手淫习惯,可使前列腺腺体反复充血,进而导致腺体组织水肿和炎症反应,诱发和加重前列腺炎症。

4. 加强体育锻炼,适当温水坐浴　体育锻炼可促进全身循环功能,提高抗病能力,热水坐浴则可以改善会阴部局部的血液循环,促进前列腺炎症的吸收消退,保持腺管通畅,改善和预防前列腺炎,温水坐浴建议水位到达脐部,每周2~3次。

5. 合理饮食　① 全谷物:包括杂粮、粗粮或颗粒完整的谷物,血糖生成指数较低,富含膳食纤维、维生素和其他有活性的膳食成分,有助于抑制炎症因子。其中,杂豆富含色氨酸,有助于合成 5-羟色胺,缓解焦虑、抑郁情绪。一餐所食的全谷物,还能有效抑制下一餐高糖诱发的炎症因子水平。② 新鲜的蔬菜、水果:果蔬中富含各种维生素、膳食纤维,以及多种具有抗炎和抗氧化活性的植物化学物,足量和多样的果蔬摄入有助于"抗炎"。③ 蘑菇:菌菇类种类繁多、味道鲜美,富含多糖、维生素和多种微量元素,一直都是备受关注的"抗炎"食品。④ 大豆及其制品:大豆富含蛋白质、异黄酮和膳食纤维等。大豆蛋白有助于抑制炎症反应和提高胰岛素敏感性。⑤ 其他食品及膳食补充剂:绿茶、部分药食两用中药,以及膳食补充剂等(如优质益生菌、益生元、膳食纤维、多种维生素和植物化学物)都有抗炎作用。

(二) 用药

慢性前列腺炎治疗目标主要是缓解疼痛、改善排尿症状和提高生活质量,疗效评价以症状改善为主。目前循证医学主要采取 α-受体阻滞药、植物制剂、抗炎镇痛药物、抗抑郁及抗焦虑药物、M-受体阻滞药、中药等 2 种或几种药物治疗,配合心理和行为辅导、生活及饮食习惯的改变、前列腺按摩、前列腺理疗等综合治疗,如果明确前列腺炎由病原菌引起,则加用抗生素。

1. 患者在治疗中应注意什么　值得一提的是目前有些人夸大了前列腺炎的治疗效果,有些本不是前列腺炎的疾病也都归结为前列腺炎而进行过度治疗。不仅如此,尚缺乏循证医学证实其疗效与安全性的前列腺注射治疗、经尿道前列腺灌注治疗,以及对未婚或未生育者不推荐使用的热疗也被滥用,不仅造成患者经济上的浪费,还会严重伤害患者的身心健康。

2. 细菌性前列腺炎反复发作诊治　慢性前列腺炎的发病原因十分复杂,常见的有病原体感染、免疫异常、组织病理学改变、尿液反流、神经内分泌异常、下尿路上皮功能障碍等方面的原因。其中病原体感染越来越受到重视。

常见的有溶血葡萄球菌、粪肠球菌、克雷白杆菌、淋球菌及支原体等。这些病原体通过各种途径感染前列腺，多见于不洁性接触，临床上使用类似头孢、沙星等普通抗生素会出现抑制而无法杀灭的情况，且易导致耐药性的产生，细菌不断的生长繁殖可能进一步侵害机体其他器官，引起更严重的后果。

　　不同的致病菌虽然都可以引起前列腺炎，但不同的致病菌其具体的治疗方法不同。因此针对明确的感染病原体选取敏感抗生素治疗反复发作的前列腺炎已成为治疗的关键。前列腺液细菌培养就是通过肛指按摩患者前列腺，取尿道口滴出的前列腺液标本，经过细菌培养并鉴定来明确前列腺感染何种病原体的检查，是判定细菌性前列腺炎的主要方法。

　　值得一提的是，前列腺液细菌培养检查前应该禁欲 5 天以上，以避免取前列腺液困难。如果正在接受抗生素的治疗，一般需要停药 7 天左右，否则会影响检查结果，出现假阴性，使某些病原体漏诊。

【预防】

　　日常生活中做好自我保健：

　　1. 搞好个人卫生　男性的阴囊伸缩性大，分泌汗液较多，加之阴部容易藏污纳垢，局部细菌常会乘虚而入导致前列腺炎、前列腺增生、性功能下降。因此，坚持清洗会阴部是预防前列腺炎的一个重要环节。

　　2. 避免局部受凉　老年男性不宜久坐在凉石头上，尤其避免局部受凉，千万不要坐在阴冷、潮湿、坚硬的地方，可以准备一个松软隔凉的坐垫，随身携带垫用，以保护局部不受寒冷刺激。

　　3. 保持营养均衡　老年男性在饮食结构上要科学合理，营养均衡，多吃素菜，少吃高脂高油食品；多食新鲜水果、粗粮，少食白糖及精制面粉；多食绿茶、蜂蜜，少饮咖啡、烈酒，少食柑橘、橘汁等酸性强的食品；饭菜清淡，少吃辛辣甘肥食品。夏天可以多喝冬瓜汤、多吃西瓜、多饮绿豆汤，这对排尿涩痛者尤为适用。平时吃些南瓜子，含丰富锌，有助于预防和改善前列腺增生症状。

　　4. 勤喝水少憋尿　平时要养成勤喝水的良好习惯，每日饮 1 500～2 000 mL 的开水或茶水，以冲洗尿道，保证前列腺的清洁与安全。不可憋尿，憋尿会造成膀胱过度充盈，使膀胱逼尿肌张力减弱，排尿发生困难，容易诱发急性尿潴留；一定要做到有尿就排。

　　5. 按摩　每日 1～2 次，在午休和晚睡前进行，每次 10 分钟。经常进行肛门括约肌和提肛肌的收缩练习,可改善盆腔及会阴部的血液循环。

6.**保证充足的睡眠**　按时起居,养成良好的生活习惯,劳逸结合,松弛有度,保证充足的睡眠。性生活要注意节制。坚持科学健身,强壮体质,多进行体育锻炼,注意盆骨、会阴肌以及腹肌和腰骶部肌肉的运动。

二十七、老年男性性功能(勃起)障碍

【概述】

勃起障碍(ED)是勃起功能障碍的简称,是男性生殖系统发病率最高的四大疾病之一。我国 40 岁以上男性 ED 发病率约为 46%,约有 1.27 亿患者。40～70 岁男性中,ED 患病率是 52%±1.3%,其中有 25.2% 为中度 ED,9.6% 为重度(完全)ED。而且,ED 是随着年龄增长而发病率增高的男性常见病(见图 2-1)。

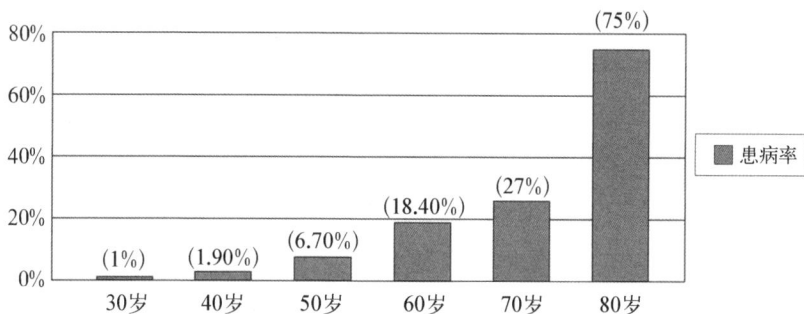

图 2-1 各年龄段 ED 发生率统计

(一) 勃起障碍原因

1. **心理原因** 这是 ED 最大也是最主要的原因,即使器质性的 ED 通常也伴有心理因素。

2. **内分泌原因** 主要是由于激素不够或不平衡造成的 ED。可能是精神心理因素,也可能是器质原因,如肿瘤引起内分泌失调。

3. **循环原因** 中老年人由于血脂过高、血管硬化引起阴茎动脉狭窄,供血不足;或因静脉畸形,造成短路、血液流失,从而不能勃起。

4. **神经原因** 由于糖尿病使神经遭到破坏,出现控制性反射的神经不能有效发挥作用。人体控制性反应有两个中枢即大脑和脊髓,如果两者中的任何环节出了问题,都可引起神经性勃起障碍。

5. 药物引起 比如降压药、治疗前列腺增生的药,以及其他药物均可引起ED。另外,抽烟、酗酒、喜欢寻找刺激等不良生活方式也会引起性功能障碍。

6. 肥胖会影响生育 肥胖引起的不育症患者,这些男性的乳房发育得像女性那么大,唇上胡须很稀少甚至没有,看不到喉结,腹部的脂肪很厚,而阴茎很小。造成这些男性特征不明显的原因是雄激素过少,从而使他们应该具备的男性特征不明显,反而出现一些女性特征。成人男性肥胖伴性功能减低、精子质量下降可致不育。弱精子症肥胖者的发病率是正常体重者的 3 倍;腰围在 100.08 ± 14.2 cm 的男性中,少精症的发病率是 8.6%。

目前,尽管我国 ED 发病率高,但在自卑与羞怯感的作祟下,只有不到10%的患者求医。因此,专家认为,要坦然面对 ED 问题,坦然地与自己的伴侣沟通,积极地与医生交流,乐观地开展治疗。

(二) 勃起障碍诊断

勃起障碍的诊断首先应区分功能性与器质性。根据心理学咨询测试,根据阴茎夜间勃起以及根据症状表现,基本能分辨功能性与器质性两类勃起障碍。针对器质性类型,还需进一步查明因何种因素引起。目前有如下一些措施。

(1) 测定性激素 包括血睾酮、卵泡刺激素、黄体生成素、催乳素及雌二醇等,以判断是否内分泌性勃起障碍。

(2) 通过球海绵体肌反射、球海绵体肌反射潜伏时间、阴部神经躯体感觉激发电位、阴茎皮肤生物阈值测定试验等检查,以判断是否神经性勃起障碍。

(3) 通过阴茎动脉血流图、阴茎海绵体压力、阴茎海绵体造影、阴茎海绵体多普勒超声等检查,以判断是否血管性勃起障碍。

(4) 体格检查以查明是否生殖系统畸形病变而引起的勃起障碍。

(5) 详细了解服药史,以判断有否因某些药物而诱发勃起障碍。

(6) 测定血糖水平,以判断是否因糖尿病引起的勃起障碍。倘若能遵循上述步骤进行诊断,勃起障碍的原因一般都能查明,有利于更加有的放矢地治疗。

【康复照护】

(一) 勃起功能日常养护

1. 规律性生活 规律性生活不仅能使性伴侣始终保持融洽的关系,还具有改善男性机体内分泌的作用。众所周知,保持一定水平的雄激素是男性性功能的基本保证。在性爱期间,不仅人体外周血的雄激素水平上升,阴茎海绵体内的雄激素水平更加上升至 1.5 倍。同时睾丸内的供血也有增加,这有益于增强睾丸功能。但是,过度性生活或过度手淫,使性腺轴和性器官经常处于超负荷状态,没有足够的休息和恢复时间,极易导致性腺轴功能紊乱,从而损伤性功能。因此建议性生活频率,中老年人视身体情况每月 1~4 次。

2. 戒烟限酒 大量吸烟可干扰人体神经内分泌系统,烟草中的尼古丁和焦油中的芦丁蛋白等可使阴茎动脉发生粥样硬化性病变。研究显示,男性吸烟每天超过 20 根,勃起功能障碍的概率比不吸烟者高出 40%。尽管饮酒会短暂兴奋勃起功能,但长期滥饮酒类饮品和酒精中毒的男性,约 40% 患有勃起障碍,可能与乙醇长期作用下的肝功能损害和神经内分泌系统紊乱等有关。

3. 良好睡眠 男性在性生活的高潮之后往往会倒头大睡,这提示性活动需要足够的睡眠来恢复体力和精力。男性夜间熟睡时,阴茎会自发性勃起 3~6 次,每次持续 10~30 分钟。夜间勃起并非为了性爱,而是为了给阴茎"充电",定时增加一定的血氧和营养因子,保证阴茎海绵体内皮和平滑肌的功能健康。夜间睡眠时勃起次数越多,提示阴茎勃起组织越健康、越灵活。

4. 避免过劳 过度疲劳所致的生理功能障碍将会对男性健康产生多方面的影响,其危害主要体现在以下几方面:

(1) 可导致男性不育 男性过度疲劳引起的生理功能障碍,如果不断发展,由轻度转为重度后,就会影响正常的生育功能,甚至导致不生育。

(2) 影响夫妻感情及家庭 男性因过度劳累而患上生理功能障碍后,会时常感觉累,没力气,提不起精神,时间久了势必会成为夫妻感情交流的障碍,影响家庭的和谐与幸福。

(3) 造成男性心理障碍 正常的生理功能是男性自信的重要来源,而过劳所导致的生理功能障碍长期持久,难免会给患者身心带来负面影响,引起焦虑、紧张、抑郁、缺乏信心,甚至会使患者丧失生活激情,消极萎靡,还可能造成心理痼疾。因此,心理上还要学自我调节,尽量放松紧张的神经,保持积极乐观的心态,谨防生理功能障碍乘虚而入。对于已出现生理功能障碍苗头的男性,仅靠单一的生活调节是远远不够的,及时就医,查明病情,对因对症科学治疗才能全面恢复健康的生活。

5. 盐敷肚脐可增强男性性功能 经络学说称肚脐为"神阙穴",认为它具有温通经络、调和气血的功效,可以祛病健身,益寿延年。食盐敷脐可以调整脏腑功能,促进机体新陈代谢,增加白细胞、红细胞的数量和吞噬细胞的功能,从而增强人体免疫力。对于男性来说,尤其对增强性能力有益。

食盐敷脐操作简单,用大粒食盐 500 g,锅内炒热后用布或毛巾包住,趁热敷贴肚脐上。本疗法每晚 1 次,每次 30 分钟,7 次为 1 疗程,4 个疗程即可显效。应用时注意多包几层布(毛巾),以免烫伤皮肤。

6. 日光浴可治男性勃起障碍 光疗能够改善原发性性功能障碍。被诊断为原发性性欲低下、性唤起障碍、高潮缺失的患者每天早起 8 点左右,立即接受维持一个半小时的已经过紫外线过滤、调试到一定强度的白色荧光照射。在 2 周的治疗后,大部分患者在各种性功能障碍方面都有明显的改善。

人脑中有一个松果体腺体,它可以分泌一些激素,使人的睡眠时间增长,老年人松果体腺功能衰减,所以一大早就睡不着。这些激素同时也有着抑制性欲的作用。光照可以抑制人脑中松果体腺的活性,从而达到兴奋性机能的作用。不育的男人普遍存在维生素 D 不足的现象,要想补充维生素 D,最好的办法不是往嘴里塞药片,而是多接受日光的洗礼。

(二) 饮食

1. 合理膳食 通过合理饮食补充必需氨基酸、不饱和脂肪酸和 ω-3 脂肪酸维生素和微量元素等营养要素,可以使人体神经、血管和内分泌功能调整到有益于勃起功能的状态。包含水果、蔬菜、坚果、五谷杂粮、鱼、橄榄油、少量红肉的地中海饮食是一种对勃起功能很有帮助的食谱。地中海饮食不仅有利于勃起功能障碍患者的心血管功能改善,同时可显著减少冠心病的发生风险。

人体内缺锌会出现味觉障碍,使人发育迟缓、睾丸萎缩,从而导致性欲降低和性交能力减退,甚至不育。因此,缺锌者应注意从日常进食中加以补充。在食物中牡蛎的含锌量最高,每百克牡蛎中含锌 100 mg,因而,食用牡蛎可以起到补锌的作用。此外,牛肉、鸡肝、猪肉、鸡肉、墨斗鱼、蛤肉、虾皮、鱼粉、全脂淡奶粉、红糖、花生仁、黄豆、绿豆、蚕豆、芝麻、紫菜、马铃薯等食物含锌量也较高,缺锌者可适当多吃一些。

维生素 A 和维生素 E 都有延缓衰老和延缓性功能衰退的作用,且对精子生成和提高精子的活动均具有良好的效果。禽蛋、乳制品、鱼、蟹、贝类、韭菜、芹菜、胡萝卜、南瓜、甜薯、干辣椒、番茄中含有维生素 A,谷胚、蛋黄、豆类、芝麻、花生、植物油、麦胚麦片中含有维生素 E。维生素 C 对性功能的维持也有积极的作用。含维生素 C 丰富的食物有鲜枣、山楂、柑橘、猕猴桃及各种蔬菜、水果等。

含有精氨酸的食物具有提高性功能和消除疲劳的作用,对增强性功能有一定的积极作用。精氨酸是精子形成的必要成分,多食含精氨酸的食物有利于人体的生精作用。冻豆腐的精氨酸含量最高,每百克冻豆腐含精氨酸4.11 g。此外,豆腐皮、大豆、豌豆、山药、银杏、鳝鱼、鳗鱼、泥鳅、海参、鲍鱼、章鱼、文蛤、牡蛎、海螺、扇贝等食物中,精氨酸的含量也较高,故经常食用上述食物有较好的强精壮阳作用。

近年来,有为数不少的人出于畏惧脂肪的心理而"吃素",但从维护性功能角度来看,应适当摄入一定的脂肪。因为人体内的性激素主要是由脂肪中的胆固醇转化而来的,长期素食者会影响性激素的分泌,不利于性功能的维持。另外,脂肪中含有一些精子生成所需的必需脂肪酸,缺乏脂肪酸不仅影响精子的生成,而且可引起性欲下降。适量食用脂肪还有助于维生素 A、维生素 E 等脂溶性维生素的吸收。肉类、鱼类、禽蛋中含有较多的胆固醇,适量摄入有利于性激素的合成,尤其是动物内脏本身就含有 10% 左右的肾上腺皮质激素和性激素。

2. 饮食过饱影响勃起　饱餐后胃肠消化、吸收食物需要能量,于是血液在胃肠的供应增加,而身体其他部位血液的供应量也会相应减少,这会影响男性勃起和正常的性感受能力。此外,如果在就餐过程中大量饮酒,男性也会出现性欲下降的情况。

3. 常吃两种菜,有助勃起能力

(1) 韭菜　韭菜有"起阳草"之称,含有蛋白质、脂肪、碳水化合物以及丰富的胡萝卜素与维生素 C 外,还有钙、磷、铁等矿物质,是极富营养价值的蔬菜。传统医学认为,韭菜性温,能温肾助阳、益脾健胃、行气理血,有助阳固精的作用,男性多吃韭菜可以显著提升男性性能力。

(2) 菠菜　菠菜含有的微量元素镁,能将人体肌肉中的碳水化合物充分转化为可利用的能量,从而使男性的肌肉得到增加。而对于广大的亚洲男性来说,菠菜富含"叶酸"和"铁",这两种元素能促进红细胞的合成,提高血液携氧量,加快血液循环。

(三) 运动

1. 四种体形老人适合不同运动

(1) 水桶型老人　这类老人体格强壮,但过重的体重同样不利于健康。

因为体重过重会给膝关节增加负担,让骨质已流失的关节不堪重负。这类老人应多进行耐力训练。在运动过程中,老人要保护好关节,可以多做慢跑、骑车、游泳等有氧运动,但不建议采用爬楼梯的锻炼方式。

(2) 苹果型老人　年轻时并不胖,年老后却腰围大增,体重较正常,只是臀部腹部堆积不少脂肪,形似苹果。这类老人最容易患高血压、糖尿病、血脂异常等,患冠心病的风险也较高。苹果体型的老人应该注重锻炼平衡能力和协调能力,建议选择做操、跳广场舞等方式。需要提醒的是,不要觉得腰部赘肉多就拼命练扭腰动作,这非但不能起到减腰围的作用,还容易受伤。脂肪容易在腹部堆积,多是因为生理原因,全身都运动,整体减重了,腰围自然就下去了。

(3) 香蕉型老人　太瘦的老人容易营养不良,身体抵抗力弱,对环境的适应性差,特别容易患流感、上呼吸道感染、肺炎等感染性疾病,过瘦老人出现内脏下垂的也比较多。这类老人应调整饮食,多补充蛋白质、脂肪等营养,不能总是清粥小菜;锻炼应偏重小负荷的力量训练,比如练上肢可以举杠铃,练下肢可以做半蹲。如果觉得半蹲吃力,还可以坐着练习伸弯小腿,锻炼膝部和腿部肌肉。锻炼时不要过量,一般可以连续做 15 次,每次 3～4 组,两组间可休息三五分钟,以身体能承受为度。

(4) 海绵型老人　体型胖且体质虚的老人,是"三高"的重度危险人群。由于赘肉多,他们还容易患骨关节病、睡眠呼吸疾病及肠道癌、乳腺癌等。这类老人应把减轻体重放在首位,少吃脂肪含量高的食物,保证一定量的高蛋白食物。锻炼以训练耐力为主,如骑车、慢跑、快走、游泳等,每周 3～5 次,每次至少半小时,可依身体承受能力调整。

因此,不同体型的老人适合进行的运动是不同的,老年人必须根据自己的实际情况采取行动,这样才能使老年运动更合理、更科学,起到强身健体,延年益寿的作用。

2. 坚持有氧运动　有氧运动可以让全身都得到锻炼,增加会阴部肌肉的协调,加速机体的血液循环,进而有利于性器官血液循环的改善。具体来说,有氧运动可使骨盆肌、阴道附近的肌肉收缩,血流速度加快,触觉敏感,提高性敏感。另外,有氧运动可促进雄激素的分泌,而雄激素和男性的性欲也息息相关。经常做有氧运动能使体内产生内啡肽,有助于改善情绪,促进性兴奋。

3. 常做深蹲和提肛　盆底肌肉也称为性爱肌肉。锻炼这些部位肌肉,可以增加整个骨盆和阴茎的血液供应量,能促进勃起,增加性高潮时的快感,并能帮助患者控制射精。很多运动可以锻炼盆底肌肉,比如深蹲和提肛。深蹲是提高爆发力最有效的动作。爆发力是指能在尽量短的时间内爆发出更多能量的能力,可以有效改善血液循环,进而加快阴茎充血速度。提肛运动主要锻炼肛提肌,可以对前列腺起到按摩的效果,促进会阴部的静脉血液回流,使前列腺充血减轻,消减炎症。

(四) 随访观察

1. 男性勃起障碍自测 (IEF-5 评分表)请根据您过去 6 个月内的性生活情况,选出下面 5 个问题中适合您的选项。

(1) 您对获得勃起和维持勃起的自信程度如何? ① 很低;② 低;③ 中等;④ 高;⑤ 很高。

(2) 您受到性刺激而有阴茎勃起时,有多少次能够插入? ① 无性活动;② 几乎没有或完全没有;③ 少数几次(远少于一半时候);④ 有时(约一半时间);⑤ 大多数时候(远多于一半时候)。

(3) 您在性交时阴茎插入后,有多少次能够维持勃起状态? ① 没有尝试性交;② 几乎没有或完全没有;③ 少数几次(远少于一半时候);④ 有时(约一半时间);⑤ 大多数时候(远多于一半时候)。

(4) 您在性交时,维持阴茎勃起直至性交完成,有多大困难? ① 没有尝试性交;② 困难很大;③ 困难;④ 有点困难;⑤ 不困难。

(5) 您在性交时,有多少次感到满足? ① 没有尝试性交;② 几乎没有或完全没有;③ 少数几次(远少于一半时候);④ 有时(约一半时间);⑤ 大多数时候(远多于一半时候)。

若总分少于 21 分,建议找医生做进一步检查,以确认是否患有勃起功能障碍;若大于 21 分则大可不必恐慌。

2. 中老年男性雄激素缺乏自测 是否有性欲减退? 是否有勃起不坚? 是否有体能下降? 是否有体力和(或)耐力下降? 是否有身高降低? 是否有生活乐趣降低? 是否有忧伤和(或)脾气不好? 体育运动能力最近是否有下降? 餐后是否爱打瞌睡? 最近的工作表现是否不佳? 前 2 个问题或任何 3 个问题回答"是",建议男性及早到设立专科的综合性医院就医,接受规范诊治。

(五) 知情、选择治疗方案

ED 的治疗包括基础治疗和专科治疗。基础治疗主要包括处理原发疾病

（高血压、糖尿病、代谢综合征等）和改善不良生活习惯，如戒烟酒、改善睡眠质量、加强下肢运动等。

1. 心理咨询 先进行性知识教育，让夫妇双方充分了解有关性知识从而消除患者不必要的思想疙瘩，或存在的紧张焦虑和恐惧情绪。其次是进行性行为指导，介绍一些具体的性行为方法帮助患者克服勃起障碍。

2. 口服药物 眼下使用较多的药物有万艾可、西爱力和艾力达等，都属于磷酸二酯酶 V 抑制药，对各类勃起功能障碍的有效率均可达 80% 以上。但不应滥用，并且要在医生指导下才可服用。如果同时服用酮康唑、伊曲康唑、红霉素时，会增加药效和不良反应发生率；肝功能和肾功能不全的人群会因为药物的代谢加重肝肾负担，因此，上述人群定要在专业医师的指导下服用该类药物。

【预防】

（一）关注老年男性健康管理

古往今来，男性都是家庭的主心骨、社会的中流砥柱，面临着社会期望值高、家庭期待值高、个人要求高的压力。退休以后若能抛开工作上的烦恼，适当安排自己的健康计划，练就健壮的身躯，真正做到"老当益壮"也是大有所望的，对于年轻时候透支的生命力也会起到一些弥补、缓冲的作用。

（二）勃起障碍是慢性疾病的早期表现

身体病变、心理压力、情感问题、营养状况、失眠或缺乏锻炼等因素都可以影响到勃起功能状态。持续数月或渐进性的阴茎勃起功能障碍要特别警惕，因为勃起功能障碍的严重程度通常与全身血管系统病变的严重程度成正比，持续的勃起困难可能是糖尿病、高血压、高血脂、内分泌失调、心血管疾病或者其他重大疾病的预警信号。

（三）老年人需警惕三种性交意外

老年期的起始年龄有多种规定，但我们习惯上还是把它定为 65 岁以上，这是因为此时妇女都已经进入绝经期，男子也开始了更年期。进入老年期后的性生活，需要注意以下这些房事意外。

1. 胸痛或不适 可能与心脏供血减少、血氧缺乏等有关，往往预示着心功能不足、心脏负担较重,应注意休息和劳逸结合;胸闷、冷汗并伴呼吸困难和胸痛时,多预示严重心绞痛或心肌梗死,应立即停止性生活,并送医院急诊。

2.**晕厥**　可能与脑缺血缺氧、脑出血等有关,应及时就诊或抢救。

3.**腹痛**　老年女性性交后腹痛,多因高潮时子宫强直性收缩有关,这是正常生理现象,过一段时间自然会缓解,可采取温敷、轻按摩等方法缓解疼痛。老年男性性交后腹痛,则常因不能每次排精造成,前列腺液积聚过多后,前列腺素就会重新吸收得太多,从而引起肠痉挛腹痛,有时还伴有会阴部胀痛。这时若安排一次有射精的性交,疼痛便会很快缓解。

总之,老年期生生活既不可缺,也不可过度,量力而行、劳逸结合是十分重要的,特别是不能贪图刺激,否则会给身体带来负担,诱发潜在的心血管疾病等。

二十八、骨质疏松症

【概述】

骨质疏松症(osteoporosis，OP)是一种因骨量低下、骨微结构破坏，导致骨脆性增加、易发生骨折为特征的全身性骨病。骨质疏松症的严重后果是骨折。

脆性骨折(骨质疏松性骨折)指非外伤或轻微外伤发生的骨折，是骨强度下降的明确体现，也是骨质疏松症的最终结果和并发症。发生了脆性骨折，临床上即可诊断为骨质疏松症。脆性骨折常见部位是脊柱、髋部、前臂远端。发生过一次脆性骨折后，再次发生骨折的风险明显增加。

(一) 骨质疏松病症的分类

骨质疏松症分原发性和继发性两大类。原发性骨质疏松症又分为绝经后骨质疏松症(Ⅰ型)、老年性骨质疏松症(Ⅱ型)和特发性骨质疏松(包括青少年)三种。妇女的绝经时间越长，其发生骨质减少的概率越高。绝经后骨质疏松症一般发生在妇女绝经后 5～10 年内；老年性骨质疏松症一般指 70 岁后发生的骨质疏松；特发性骨质疏松症病因尚不明，主要发生在青少年。

继发性骨质疏松症是由于疾病、药物、器官移植等原因所致的骨量减少、骨微结构破坏、骨脆性增加和易于骨折的代谢性疾病。病因很多，常见有内分泌代谢疾病，如甲状旁腺功能亢进症等；结缔组织疾病，如系统性红斑狼疮等；慢性肾病导致的肾性骨营养不良；胃肠疾病，如吸收不良综合征；药物，如糖皮质激素等。

(二) 患病率高于欧美

骨质疏松症已经成为我国中老年人群的重要健康问题，50 岁以上人群骨质疏松症患病率为 19.2%。中老年女性骨质疏松问题尤为严重，50

岁以上男性骨质疏松症患病率为 6.0％,女性患病率则达到 32.1％,65 岁以上女性的骨质疏松症患病率更是达到 51.6％。我国男性骨质疏松症患病率水平与各国差异不大,女性患病率水平显著高于欧美国家,与日韩等亚洲国家相近。

我国低骨量人群庞大,40～49 岁人群低骨量率为 32.9％,50 岁以上人群低骨量率达到 46.4％,是骨质疏松症的高危人群。而居民对骨质疏松症认知普遍不足,50 岁以上人群的骨密度检测比率仅为 3.7％,骨密度检测率亟待提高。

骨质疏松症的发生与基础骨量积累和年龄增大后骨量流失密切相关。不健康的生活方式和年龄增大是骨质疏松症高发的主要原因。

(三) 危害严重

老年女性常常关注心脏病、脑卒中、乳腺癌这些重病,但实际上与骨质疏松相关的骨折,其发生率要远远高于上述这些病。

脆性骨折的危害很大,导致病残率和死亡率增加。如发生髋部骨折后 1 年之内,死于各种合并症者达 20％,而存活者中约 50％致残,生活不能自理。而且骨质疏松和骨质疏松性骨折的治疗和护理,需要投入巨大的人力和物力,相较于心肌梗死等疾病,骨质疏松住院的天数最多,花费也最多,对于家庭和社会都是很大的负担。

【康复照顾】

(一) 饮食

1.合理饮食养生护体　常听到老年人说,自己骨质疏松了,所以每天喝骨头汤补钙,这种说法是不科学的。骨头汤并不能起到补钙的作用。相反,如果骨头汤喝得多,对老人来说过于油腻,反而造成血脂过高,阻碍正常血液养分的携带与转运,以致组织营养不良,加重骨质疏松的状况。老年人应该注意膳食平衡,努力做到食物的多样化,遵循荤菜与素菜、粗粮与细粮互相搭配的平衡原则。

其次,老年人应当多吃碱性食物,防止钙的流失。尽管素食含有较多的碱性物质,但老年人也不能完全吃素,否则会影响钙的吸收。而在补钙的食谱上,奶制品、虾皮鱼骨、动物骨、芝麻酱、豆类及蛋类等都是不错的选择,其中牛奶不仅含钙量高,而且奶中的乳酸又能促进钙的吸收,是最好的天然钙源。虾皮虽是补钙高手,也有不足之处,其含盐分较高,在食用时可以用水焯一下再食用。

2. 在生活中补钙 单论每千克食物中的钙含量,虾皮、大豆等很多食物都超过了牛奶,但是综合考虑每天可以进食的量,以及钙在食物中的存在形式、吸收率和食物中与钙相伴的其他营养物质等因素,牛奶仍然是补钙的最佳选择。

骨头汤中的主要营养成分是蛋白质和脂肪,所以用骨头汤补钙的方法是不科学的。大豆磨成豆浆需要加入大量的水,钙含量被稀释得很低,所以从钙含量上来说,大豆虽然高于牛奶,但是豆浆却远远比不上牛奶。

3. 勿忘维生素 D 维生素 D 是一种脂溶性维生素,是钙代谢最重要的调节因子,更是影响人体钙吸收的重要因素。食物中的维生素 D 主要存在于海鱼、肝等动物性食物及鱼肝油中,蛋、奶类中也含有较少的维生素 D。另外,多晒太阳是获取维生素 D 最简单、经济的方法,每周应至少保持 3 次户外活动,以促进维生素 D 的合成和吸收。

4. 食谱举例 见表 2-8 和表 2-9。

表 2-8 老年男性食谱举例

餐次	食 谱	原 料 用 量	蛋白质含量(g)	一餐蛋白质含量(g)
早餐	吐司面包	50 g	7.9	24.5
	低脂奶酪	35 g	2.8	
	鸡蛋	50 g	6.3	
	牛奶	250 mL	7.5	
中餐	米饭	100 g	7.7	25.5
	香菇青菜	香菇 25 g,青菜 250 g	1.9	
	木耳肉片	木耳 2 g,瘦肉 75 g	15	
	番茄金针菇汤	番茄 50 g,金针菇 10 g	0.9	
晚餐	米饭	75 g	5.8	23.4
	芹菜香干	芹菜 150 g,豆腐干 30 g	6.2	
	盐水虾	基围虾 100 g	10.9	
	紫菜虾皮汤	紫菜 2 g,虾皮 2 g	0.5	

食谱热量:1 724 kcal;蛋白质含量:73.4 g

表 2-9　老年女性食谱举例

餐次	食谱	原料用量	蛋白质含量(g)	一餐蛋白质含量(g)
早餐	菜肉馄饨	面粉 50 g,青菜 50 g,瘦肉 50 g	13	20.5
	牛奶	250 mL	7.5	
中餐	米饭	75 g	5.8	20.5
	清炒苋菜	苋菜 150 g	3.1	
	青椒牛柳	青椒 100 g,牛瘦肉 50 g	10.9	
	萝卜丝虾皮汤	虾皮 2 g,白萝卜 30 g	0.7	
晚餐	米饭	75 g	5.8	22.5
	蒜蓉西兰花	西兰花 250 g	6.5	
	清蒸鲈鱼	鲈鱼 75 g	8.2	
	番茄蛋汤	番茄 50 g,鸡蛋 20 g		

食谱热量: 1 421 kcal;蛋白质含量: 63.5 g

(二) 运动

规律运动,建议进行有助于骨健康的体育锻炼和康复治疗,如慢跑、太极拳、瑜伽、舞蹈和乒乓球等。

1. **科学运动不可少**　运动可以增加骨组织的血液循环和营养,刺激骨组织对钙和其他矿物质的吸收和利用。运动不仅增加体力,提高人体平衡能力,还可以促进骨代谢。

在冬季,选择合适的运动是预防骨质疏松的好办法。运动前,定要做好热身运动,使身体变暖、血液循环畅通,肌肉和韧带的柔韧性就会增强,也就能对关节起到较好的保护作用。人体的关节是靠肌肉和韧带来保护的,冬天气温低,肌肉、韧带的柔韧性较差,对关节的保护力度减弱,容易造成关节损伤。

为了避免冬季多种内外因素导致的滑倒、摔跤、骨折,需要加强个人身体协调能力和平衡能力的训练,太极拳就是非常好的运动方式。长期打太极拳可以提高身体的协调和平衡能力,从而减少摔倒导致骨折的概率。另外,中老年人经常进行单腿站立练习也是很不错的一种方式。需要强调的是,在勤于锻炼的同时,多接触阳光同样至关重要。

2. **不同需求,不同阻抗运动训练**　渐进性抗阻训练是经常被推荐的运动,目前一致认为其在改善中老年人、衰弱老年人、有骨折史的老年人肌肉力量方面是安全有效的。

（1）改善骨密度　给予中高强度负荷（最大肌力的70%～85%）进行训练，且以髋周、脊柱周围肌肉为训练目标，并至少每周训练2次，髋部、脊柱骨密度有望得以改善；但若训练不能达到上述标准，对于其是否能改善绝经后妇女或老年人髋部、脊柱骨密度，目前尚有争议。

（2）改善功能性活动（平衡、步态等）及预防跌倒　单一渐进性抗阻训练效果并不确切，这可能与大多数渐进性抗阻训练都着眼于运用低负荷、有控制的规律运动有关。

随着年龄增长，同肌力相较，下肢肌肉的爆发力下降更早，下降速度亦更快。为对抗这种下降，在老年人中，即使是予以较小的外界阻力进行爆发力训练（快速向心性收缩），在改善肌肉功能性活动方面同传统渐进性抗阻训练相较亦更有效安全。整合了中高强度渐进性抗阻训练、爆发力训练、负重训练以及平衡训练等多种训练方式的运动项目是目前改善老年人骨骼肌肉状态的最有效手段。对许多老年人来说，进行同时需要认知及运动参与的活动时跌倒风险增加，将运动及认知结合的训练（如跟随音乐节奏跳舞），将有助于改善这种情况。

这种针对老年人具体问题进行设计、可满足老年人个体化需要的多种运动训练组合方案，在改善骨骼肌肉健康方面更为有效，但目前的问题主要在于很多老年人不愿意参加规律、结构化、有监督的运动，如何改善老年人训练依从性值得进一步探讨。

（三）日照

阳光中的紫外线可以促进皮肤转化维生素D，而维生素D可以促进钙的吸收。所以，对于骨质疏松的人群以及骨骼快速增长期的青少年，我们常常建议多晒太阳，有助于骨骼的强健。建议11点到15点在阳光下晒15～30分钟，每周2次，以促进体内维生素D的合成。

由于冬天昼短夜长，日照时间缩短，人们接受"日光浴"的时间也减少了。再加上大家衣着都比较厚实，冬季的光照强度减弱，"日光浴"的作用力也就被削弱了。所以，冬季特别要增加晒太阳的时间。夏天在强烈的日照下只要半小时的"日光浴"，到了冬季可能就需要1～2小时。晒太阳的时候，在避免着凉的前提下，可以露出颈部、手臂或双足，皮肤要与日光直接接触。

(四) 随诊访查

1. 骨密度检测 骨密度,全称"骨骼矿物质密度",是骨骼强度的主要指标。骨密度检查是现代医学的一项先进技术,它通过扫描的方式,对受检查者的骨矿物含量进行测定,提供有价值的可比性数据,对判断和研究骨骼生理、病理与人的衰老程度,以及诊断全身各种疾病对骨代谢的影响均有很重要的作用。

目前监测骨质疏松主要有 3 种方法:双能 X 线吸收法、定量 CT 以及定量超声。双能 X 线最准确。

(1) 双能 X 线吸收法 X 线球管能产生更多的光子流而使扫描时间缩短,使图像更清晰,测量结果的准确性与精确性均得以提高,可以精准地检测出骨质疏松的程度以及位置,得出的准确结果得到医疗界的一致认可,可有效地作为抗骨质疏松治疗前后的对比。

(2) 定量 CT 通过全身横断面薄层断层显像,可在三维空间分布上测出真实骨密度的方法。优点是分辨率较高,可将皮骨质和松骨质完全分离,单独地测量骨小梁的变化,在诊断和监测病变时有较大优势。但缺点是照射剂量高;无法绝对保证两次进行的测量在同一位置,使得重复性不好;设备庞大,成本费用高。

(3) 定量超声 通过被测物体对超声波的吸收(或衰减),以及超声波的反射来反映被测物体的几何结构。这种检查的优点是无射线辐射,但由于不能测定深部骨骼,精确度较差,并且至今尚无统一的诊断标准,不能替代对腰椎和髋部骨量(骨矿物含量)的直接测定。

骨密度检测主要用于 3 个方面:① 早期诊断骨质疏松和骨折危险度的预测;② 对内分泌及代谢性骨病的骨量测量,从而制订安全最佳的治疗方案,防止骨折发生;③ 病情随访及疗效评价。现在大多数骨密度仪具有高度精确、操作简单、无损伤等优点。患者检查前无须特殊准备,测定时无任何痛苦,与 CT、X 线检查相似。测定结果由计算机进行统计处理。一般来说,骨密度检查是一个部位、一个部位进行,并且检查结果也是反映某个部位的骨密度值,全身情况则需进行综合评估。

骨密度检测应用于这几类人群:① 65 岁以上女性和 70 岁以上男性,无其他骨质疏松危险因素者;② 65 岁以下女性和 70 岁以下男性,有 1 个以上危险因素者(绝经后、吸烟、过度饮酒或咖啡、体力活动缺乏、饮食中钙和维生素 D

缺乏);③ 有脆性骨折史或脆性骨折家族病史者;各种原因引起的性激素水平低下者;④ X线显示骨质疏松改变者;⑤ 接受骨质疏松治疗需要进行疗效监测者;⑥ 有影响骨矿代谢的疾病,如肾功能不全、糖尿病、慢性肝炎、甲状旁腺亢进等,或服用可能影响骨矿代谢的药物,如糖皮质激素、抗癫痫药物、肝素等者。

2. 骨标志物检测　近年来,骨转换标志物检测在骨质疏松治疗中的作用日益凸显,可分为骨形成标志物和骨吸收标志物,具有快速、灵敏及在短期内反映全身性骨代谢动态变化的特点。在众多骨转换标志物中,骨形成标志物 1 型原胶原 N-端前肽(P1NP)和骨吸收标志物 1 型胶原羧基端前肽 β 特殊序列(β-CTX)是国际骨质疏松基金会(IOF)和国际临床化学和实验室医学联合会(IFCC)推荐的骨质疏松症干预过程中敏感性相对较好的指标,可帮助鉴别骨质疏松类型、评估病情变化、预测骨丢失和骨折风险,且能更快反映骨质疏松症的治疗疗效。骨转换标志物可以在药物治疗后 1～6 个月发生明显变化,采用抽血的方式,通过测量其变化情况可以了解骨吸收抑制药或骨形成促进药的作用效果,有利于预测疗效,增加药物治疗的依从性,有效助力骨质疏松症患者的管理。

(五) 用药

目前的抗骨质疏松治疗以减轻症状为主,尽量提高骨密度、骨强度,预防骨折发生或再发生。具体的治疗方法与手段归纳起来主要有以下几类。

1. 基础治疗　补充钙联合维生素 D。一般推荐老年人每日 1 000 mg 钙量,因所吃的食物中一般已有 400 mg,所以需要再补充 600 mg 钙量。维生素 D 是促进钙吸收的,推荐每日补充 400～800 IU。一般推荐活性维生素 D_3。补充维生素 D 时,要注意血、尿钙的监测。

(1) 选择合适钙剂　不同的钙剂含钙量不同,所以不同的补钙人群会有不同的选择。碳酸钙含钙量 40%,醋酸钙含钙量 29%,柠檬酸钙含钙量 21%,磷酸氢钙含钙量 15%,乳酸钙含钙量 13%,葡萄糖酸钙含钙量 9%。单一钙剂在体内纯吸收没有太大区别。碳酸钙含钙量最高但吸收要消耗更多胃酸,容易引起消化不良;乳酸钙和葡萄糖酸钙都是有机钙,容易溶解,更适用于儿童补钙。

服用钙剂注意事项:① 分次补:相同剂量的钙,分次补比一次大剂量补吸收好。② 单独服用:服用钙剂时最好单独服用,避免与牛奶、根菜类食物以及锌、铁剂等同时服用。牛奶中的蛋白与钙结合形成奶块,钙质无法被人体吸收;食物中的草酸会影响钙的吸收;人体对钙的吸收与锌、铁存在竞争性,如果同时服用不仅会抑制锌和铁的吸收,也会干扰到钙本身的吸收。因此,钙剂最好单独服用,如果需要补充其他元素,时间最好错开 2 小时以上。③ 睡前补:晚上睡前补钙吸收更好。晚上睡觉时,胃肠蠕动较慢,食物在胃肠道停留较长有利于钙吸收。血钙水平一般在白天较高,夜间较低。夜间特别是半夜和凌晨,低血钙水平可刺激甲状旁腺激素分泌,使骨钙分解加快,产生脱钙,引发低钙血症,严重者会致抽搐。临睡前补钙可以为夜间的钙调节提供钙源,阻断体内动用骨钙,并且钙与自主神经的稳定有关,具有镇静催眠作用。

(2) 维生素 D 补充剂　维生素 D 有多种化合物,与健康关系较密切的是维生素 D_2(麦角钙化醇)和维生素 D_3(胆钙化醇)。维生素 D_2 主要来源于植物,维生素 D_3 主要来源于动物。由于生化指标显示维生素 D_2 似乎比维生素 D_3 更快在组织中清除,并且生物利用度较低,而维生素 D_3 比维生素 D_2 能更有效地增加人体内 25(OH)D 的浓度,因此更推荐口服补充维生素 D_3。

活性维生素 D 制剂在市面上主要有阿法骨化醇,起效较快,价格适中,仅需经过肝转换而无须经过肾转换,适用于肝功能正常而肾功能不全的患者。1.25(OH)2D(骨化三醇),为活性维生素 D_3 的成分,其起效最快、价格最贵,不需要经过肝和肾转换即可直接发挥作用,特别适用于老年人及肝肾功能不全者。

2. 药物治疗　抗骨吸收的有双膦酸盐类、降钙素类、雌激素类、选择性雌激素受体调节剂。促进骨形成的有甲状旁腺激素,还有就是依靠中华文明的瑰宝——中药。

3. 药物治疗指征

有下述表现的绝经后妇女和≥50 岁男子需要治疗:

(1) 髋或椎骨(临床或形态测量的)骨折。

(2) 以前有其他部位骨折和有低骨量(股骨颈、全髋或脊柱 T 分为 $-1.0\sim-2.5$)。

(3) 在适当评估除外继发性原因后,股骨颈、全髋或脊柱 T 分≤-2.5。

(4) 低骨量(股骨颈、全髋或脊柱 T 分为 $-1.0\sim-2.5$)和增加骨折危险的继发性原因(如用激素或完全制动)。

(5) 低骨量(股骨颈、全髋或脊柱 T 分为 $-1.0\sim-2.5$)和根据美国修改的WHO绝对骨折危险模型,10 年髋骨骨折概率≥3% 或 10 年任何重要骨质疏松症相关骨折的概率≥20%。

(六) 脆性骨折急救原则

1. 伤口处理　对骨折伴有伤口的患者,应立即封闭伤口。最好用清洁、干净的布片、衣物覆盖伤口,再用布带包扎。包扎时不宜过紧,也不宜过松,过紧会导致伤肢的缺血坏死;过松起不到包扎作用,同时也起不到压迫止血的作用。如有骨折端外露,注意不要将骨折端放回原处,应继续保持外露,以免引起深部感染;如将骨折端放回原处,应给予注明,并在就医后向医生交代清楚。

2. 临时固定　骨折的位置尽可能保持伤肢于伤后位置,不要任意牵拉或搬运骨折患者。最好用夹板作为器材固定,如无夹板可就地取材。在山区可用木棍、树枝,在工厂可用纸板或机器的杆柄;在一无所有的情况下,可利用自身固定,如上肢可固定在躯体上,下肢可利用对侧固定,手指可与邻指固定。

3. 必要镇痛　严重骨折后,强烈的疼痛刺激可引起休克,因此应给予必要的镇痛药。如口服止痛片,也可注射镇痛剂,如吗啡 10 mg 或杜冷丁 50 mg。但有脑、胸部损伤者不可注射吗啡,以免抑制呼吸中枢。

4. 安全转运　如为开放性骨折,则应用急救包或清洁布类包扎。搬运或运送到医院的过程中要注意保持固定。如骨折合并颅脑损伤及其他重要脏器损伤,要密切注意神智和全身状况的变化,并迅速送往就近医院抢救。

(七) 脆性骨折后的康复

骨折康复治疗总的原则是在确保内外固定的同时,围绕功能恢复这一目的,并强调一个"早"字以达到以下这些目的: ① 改善疼痛、水肿、萎缩等症状; ② 改善和维持局部以及全身的循环、代谢情况,促进受伤后局部血液、淋巴循环的恢复和再生; ③ 促进受伤关节、邻近关节,甚至健侧关节活动度的改善和维持; ④ 肌肉功能(肌力、收缩速度、耐久力)的改善; ⑤ 训练和提高活动的持续时间和耐久力; ⑥ 预防并发症的发生,如下肢静脉栓塞、全身体力下降等。

当采用石膏等非手术的外固定措施时,在不影响骨折固定的前提下,早期进行软组织的舒缩活动,防止肌肉萎缩、肌腱挛缩和骨质疏松等骨折病的发生;未经固定的关节应早期活动,以维持其正常功能;为消除肿胀、控制疼痛、减少肌肉痉挛,应注意局部处理;在复位固定稳妥的前提下,尽早进行功能训练,以早日完满地恢复功能。

一般在术后数天,手术疼痛有所缓解后,即应开始功能训练。手术的好处在于提供了早期锻炼的机会,避免骨折病的发生,从而最大限度地促进肢体功能的尽早恢复。

【预防】

(一) 骨质疏松症的预防

1. 为积极防治骨质疏松症,以下人群应该进行骨密度检查。

(1) 45 岁以前闭经者和有骨质疏松家族史的绝经后女性。

(2) 经常腰背痛或有驼背、身高较前缩短者。

(3) X 线检查发现椎体异常或骨量减少者。

(4) 应用糖皮质激素超过 3 个月者。

(5) 患有甲状旁腺功能亢进、甲状腺功能亢进、糖尿病和肝肾、胃肠道疾病者,以及男性性腺功能低下者。

(6) 长期饮酒者或钙摄入不足者。

(7) 尿钙过高者。

(8) 长期服用过量甲状腺激素、甲氨蝶呤、抗抑郁药物者。

2. 建议所有患者摄入足量的钙和维生素 D。

3. 推荐 50 岁以上妇女每日至少摄入 1200 mg 元素钙。每日摄入量超过 1 500 mg 可能好处有限,可能增加肾结石或心血管病的发病危险,NOF 建议≥50 岁的成年人每天摄入 800~1 000 国际单位(IU)维生素 D_2。这将使成年人的平均血清 25(OH)D 浓度升至理想水平≥30 ng/mL(75 nmol/L)。

(二) 脆性骨折的预防

1. **调整生活方式** 采用富含钙低盐和适量蛋白质的均衡饮食。进行适当的户外活动和日照,采取有助于骨健康的体育锻炼和康复治疗。戒烟戒酒,慎用影响骨代谢的药物。采取防止跌倒的各种措施,注意是否有增加跌倒的疾病和药物。加强自身和环境的保护措施(各种关节保护器)等。

2. **采用骨健康基本补充剂** 成人每日钙摄入推荐量 800 mg(元素钙)是获得理想骨峰值、维护骨骼健康的适宜剂量。如果饮食中钙供给不足可选用钙剂补充;绝经后妇女和老年人每日钙摄入推荐量为 1 000 mg。维生素 D 可促进钙的吸收,对骨骼健康、维持肌力、改善身体稳定性、降低骨折风险有益。成年人每日推荐维生素 D 剂量 200 IU;老年人因缺乏日照以及摄入和吸收障碍,每日推荐剂量为 400～800IU。维生素 D 用于治疗骨质疏松时,每日剂量应为 800～1 200 lU。

3. 药物干预 具备以下情况之一者,须考虑药物治疗:① 确诊骨质疏松者(骨密度 T 值≤-2.5),无论是否有过骨折;② 骨量低下患者(-2.5＜骨密度 T 值≤-1.0)并存在 1 项以上骨质疏松危险因素,无论是否有过骨折;③ 无骨密度测定条件时,已发生过脆性骨折或亚洲人骨质疏松自我筛查工具(OSTA)筛查为高风险者也须考虑药物治疗。

4. 骨质疏松危险因素 固有因素包括人种(白种人、黄种人患骨质疏松症的风险高于黑人)、老龄、女性绝经,母系家族史。

非固有因素包括低体重、性激素低下、吸烟、过度饮酒、饮过多咖啡、缺乏体力活动、饮食中营养失衡、蛋白质过多或不足、高钠饮食、钙和(或)维生素 D 缺乏(光照少或摄入少)、有影响骨代谢的疾病和应用影响骨代谢的药物。

二十九、膝骨关节炎

～∞∞～

【概述】

膝骨关节炎(knee osteoarthritis)又称膝关节骨关节炎，是一种常见的骨关节退行性疾病。其特征为关节软骨发生退行性变，关节边缘骨赘形成和软骨下骨质反应性改变。临床上以膝关节疼痛、活动受限、屈伸不利为特征，以中老年人发病多见，女性较男性多见。

膝关节产生的症状往往不具有特异性。如疼痛、打软腿、关节交锁等症状，既可能是由交叉韧带、半月板损伤引起，也可能是因髌股关节异常、关节软骨病变引起，甚至可能仅是因异常增生滑膜的嵌顿引起。而这些膝关节损伤的原因主要是老年性退变与膝关节过度负重造成的。站立或走平路时，膝盖内软骨平均要承受 1/2～1 倍多体重的压力，上楼梯时增为 2 倍，下楼梯则增为 7 倍。

膝关节病主要包括骨性关节炎、滑膜炎、髌骨软化、半月板损伤等，最常见的则是中老年的膝骨关节炎。欧美国家膝骨关节病的患病率高，在 50～60 岁以上人群中的患病率达 78.5%，且女性多于男性。若不及时治疗，则会引起关节畸形，甚至残废。膝骨关节炎导致的痛苦和残疾严重影响患者的生活质量。

膝骨关节炎的 X 线表现主要有以下几点：首先是关节间隙狭窄、软骨下骨板硬化和骨赘形成是骨性关节炎的基本 X 线特征。然而，在骨性关节炎早期仅有软骨退行性改变时，X 线片则无异常表现。其次，随着关节软骨变薄，关节间隙逐渐变窄，间隙狭窄可呈不匀称改变。另外，还会出现胫骨平台、股骨髁骨质增生、髁间隆突变尖、关节间隙狭窄等情况。

【康复照护】

(一) 体重

适宜体重不仅有利于患者的心血管健康，也有效避免了膝关节的过度负重。一旦发现身体超重，患者应该积极采取措施来控制体重。

（二）身体姿势

走路、工作和学习时应注意姿势，尽可能减少膝关节受力。如应避免长时间下蹲，这是因为下蹲时膝关节的负重是平时自身重量的 3～6 倍。工作时如需要下蹲（如汽车修理工、翻砂工）最好是坐小板凳代替；当工作需要长时间坐着或是站着，要注意经常变换姿势，防止膝关节固定于某种姿势过久；走远路时要穿厚底且有弹性的软底鞋，以减轻膝关节所受的冲击力，避免膝关节受伤。

（三）保暖

天气寒冷时要注意防寒保暖。因为天气寒冷会使血管收缩，血液循环变差，使得患者疼痛加重，所以患者应在寒冷天气时佩戴护膝，保暖的同时也增加了膝关节的稳定性。

（四）运动

1. **运动前热身活动**　参加体育锻炼时要做好热身活动，轻缓地舒展膝关节，让膝关节充分活动开以后再参加运动。

2. **运动方法**

（1）游泳　游泳时身体漂浮在水中，既不增加膝关节的负重，又能让膝关节周围的肌肉和韧带得到锻炼。游泳对腰背肌力量的增强也很有帮助。推荐运动量为每周 1～2 次。

（2）骑自行车　骑车时身体的大部分重量压在坐垫上，膝关节受力相对较少；同时，骑车可以保持关节活动度，使关节周围肌肉的力量得以增强。但要注意的是，骑行速度要慢，不要载重物，车座高度以坐在车座上、两脚蹬在脚蹬上时两腿能伸直或者稍弯曲为宜。推荐运动量为每天 1 小时左右。

（3）打太极拳　打太极拳可以有效改善膝骨关节炎患者的疼痛及关节功能，且无明显不良反应。推荐运动量为每周 2～3 次、每次 30～60 分钟。

（4）慢走　坚持每天在平路上走半小时左右，边走边活动肘、腕及手的各个小关节，有助于预防关节和韧带的僵硬老化。

3. **美国老年学会的骨关节炎运动处方**　见表 2-10。

表 2 - 10　美国老年学会的骨关节炎运动处方

运动方式	强　度	时　间	频　率
关节活动度训练			
开始	活动到有抵抗感	主要肌群 1 次,维持位置 5～15 秒	每日 1 次
	全范围关节活动	主要肌群 3～5 秒,维持位置 20～30 秒	每周 3～5 次
肌力训练			
等长训练	低至中度	关键肌群 1～10 次,收缩维持 1～6 秒	每日 1 次
等张训练	低:40% 1RM;中:40%～60% 1RM;高:>60% 1RM	10～15 个动作	每周 2～3 次
耐力训练	低至中度:40%～60%最大需氧量	每日 20～30 分钟	每周 3～5 次

注：RM 是指能将规定运动次数重复做完时所达到的最大重量,比如只能负重运动一次的最大重量表示为 1 RM。

(五) 饮食

1. **控制自身饮食结构**　避免酸性物质摄入过量,加剧酸性体质。饮食方面要多吃富含植物有机活性碱的食品,少吃肉类,多吃蔬菜。

2. **多吃高钙食品**　以确保骨质代谢的正常需要。老年人钙的摄取量应较一般成年人增加 50% 左右,即每日钙成分不少于 1 200 mg,故宜多食牛奶、蛋类、豆制品、蔬菜和水果,以及摄入多种维生素,如维生素 E、维生素 B_1 维生素 B_6、维生素 B_{12}、维生素 C 和维生素 D 等,必要时服用补钙剂。

3. **蛋白质的摄入要有限度**　食物中过高的蛋白质会导致钙从体内加速排出。

4. **超体重者宜控制饮食**　增加活动,减轻体重,有利于减轻关节负重。

(六) 用药

1. **控制症状**　药物包括镇痛药、非甾体抗炎药、糖皮质激素。

非甾体抗炎药的不良反应主要包括胃肠道不良反应、心血管不良反应、肾功能损伤、肝功能损伤、变态反应等。然而,这类药物中不同药物的不良反应风险不能一概而论,尤其是胃肠道风险和心血管风险。

非甾体抗炎药分为非选择性和选择性 COX-2 抑制药两类,阿司匹林、双氯芬酸二乙胺、布洛芬等属于非选择性的,美洛昔康、西乐葆等属于选择性的。这两类药物在胃肠道和心血管安全性方面是大不相同的。选择性的非甾体抗炎药胃肠道不良反应发生率远低于非选择性的非甾体抗炎药。虽然选择性 COX-2 抑制药降低了胃肠道不良反应,但是有心血管不良反应的风险。因此心脏搭桥术后的患者、有冠状动脉阻塞性疾病的患者、有胸部疼痛和心绞痛的患者、曾有过脑卒中的患者、近期有过一过性脑缺血病史的患者,应禁用或谨慎使用选择性非甾体抗炎药。

此外,使用非甾体抗炎药时还需注意以下几点:

(1) 非甾体抗炎药中小剂量用于退热镇痛,大剂量用于抗炎。

(2) 不推荐两种非甾体抗炎药合用,增加风险而不增加临床获益。

(3) 疗程超过 1 个月的患者,随着非甾体抗炎药使用时间的增加,心血管和胃肠道风险明显上升,建议选择人工合成镇痛药物替代,以规避风险。

(4) 老年人和肾功能不全患者使用半衰期短的药物。因此,在选用非甾体抗炎药时不仅需要考虑抗炎镇痛疗效的发挥,同时也应根据自身的情况,安全合理地选用非甾体抗炎药。务必与医师和药师充分沟通,在他们的指导下使用此类药物。

2. 改善病情的药物及软骨保护剂 包括双醋瑞因、氨基葡萄糖、多西环素等。其中氨基葡萄糖是存在于机体内尤其是关节软骨中的氨基单糖,是合成关节软骨蛋白多糖的必需物质,并刺激软骨细胞合成聚氨基葡萄糖和透明质酸,维持关节软骨的正常结构。有研究指出,氨基葡萄糖还具有保护关节软骨及减缓其退化、抗炎镇痛、延缓膝关节炎发展的作用。氨基葡萄糖的各种制剂已被广泛应用于骨性关节炎患者,到目前为止,市场上有硫酸盐、盐酸盐、N-乙酰氨基葡萄糖等多种配方。

从分子结构上看,盐酸氨基葡萄糖中的盐酸根含氯离子,对胃肠道有刺激作用,长期服用不但对胃肠不利且对肝、肾容易造成损害,而硫酸氨基葡萄糖中的硫酸根离子是人体内蛋白合成的参与者,故无不良反应,也就意味着服用硫酸氨基葡萄糖比盐酸氨基葡萄糖更安全、更经济实惠。

(七) 治疗方案

关节炎的临床治疗包括非手术治疗和手术治疗两种。

1. 非手术治疗

（1）物理治疗 热敷、理疗、关节及肌肉的运动练习。

（2）局部制动治疗 关节局部保护和保暖，依靠辅助器械进行日常生活功能的恢复练习。

（3）药物治疗 控制症状的药物和改善病情的药物及软骨保护剂。

2. 手术治疗

（1）关节腔冲洗或关节镜下清理术 适用于较年轻、以滑膜软骨病变为主的患者。

（2）截骨术 适用于由于肢体力线不对称而引起骨关节炎的患者。

（3）人工关节置换术 适用于年龄较大、保守治疗无效，而关节活动受限的严重骨关节炎患者。

（八）膝关节微创术后康复

1. 术后康复锻炼最重要 膝关节表面成形手术后的康复锻炼非常重要，通过手术后功能锻炼，才能获得最理想的手术效果，最大限度地恢复正常膝关节功能。具体康复锻炼方法如下。

（1）伸直练习 伸直练习是微创人工膝关节表面成形术后康复锻炼中的一环，锻炼目标为卧床伸直膝关节时，膝关节后方（腘窝下方）应紧贴床面，尽量使其与床面之间没有空隙，或者简单来讲，即无法插入手指或仅仅将手指插入膝关节后方。

练习第一步：脚尖朝天，下肢平放在床面，用 3～4 kg 米袋置于膝关节上方压腿，每次 15～30 分钟。

练习第二步：基本同第一步练习，加在足跟部垫软枕压腿。

练习第三步：在站立时靠在墙边，小腿及足跟尽量靠墙，伸直下肢，同时让小腿肚紧贴墙面，要求与平卧锻炼时一致。

（2）屈曲练习 屈曲练习的最终目标是保证膝关节屈曲度基本达到120°或以上，可利用"小矮凳"辅助锻炼，循序渐进。

练习第一步：平躺在病床上，患肢伸直抬高，双手抱住大腿中部，慢慢让小腿自然下垂，轻微用力荡下小腿，循序渐进尽力达到最大屈曲角度。

练习第二步：当患肢屈曲能达到约90°时可进行。平躺在病床上，患肢屈曲，双手抱住患肢小腿，慢慢用力屈曲膝关节。

练习第三步：坐在特制的"小矮凳"上，用患膝同侧手握住患肢小腿或脚踝，在上肢力量辅助下逐渐屈曲膝关节。

（3）力量练习　力量练习的意图是恢复膝关节正常屈伸活动的力量，避免因早期康复锻炼时力量不足引发摔倒等不良事件。

练习第一步：坐在床边，小腿自然下垂，交替伸直小腿，保持患肢水平并与地面平行。

练习第二步：平躺于病床上，伸直膝关节抬高患肢约 45°，并坚持一段时间，放松后再次往复锻炼。

练习第三步：扶助行器站立，双下肢交替进行提踵运动，足尖不离地，抬起足跟（即做踮脚运动）；原地踏步运动，重复多次，练习站立位屈膝伸膝动作。

（4）步行训练　术后早期步行可以借助助步器循序渐进地练习行走（术后 1～3 天），在行走较稳且力量上足够支撑的前提下可脱离助步器行走（术后 2～5 天），最终恢复正常的行走和步态。术后下床行走是促进康复的方法，但不属于康复训练的内容，不能因此不进行其他的康复训练。

2. 康复训练应注意　患者术后不可盲目的进行锻炼，应该在专科医师指导下按照康复锻炼动作及要点进行。并要了解以下几点：

（1）康复锻炼中存在一定程度的疼痛感，属正常现象。如疼痛在锻炼停止半小时内消退至原水平，则不会对组织造成损伤，无须过多担心。

（2）关节肿胀会伴随整个练习过程，肿胀不随角度、练习及活动量增加而增加即属正常，直至角度及肌力基本恢复正常肿胀才会逐渐消退。肿胀的突然增加应调整练习，减少活动量，并适时就医。

（3）良好的肌力是关节稳定的关键因素，肌力练习应集中练习至肌肉有酸胀疲劳感，充分休息后再进行下一组。练习次数、时间、负荷视自身情况而定，且应同时练习健侧。

（4）术后拆线后，伤口外侧有麻木感属于正常现象。出院后，患者即可循序渐进恢复日常生活。训练量要循序渐进并依据个体情况予以适当调整。在进行活动或锻炼时要穿柔软、吸震的平底鞋，运动后要适当休息，并尽量让关节在自然姿势下放松。

（九）膝关节置换术后康复

近年来，随着人们对膝关节置换手术认识的不断提高，已经有不少患者在膝关节骨关节炎病情严重的情况下，及时进行置换手术，以摆脱疼痛折磨恢复正常的生活。对于进行置换手术的患者，术后出院回家进行康复应该重视以下问题,才能更好更快地康复。

1. **伤口什么时候拆线** 这是患者最关心的。是否需要拆线要看皮肤缝合使用的材料。如果采用丝线缝皮或者"钉皮"的方法来闭合切口,术后需要拆除缝线或者皮钉,一般是在术后 2 周左右拆线。如果是使用可吸收缝线来闭合切口,则不需要拆线,一般在手术后 1 个月左右缝线会自行脱落。平时只需要每天用乙醇或碘附棉球擦拭一遍伤口就可以了。这类缝线有足够的缝合强度、不影响术后的屈伸功能锻炼,可免除患者到医院拆线的不便。

2. **术后什么时候可以洗澡** 术后一般无特殊情况,拆线后再过 2～3 天就可以洗澡。拆线前,如果伤口使用的是防水敷料,可以直接洗澡;如果用的是普通敷料,可以用保鲜膜将伤口周围裹严实后再洗澡。如果发现伤口有渗血、渗液或者其他分泌物,请暂时不要自行处理,及时与手术医生联系,听取专业的处置建议。

3. **出院后多久膝盖肿胀才会退** 肿胀会随着时间的推移逐渐好转乃至消失。这是个渐进缓慢的过程,一般会持续 3～6 个月甚至更久的时间,尤其是以活动后明显;穿弹力袜或活动后冷敷,可以减轻肿胀。但是,如果在康复过程中突然出现明显肿胀,并且休息后依然不缓解,请引起重视并及时回医院诊治。

4. **为什么术后膝关节有时仍会疼痛** 很多患者出院后,在恢复过程中出现疼痛而惧怕锻炼以致影响了功能的康复。根据他们的观察,手术后早期及活动过程中会出现轻中度疼痛,往往在锻炼后休息即可明显地缓解,只有极少部分患者在休息时也会有明显的疼痛。一般在术后 4～6 周内,可常规按时服用消炎镇痛药,有助于改善术后炎症,缓解疼痛,加速康复过程。

5. **出院之后,膝关节能否热敷** 患者出院回家后的早期,即术后 6 周内不要热敷,以免引起膝关节周围组织过度充血水肿,不利于锻炼的顺利进行。

6. **为什么术后膝关节会发烫** 手术后早期由于组织修复以及炎症反应的增加,患者常常感到膝关节周围发烫,尤其是在锻炼后或者活动后更加明显。其实这属于正常现象,不必多虑。对于反应明显者,可以适当地予以冰敷逐渐缓解。

7. **什么时候去医院进行复查** 术后遵从医嘱去医院复查非常重要,医生可以通过复查来了解患者的关节功能恢复情况。尤其是术后早期这一段时间,一定要按医生制订的时间进行复查。一般来说,关节置换手术患者术后 6 周、3 个月、6 个月和 1 年须去医院复查,以后每年去医院进行 1 次复查即可。

手术后的随访非常必要,可以观察患者膝关节的功能状况和假体固定情况以及聚乙烯垫片可能的磨损情况。平时如有任何突发的膝关节不适,应及时去医院复诊。

8. 出院后可以参加哪些运动 术后膝关节功能恢复良好,可以正常行走、上下楼梯慢跑、参加骑车、游泳等体育运动,但不鼓励进行长距离跑、跳跃等剧烈运动以及连续的长距离行走、爬山等活动。

9. 关节屈伸练到何种程度算合适 出院之后进行积极的膝关节屈伸功能锻炼是非常重要的,但锻炼的效果却没有一个固定的评判标准可以依循,因为每一位患者的具体情况都是不一样的。术后膝关节的屈伸活动度能够达到如下的标准,则认为康复锻炼的效果是比较满意的。术后 1 个月以内,能够在不借助外力的情况下主动完全伸直(0°)、主动屈曲不少于 100°;术后 3 个月以内,能够在不借助外力的情况下主动完全伸直(0°)、主动屈曲 120°。如果患者的依从性很好,能够完全按照医生的嘱咐进行康复锻炼,大部分患者能够达到上述目标。在前 2 次的术后随访时,医生会根据患者的实际情况,给予每个患者个体化的适当指导。

【预防】

随着年龄的增长,人的膝关节也会老化,如同年纪大了,头发会变白、皮肤长皱纹、牙齿会脱落一样,膝关节也会随着岁月的流逝而老化,引起关节肿、痛、活动受限畸形,严重影响生活质量。那么,膝关节老化应该如何预防和康复呢?

1. **注意保暖** 因为寒冷可使血管收缩,血液循环减慢致使代谢产物不能及时排出而使疼痛加剧。故在天气寒冷时应注意膝部保暖,必要时可以热敷或戴上护膝。

2. **避免膝关节过度劳累或超重负荷** 爬山、爬楼时膝关节的承重量是站立时的 4～6 倍,因此应尽量少上下楼梯、少久站、少提重物、少登山。

3. **控制体重** 肥胖可致膝关节所承受的负荷加剧,所以要控制体重。

4. **适当的功能锻炼** 这有助于维持肌肉协调性、控制能力,对膝关节保护和预防损伤有好处。对膝关节炎患者来说,游泳和散步是最好的运动,此外,俯卧撑、桥形拱身以及仰卧床上把两腿抬起放下的反复练习、模仿蹬自行车,都有益于膝关节的康复。

三十、颈 椎 病

【概述】

目前颈椎病的定义为,因颈椎或颈椎间盘退行性变本身及其继发性改变刺激或压迫邻近组织引起各种症状和(或)体征。包括两层含义:① 颈椎或颈椎间盘退行性变,以及引起相应的继发性改变;② 必须合并有上述退行性变引起的相应的症状。

(一) 流行病学概述

国内大部分专家认为国人颈椎病的患病率为10％左右。颈椎病的性别因素各家报道不一。患病年龄以40～60岁人群更多见,但目前有年轻化趋势。有调查发现重体力劳动者较非重体力劳动者的人群患病率高。在职业方面,综合国内外资料,会计、电脑工作人员、教师、缝纫工、仪表装配人员患病率明显较高。相当多的颈椎病患者有外伤史,尤其是交感神经型颈椎病,日本报道70％的患者有外伤史。颈椎病患者部分可有解剖变异。颈椎病的发生与生活习惯有关,习惯高枕睡眠、用头顶物(如印度、我国朝鲜族妇女等)和嗜酒者患病率明显高于常人。

此外,颈椎病可能与遗传也有一定关系。

(二) 病因

1. **颈椎间盘退行性变** 这是颈椎病最基本的原因,20岁左右即开始,以颈5～6、颈6～7椎间盘最易退变,表现为软骨板半透膜功能的退变,髓核水分脱失和吸水功能的降低,纤维环的变性、破裂。

2. **慢性劳损** 常见的慢性劳损因素包括睡姿、工作姿势不良等日常生活习惯。在屈颈状态下,椎间盘压力大大高于正常体位,长期处于这种体位易加速颈椎间盘退行性变和颈部软组织的劳损。

3. **外伤** 轻者可造成前纵韧带和后纵韧带不同程度的撕裂,加剧骨膜下出血与骨化进程。暴力致颈椎骨折脱位引起的脊髓和脊神经根损害不属于颈椎病范畴。

4. 发育性因素 发育性椎管狭窄、小关节畸形、黄韧带肥厚、椎板增大等。

5. 先天性畸形 先天性畸形对颈椎病发病的影响主要表现在两个方面，应力改变和神经血管的刺激和压迫。例如先天性椎体融合、棘突畸形。

（三）类型

根据不同的症状、体征、X 线或 MRI 检查，颈椎病大致可分以下几种类型。

1. 颈型颈椎病 颈后疼痛不适，放射到枕顶部或肩部。头颈活动因疼痛而部分受限，患者常用手托住下颌来缓解疼痛。

2. 神经根型颈椎病 颈部、枕部以及肩部疼痛，并按神经根分布向下放射到前臂和手指。轻者为持续性酸痛、胀痛；重者可如刀割样、针刺样疼痛。

3. 脊髓型颈椎病 好发于 40～60 岁人群，常是多节段病变。患者会出现手足无力、下肢发紧、步态不稳、不能快步、手握力差、持物易坠落等情况，有时还会有四肢麻木、脚落地似踩踏花感。重症者可出现行走困难、二便失禁后尿潴留，甚至四肢瘫痪卧床不起。

4. 椎动脉型颈椎病 主要为椎基底动脉供血不足的表现，常见有头痛、头晕、耳鸣、眼花、记忆力减退。有些患者会出现声音嘶哑、吞咽困难、复视、视物不清，以及心动过速或过缓等心脏病症状。另外，头部旋转引起眩晕甚至猝倒也是该病的特点。

5. 交感神经型颈椎病 在中年妇女中多见，可与神经根型颈椎病合并发生。有交感神经兴奋或抑制的症状，如眼睑无力、视物模糊、瞳孔扩大、流泪、头痛、偏头痛、头晕、心动过速或缓慢、心前区痛、血压增高、四肢冰凉、局部温度下降、肢体遇冷出现针刺感，也可有血管扩张现象，如手指发红、发热、感觉过敏等。

（四）老年人为何会患颈椎病

1. 年龄增长 年龄要素是颈椎病的病因之一。中年人随着年纪的增加，人体各器官的磨损也日益增加，椎骨以及椎骨间的各种韧带同样会发作各种退行病变，致使颈椎病的发作。

2. 外伤 由于青少年时期遗留的颈部外伤是致使中年后发病的重要因

素,如颈椎骨折、颈椎脱位等。颈椎骨质移位碎片可直接压迫脊髓或血管神经,继而构成颈椎病。颈部外伤可使椎体发作半脱位或脱位,致使椎管变窄、脊髓或神经受压而导致一系列临床表现。

3. 颈椎间盘退行性变化 中年患者的每个椎间盘由纤维环、髓核和椎体的透明板组成。随着年纪的增长,颈椎间盘会发生一定程度的退行性变,如骨刺形成等,致使脊神经根、椎动脉或脊髓遭到压榨影响,继而导致一系列颈椎病表现。

(五)易被误诊误治的颈椎病

如今,颈椎病的患病率逐年上升。但由于颈椎结构组织和功能特殊,颈椎病症状复杂多样,在临床上容易被误诊误治。

1. 颈性高血压 血压异常者在服药后没有效果,可考虑颈椎病的可能。颈椎病引起血压异常者占颈椎病患者的 6%,以血压增高较为常见,该病多发生在中老年人身上。在治疗颈椎病后,血压常降至正常,或接近正常。

2. 颈性心绞痛/颈性心律失常 颈椎紊乱或退行性改变时,支配横膈及心包的颈 4 神经根受刺激,或刺激了心脏交感神经,从而产生没有心电图改变的心脏病症,其发病率占颈椎病的 13%。因颈椎病引起心脏不适者可出现阵发性心前区疼痛、胸闷,或间歇性心悸发作,常伴有典型的颈椎病症状或体征。此外,改变头部位置或姿势可使症状减轻或加重。在治疗颈椎病后心脏异常可改善。

3. 颈性晕厥 因颈椎增生性改变压迫椎动脉引起基底动脉供血不足,可发生晕厥,易被误诊为脑动脉硬化、小脑疾患等。颈椎病引起的晕厥多在行走中突然扭头时,身体失去支持力而猝倒,常伴有反复发作的眩晕,可有头痛、恶心、呕吐、出汗等自主神经功能紊乱症状。

4. 颈性眩晕或头痛 由于颈部外伤,长期头颈、肩胛带姿势不良,颈椎退行性变,颈椎关节发育不良等局部刺激或压迫周围组织,椎动脉受压,刺激头颅敏感结构,可造成头晕、头痛。眩晕与颈部转动有关,表现为旋转感、摇动感、失稳感,头痛时多伴颈部活动受限、颈肩部肌肉痉挛。治疗颈椎病后,眩晕、头痛可缓解或消失。

5. 颈性视力障碍 颈椎病或颈部软组织损伤后,可引起视力下降、眼睛疼痛、干涩、怕光流泪、眼球震颤、复视等眼部的系列症状。眼部症状和颈椎病同时或相继出现,两者病情变化关系密切。病情早期,患者呈间歇性视力模糊,单眼或双眼胀痛,继而出现眼部其他症状。随着颈椎病的缓解,视力可有显著改善。

6. 腹泻与便秘　一些经常腹泻或便秘患者,若胃肠功能无异常,可考虑是由颈椎病引起的。临床上以腹泻多见,偶尔会有腹泻或便秘交替的状况。

【康复照顾】

(一) 姿势矫正

1. 注意坐、站姿势　有颈、腰椎病的人最好不要坐沙发,或者坐的时间不宜太久。选择有靠背的木凳子,上面加个海绵垫。坐的时候,应该将臀部尽量贴近椅背,收腹,保持腰背部挺直。有一些人由于工作、生活养成耸肩、躬背的不良习惯,而导致颈、腰椎压力改变,引起颈椎病、腰椎病。所以,在坐的时候,比如看电视时,经常提醒自己,将双手置于双腿上,手掌心向上,这样使双肩外展、下垂,可以纠正不良习惯。同时,在坐的时候还要注意"拔颈收颌",即尽可能地使下巴朝颈部收,有颈部往上拔的感觉。患者站立时,也要"拔颈收颌",还应注意挺胸收腹。

2. 培养正确的起卧姿势　卧具最好选择木板床,在床上铺上2~3层棉絮效果最理想。躺下时,先要坐在床上,然后侧身缓慢躺下。起床时,也要先侧转身后再起来。切忌仰面躺下、仰面起来和起卧速度太快,会增加颈、腰椎的负担,极易诱发颈、腰椎疾病。在颈椎病、腰椎病的康复治疗中,除了医生给予的治疗外,很重要的是患者的自我保健,掌握正确的姿势,选择合适的卧具,局部注意防寒(晚上睡觉可以用棉、羽绒制品自制护肩、护腰围护患处保暖)。想要高质量的睡眠,选好枕头很关键。老人枕头的最佳高度应该是比平躺时略高,高度以 9 cm 左右为宜。此外,硬度也要适中,选择合适的枕芯是决定枕头软硬的关键。枕芯可用荞麦皮、小米、绿豆等,也可放点儿菊花,但一定要注意防虫。

(二) 运动

1. 运动疗法　通过针对性循序渐进的训练方法,有效激活颈部深的核心肌群,增强颈部肌群的保护性作用。

2. 颈椎康复运动操　颈椎康复操可改善患者颈部的血液循环,松解粘连组织,有益于颈椎病患者改善症状。下面介绍几种功能锻炼方法:

（1）左顾右盼 头先向左后，再向右后转动，幅度宜大，以自觉酸胀为好，做30次。

（2）项臂争力 两手交叉，屈肘上举，用手掌抱颈项部，用力向前，同时头颈尽量用力向后伸，使两力相对抗，随着呼吸有节奏地进行锻炼。

（3）仰首观天 双手叉腰，先低头看地，闭口使下颌尽量紧贴前胸，停留片刻，然后头颈仰起，两眼看天，停留片刻反复进行。

（4）回头望月 头部转向一侧，头顶偏向另外侧，双眼极力向后方观望，如回头望月状坚持片刻，进行对侧锻炼（眩晕者慎做）。

（三）颈椎牵引

1. **颈椎牵引** 颈椎牵引有助于解除颈部肌肉痉挛，使肌肉放松，缓解疼痛；松解软组织粘连，牵伸挛缩的关节囊和韧带；改善或恢复颈椎的正常生理弯曲；使椎间孔增大，解除神经根的刺激和压迫；拉大椎间隙，减轻椎间盘内压力。常用枕颌布带牵引法，可以采用连续牵引，也可用间歇牵引或两者相结合。牵引时间以连续牵引20分钟，间歇牵引则20～30分钟为宜，每日1次，10～15天为1个疗程。需要注意的是，应充分考虑个体差异，年老体弱者宜牵引重量轻些、牵引时间短些，年轻力壮者可牵引重些、时间长些，如有不适或症状加重者应立即停止牵引。

2. **适合在家进行颈椎牵引** ① 神经根型颈椎病者。② 颈椎关节突关节病变（软组织嵌顿、关节炎）者。③ 颈部肌肉紧张诱发的颈项部不适、头痛者。

3. **不建议在家进行颈椎牵引** ① 患有脊柱、脊髓肿瘤性疾病者。② 颈椎外伤、明确病情处于不稳定期者。③ 颈部、上肢疼痛合并有严重神经功能障碍者。④ 患有脊髓型颈椎病者。⑤ 未明确诊断的颈椎病患者或存在其他疾病患者。

颈椎牵引有三个重要因素：力量、时间与角度。在三要素中，以"牵引角度"最为重要。相对于后仰位与中立位，颈椎维持屈曲位进行牵引是最为安全且高效的，但操作者往往难以定量调节这一屈曲角度。那么，如何调整到合适的牵引角度呢？有一个简单的方法：端坐位，双眼直视膝盖，此时颈椎的屈曲角度便是合适进行颈椎牵引的屈曲角度；同时也方便在牵引的过程中，放松身心与双眼，避免注意力过度集中在牵引治疗上。

在牵引重量选择方面，牵引的起始重量为4～5 kg，即体重的10%，缓慢增加至10 kg。在终止治疗的过程中也需要逐渐慢慢减轻重量，而后才能结束，以避免重量突然减少造成肌肉拉伤。

在牵引时间方面,牵引时间应当随着重量的变动进行调整。初始重量最好维持 3～5 分钟,而后逐渐增加重量。每一档重量,维持 3～5 分钟,最大重量维持 10 分钟,而后逐渐减轻重量,直至结束。最好把总的牵引时间控制在 20 分钟左右。

家庭颈椎牵引前,最好使用热毛巾热敷颈部肌肉 10 分钟,以便辅助放松颈肩部肌肉。在牵引后,最好辅以颈肩部肌肉锻炼,以增加牵引缓解颈肩部肌肉紧张的疗效。需要提醒的是,尽管家庭颈椎牵引对于部分疾病看似有治疗作用,但实际上,它只是缓解了疾病引起的症状,对于疾病自然病程的发展并没有延缓以及治疗作用。因此,进行颈椎牵引治疗前,最好还是去医院让医生判断是否可以在家进行颈椎牵引,以免延误病情。

(四) 自我锻炼

1. 颈部自我锻炼之日常按摩

(1) 拿捏颈肩　拇指与其余四指相对用力拿捏颈部约 2 分钟。

(2) 拿捏肩颈　用左手拿捏右侧肩颈,右手拿捏左侧肩颈,拿捏完一侧再拿另一侧,每侧约 1 分钟。

(3) 推捋颈肌　用双手示指、中指、无名指 3 指,由上而下推捋颈肌约 2 分钟。

(4) 抱颈　仰头双手交叉放在颈后,小拇指放在后枕部,示指放在颈根部,头部尽量后仰,持续 10 秒,重复 10 次。

2. 注意事项

(1) 选择适合的枕头,以具有一定支持力的,压迫后高度约自己一拳高的元宝形枕头为宜。

(2) 工作时注意正确的休息。

(3) 注意休息及肩颈部保暖。

(4) 锻炼肩颈部肌肉。

(五) 用药

1. 口服用药　
口服是临床用药指南优先推荐的给药方式,具有用法简单、剂量调整方便、花费少等优点。

2. 按照规定时间服用　
药物的镇痛效果一般只能维持一段时间,如某种药物镇痛效果可以维持 12 小时；当服药后超过 12 小时，镇痛效果就会减弱，因此在服用该药物 12 小时后，不管疼痛是否出现，都要再次服用此药物。这样的给药方法可以使患者一直不感到疼痛。如果等疼痛出现时再服用药物，不仅会给患者带来不必要的疼痛折磨，还会因增加药物剂量控制疼痛而产生更大的不良反应。

3. 用药量需遵医嘱　每位患者服用镇痛药物起效的药量都不一样，所以需要根据个人情况进行剂量的调整。

4. 留意用药后的反应　在用药过程中，需要密切注意自己用药后的情况，如果有任何不适，及时向医务人员反馈。

5. 按阶梯用药　根据患者的疼痛程度选择镇痛药，一般疼痛分为轻度、中度和重度。轻度疼痛，使用非甾体抗炎药即可；重度疼痛需选择阿片类药物。患者需要长期镇痛治疗时，阿片类药物是较好的选择，因为它镇痛效果好，不良反应少。阿片类药物在疼痛治疗中不可或缺，是世界上公认的治疗重度疼痛的首选药物，极少发生成瘾。阿片类药物最常见的不良反应包括便秘、恶心、呕吐，可以使用泻药、镇吐药来对症治疗。

（六）治疗方案

1. 非手术治疗　一般而言，颈椎病的治疗主要以非手术治疗为主，其中康复治疗是最重要的手段之一，目前主要方法有以下几种：

（1）**姿势疗法**　颈椎病的发生多与不良姿势有关，一些患者长时间使用电脑、手机，或保持低头、头前伸的姿势，使颈椎受力不均导致肌肉、筋膜劳损，进而发生骨质增生。针对这类患者，需要积极纠正不良姿势，进行正确的姿势训练，使颈椎处于较好的力线上，这样可让颈椎周围肌肉的力量保持平衡，使关节受力均匀分布。

（2）**物理因子治疗**　包括常见的牵引、电疗等。牵引治疗可以缓解肌肉痉挛，中频脉冲电治疗、低频脉冲电治疗可以放松肌肉。这些治疗都可以改善患者的症状。

（3）**中医推拿治疗**　适用于严重颈脊髓受压以外的各型颈椎病，可减轻突出物对神经根的刺激和压迫，有利于缓解肌肉痉挛，改善局部血供，减轻疼痛。

（4）**手法治疗**　可以减缓患者颈肩疼痛，改善颈部的活动状态。

（5）**运动治疗**　运动治疗包括姿势训练、稳定性训练、肌肉力量训练等。下面介绍一些简单的运动方法，但是每个患者的具体情况不同，还需要在医生的指导下进行。① 颈椎活动范围训练：坐位或站立位放松颈部，分别前屈、后伸、侧屈及旋转颈部，每个方向动作重复 5 次。可每 30 分钟重复一次。② 等长收缩练习：坐位或站立位，放松颈部，通过手施加向前、向后、向左、向右的阻力，颈部保持中立位不动，维持 5 秒后放松，重复 3～5 次。③ 颈部屈肌群训练：坐位或站立位，向后收下颌，感觉头后部的肌肉被拉伸，维持 5 秒，重复 3～5 次。

最后，颈椎有轻微疼痛症状时，患者在医生检查确认无椎管狭窄、椎体不稳定等情况下，可接受轻柔按摩。如有上述椎管狭窄、椎体不稳等症状，千万不要接受按摩，应及时去医院就诊以免发生意外。

2. 微创手术治疗　脊柱手术难度大、精密度高，涉及的神经群极其丰富，稍有不慎就会导致患者的瘫痪或者大小便功能的障碍。因此，很多患者对脊柱手术很恐惧。随着现代脊柱外科手术的进步，越来越多的微创手术方法和理念被应用于脊柱疾病患者。因此，一般情况下，颈椎病手术是安全的。

相对于传统手术，微创手术具有创伤小、康复快、住院时间短等优点。同时，在手术放大设备，如头戴式放大镜、手术显微镜下，可以清晰地辨别神经组织和血管等细微结构，避免了医源性误伤，保护并最大限度保存正常组织，大大提高了脊柱外科的治疗效果，减少了手术并发症。而且，患者在手术后的第 2 天就可以离床活动，两三天后即可出院回家，1 周后就能恢复日常工作了。

而颈椎病术后远期重点在于预防颈椎病及颈椎病再发。颈椎病患者通常有致病的高危诱因，如诱因不去除，则患者颈椎术后所发颈椎病风险仍然存在。如颈椎病术后仍长时间低头，部分患者就可能要接受第二次、第三次颈椎手术。

（七）颈椎术后的康复

颈椎病患者是骨科常见疾病，目前手术治疗是颈椎康复的有效方法，颈椎前路手术是治疗的主要手段，手术的目的是切除突出椎间盘以解除对神经和椎动脉的压迫。颈椎前路手术术后病情复杂，并发症多，术后护理及正确的功能锻炼对预防并发症、功能恢复具有重要的意义。

1. 功能锻炼

（1）手功能锻炼　术后早期（1～5 天）应主要锻炼手的提和握功能，包括拇指对指练习、手握拳然后用力伸指、分指联系。进行外展内收，用手指夹纸练习等。

（2）四肢及关节的锻炼　术后第一天生命体征平稳后即可开始康复锻

炼,被动或主动活动四肢及关节,循序渐进,运动幅度由小到大,以不引起疼痛为主,肌力 3 级以上患者鼓励其以主动活动为主。

2. 功能锻炼注意事项

(1)正确佩戴颈托,利用颈托的固定支撑作用,可以增强颈部的稳定性,在安静状态下促进手术区域恢复,建议在医师指导下进行正确的颈托佩戴,以及佩戴时间。

(2)颈椎手术后要注意个人睡姿,注意调节枕头的高度,侧卧入睡,枕头高度以颈椎水平为准,避免颈椎发生弯折情况,平躺入睡在 7～15 cm,切记不要太高或太低,导致颈椎弯折,也会影响手术后的恢复情况。

(3)早期平躺在病床上,可以做深呼吸的运动,可以降低肺部感染的情况。

(4)增强颈部的稳定性,术后 2 周左右医师会指导进行颈部肌肉的功能锻炼,以缓慢的颈部活动为主,早期不宜大强度活动。

3. 离床活动　术后 3 天可戴颈托半卧位,4～6 周可戴颈托离床活动,活动量循序渐进,以不疲劳为度,鼓励患者生活自理。

4. 出院后康复指导　对照护患者出院时给予以下指导,包括嘱患者术后用颈托固定 3 个月,防止颈部过曲,过伸及避免旋转运动。

还给予下列康复指导,并坚持 1～1.5 年,具体包括:

(1)继续进行手及四肢功能训练,加强四肢训练及颈部按摩,防止肌肉萎缩,增加皮肤血运及淋巴回流。

(2)当术后颈椎椎间融合器临床愈合后,即开始进行颈部功能锻炼。① 嘱患者做颈椎前、后、左、右旋转动作,旋转时颈部肌肉保持紧张状态,不宜过于松弛,每日 2～3 次,每次 15～30 分钟;② 患者用手掌鱼际肌顶住头部,嘱其头部做前、后、左、右运动,行头、手对抗训练,每日 3 次,每次 3 分钟。

(3)正确工作体位　应避免过于低头,尤其是"埋头"工作的人应随时调整颈部姿势,并适当抬头进行活动颈部肌肉。

【预防】

(一)怎样预防老年人颈椎病

1. 天气渐凉,颈部受风着凉会诱发颈椎病的复发,颈肌会痉挛,肌纤维组织炎等,所以要注意保暖。

2. 适当做颈部活动操如鸭子喝水的动作及摇头动作。

3. 经常做些有氧运动,注意颈部保暖,矫正不良姿势,长期从事低头工作的要有中间休息和活动。

4. 对于急性扁桃体炎、颈淋巴结炎、乳突炎、上呼吸道感染颈部软组织感染等,有的人颈椎会被侵及,出现急性颈痛,活动不利,肌肉痉挛,严重者可发生肌性斜颈。

5. 注意饮食结构,日常膳食不易过精,要多食豆类、谷类、青菜、多鱼、虾、牛奶、鸡蛋以补充食物钙,预防骨质疏松。

6. 养成良好睡姿,枕头不宜过高,应符合人体颈椎生理曲度,软硬适度。

(二) 低头族日常应注意事项,预防颈椎病

1. 日常养成良好习惯 预防颈椎病应从生活中的点滴做起:注意保持头颈正确的姿势,选择适合自己的枕头,不要偏头耸肩,不要躺着看书,操作电脑时要正面注视,保持整个脊柱尤其是颈椎的正常生理曲度。坐 1 小时左右后充分活动放松一下,注意劳逸结合。同时,注意颈肩部保暖,避免头颈负重物,避免过度疲劳,有颈肩、背软组织劳损的朋友请及早并彻底治疗,防止其发展为颈椎病。

2. 选择合适的枕头 长期睡高枕或者睡觉时过分屈颈,容易造成颈部韧带劳损、椎体移位、椎动脉缺血、神经根受到压迫。所以,并不是真的"高枕无忧",而往往高枕会导致颈椎病。还有些人喜欢躺在沙发上睡觉,他们往往不自觉地以沙发的扶手当作枕头,这是颈椎病形成危险因素之一。

3. 加强日常工余锻炼 在工作中或工作之余,需加强颈肩部肌肉的锻炼,通过经常锻炼将有效促进颈椎生理曲度的恢复并强化相关肌肉强度,增强颈肩顺应颈部突然变化的能力。日常生活中尽可能少坐多动,能走路的不要骑车,能骑车的不要坐车。特别是有车族和长期坐办公室的人员,每天要抽出一定的时间进行锻炼。

具体的锻炼方法:可以采取坐位或俯卧位,双上肢伸直并置于身后,双手十指交叉(交叉困难者亦可不交叉),双臂努力后伸挺直,同时尽最大努力抬头(宜缓慢),这样可以将后颈部肌肉及双肩胛骨间肌肉尽力绷紧,持续 10 秒后恢复正常体位,并尽力放松绷紧的肌肉,待休息 10 秒后再次循环锻炼,反复锻炼至感觉疲劳或微出汗时即可停止。但请注意不宜一次锻炼过度,每天可进行 3~5 次锻炼;此锻炼不应在站立位进行,以免万一因头晕而跌倒。另外有条件的可以多游泳,而其中蛙泳对颈椎及整个脊柱的锻炼是最好的。

三十一、腰椎间盘突出症

【概述】

腰椎间盘突出症简称腰突症,是指因腰部椎间盘变性,纤维环破裂,其内的髓核连同残存的纤维环与覆盖在环上的后纵韧带等组织突出刺激或压迫神经根、马尾神经所表现的一种综合征。中医把腰突症归到了"腰腿痛"的范围里。据统计,约有95%以上的人一生中有过腰腿痛的经历。

(一)腰椎间盘突出病因

1. **外伤** 是椎间盘突出的重要因素,特别是儿童与青少年的发病与之密切相关。当投掷铁饼脊柱轻度负荷和躯干快速旋转时,可引起纤维环的水平破裂,而当跳高、跳远时脊柱承受压应力可使软骨终板破裂。

2. **职业影响** 汽车和拖拉机驾驶员长期处于坐位和颠簸状态,从事重体力劳动如煤矿工人或建筑工人和举重运动员,因过度负荷造成椎间盘严重退变。

3. **妊娠** 妊娠期间整个韧带系统处于松弛状态,后纵韧带松弛易于使椎间盘膨出。

4. **遗传易感因素** 腰椎间盘突出症有家族发病的报道,亦可因Ⅸ型胶原基因变异。印第安人、爱斯基摩人和非洲黑人发病率较其他民族的发病率明显偏低。

5. **腰骶先天异常** 腰椎骶化、骶椎腰化和关节突关节不对称,使下腰椎承受异常应力,是构成椎间盘损伤的因素之一。

(二)腰椎间盘突出病理类型

腰椎间盘突出分为五种病理类型。

1. **椎间盘膨出** 纤维环附着于相邻椎体骺环之间,膨出时纤维环完整,无断裂,纤维环呈环状凸起,由于均匀性膨出至椎管内,可引起神经根受压。

2. **椎间盘凸出** 椎间盘局限性隆起,内层纤维环断裂,髓核向内层纤维环薄弱处突出,但外层纤维环仍然完整,产生临床症状,切开外层纤维环髓核并不自行突出。

3. **椎间盘突出** 突出的髓核为很薄的外层纤维环所约束,产生严重的临床症状,切开外层纤维环后髓核自行突出。

4. **椎间盘脱出** 突出的髓核穿过完全破裂的纤维环,位于后纵韧带下,髓核可位于椎管内神经根的外侧、内侧或椎管前方正中处。

5. **游离型椎间盘** 髓核穿过完全破裂的纤维环和后纵韧带、游离于椎管内甚至位于硬膜内蛛网膜下腔,压迫马尾神经或神经根。

(三)临床类型

临床上,上腰突症大体可分为典型腰椎间盘突出和非典型腰椎间盘突出;依据下肢放射痛与麻木发生于何侧和先后的关系,又可分为单侧、双侧及中央型。

【康复照护】

(一)姿势纠正

1. **起居避寒湿** 要注意保暖,特别是在寒湿季节,尤其需要做好腰部的保暖。尽量避免淋雨受寒、夜卧"穿堂风"等,若涉水、淋雨或身劳汗出后,应立即换衣擦身。暑天要注意冷空调不可直接吹背部。

经常活动腰部,可使腰肌舒展,促进局部肌肉的血液循环。所以,对于久坐、久站工作的患者,要定时活动腰部,使腰肌解除紧张,有缓解疼痛的作用。如可在室内稍为行走,做一些腰部活动的体操等。不宜束腰过紧。腰痛患者尤忌束腰,因为束腰可引起局部血液循环障碍,加重病情。

2. **站姿要正确** 两眼平视,下颌稍内收,胸部挺起,腰背平直,小腿微收,两腿直立,两脚距离约与骨盆宽度相同。当然,长时间一种姿势站立容易疲劳,可改为"稍息"的姿势,双脚互换。站立也不应过久,可适当进行原地活动,特别是腰背部位的活动,以消除腰背肌的疲劳。

3. **坐姿很关键** 上身挺直,收腹,下颌微收,双下肢并拢。如果可能的话,在双脚下垫一踏脚或脚凳,使膝关节微微高出髋部,这样可以让腰背部更加平直而不易弯曲。这种坐姿由于腰骶部韧带、肌肉等不受到过度的牵拉,所以能使腰椎保持正直,而且身体消耗的能量也较少。坐在有靠背的椅子上时,应在上述姿势的基础上,尽量将腰背紧贴并倚靠于椅背,使腰骶部的肌肉不至于太疲劳。

4. 睡姿需注意 睡眠姿势不当,不仅可诱发腰腿痛,而且会引起颈椎病。我国古代十分讲究睡眠的姿势,宋人蔡季通在他的《睡诀》中提出:"睡侧而屈,觉正而伸。"意思是:侧卧睡眠应略微屈着点身子,仰卧睡眠应伸展身子。这样可以使肌肉,尤其是腰背肌处于松弛状态,不仅有利于入睡及睡眠,而且还可缓解或预防腰痛。此外,床铺应选择木板床加厚垫,而钢丝床、席梦思等软床容易使腰椎生理曲度改变,导致腰部肌肉及其他软组织劳损。

5. 步行要自然 行走是一种自然的、有节律的下肢运动,但人在行走过程中,除了下肢、骨盆的运动外,脊柱尤其是腰椎也同样起着重要的作用。行走中,腰椎不能偏向任何一边,应保持中立位,否则就易造成腰部过度的负担。此外,上下楼时如果行走姿势不当,会出现脚"踏空"而闪腰的情况。良好的行走姿势,可以预防、治疗腰痛。

(二) 运动与休息

当病情缓解后,患者可进行康复锻炼,从而达到预防复发的作用。患者应根据自己的病情具体分期选择进行不同的锻炼,不可盲目,否则就会得不偿失。

1. 急性期

(1) 卧位 仰卧时膝微屈,腘窝下垫一小枕头,全身放松,腰部自然落在床上。侧卧时,屈膝屈髋,一侧上肢自然放在枕头之上。

(2) 下床 从卧位改为俯卧位,双上肢用力撑起,腰部伸展,身体重心慢慢移向床边,一侧下肢先着地,然后另一侧下肢再移下,手扶床头站起。

(3) 坐位 坐位腰部挺直,椅子要有较硬的靠背。椅子高度应与患者膝至足的高度相等。坐位时,膝部略高于髋部,若椅面太高,可在足下垫一踏板。

(4) 起座 从座位上站起时,一侧下肢从椅子侧面移向侧后方,腰部挺直,调整好重心、后起立。

2. 恢复期

(1) 仰卧抬起骨盆 仰卧位双膝屈曲,以足和背部做支点,抬起骨盆,然后慢慢落下,反复 20 次。该动作能矫正下骨盆前倾,增加腰椎曲度。

(2) 抱膝触胸 仰卧位双膝屈曲,手抱膝使其尽量靠近胸部,但注意不要将背部弓起离开床面。

（3）侧卧位抬腿　侧卧位上侧腿可伸直，下侧膝微屈，上侧腿侧抬起，然后慢慢放下，反复数十次。

（4）双膝及上肢撑起俯卧　腰部放松慢慢下沉，重复10次后，一侧下肢伸直，屈膝使其尽量触及同侧肘关节，重复15次。

（5）直腿抬高　仰卧位将双手压在臀下，慢慢抬升双下肢，膝关节可微屈，然后放下，重复15次。

（6）压腿　坐在床面上，一膝微屈，另一下肢伸直，躯干前倾压向伸直的下肢，然后交换成另一下肢。此动作也可在站位进行，下肢放在前面的椅背上。

（7）膝仰卧起坐　仰卧位，双膝屈曲，收腹使躯干抬起，双手触膝。医疗体操疗效佳，运动疗法既经济又有效。患者不妨尝试进行以下的运动康复练习：①"双桥"练习。仰卧，双腿屈曲，双脚平放床上，腰部用力使身体离开床面；尽量弓起身体，保持平衡。保持30秒为1次，每组10次，每日2～3组。②"背飞"练习。俯卧床上，手背后，双腿并拢，腰部用力，使头及腿同时远离床面，于最用力位置保持至力竭为1次，每组5～10次，每日2～3组，主要锻炼腰背肌肌力。③屈腿仰卧起坐。仰卧位，双腿屈髋屈膝，双脚平踩于床面，上身抬起，使肩胛骨离开床面；上身抬起不可过高，以免增加腰椎负荷，保持至力竭为一次，间歇5秒，每组5～10次，每日2～3组，主要锻炼腹直肌和腹外斜肌。④"空中自行车"练习。平卧，双腿抬起，在空中模拟骑自行车动作，动作要缓慢而用力。一般练习每组20～30次，每日2～4组，主要锻炼腹肌及腰部的控制能力，同时可有效提高整个下肢的力量。⑤俯卧四点支撑俯卧于床上，双臂屈曲于胸前，用双肘部及双脚尖将身体支撑抬起，至身体成一直线。保持3秒为1次，间歇5秒；每组5～10次，每日2～3组。

（三）用药

在医生指导下服用。以下是服用镇痛药应遵守的原则。

1. **不要随意自行服用镇痛药**　切记，有疼痛不适症状时，患者千万不要自己到药店买药服用，要到医院进行专科（如疼痛科）就诊检查，这样可以避免掩盖真正的病症而耽误治疗。同时，便于医生根据具体病因进行对因治疗，选择相应的镇痛药。

2. **适当联合用药**　对于有消化性溃疡或有胃出血病史但又必须使用镇痛

药的患者,可联合使用胃黏膜保护药并且饭后服用,以减小对胃肠道的损害。如果经过医生评估胃出血风险较大,可以使用经直肠肛应用的栓剂或经皮肤应用的膏药(软膏)。千万不可同时使用两种或两种以上的同类镇痛药。

3. 掌握药物的禁忌证　有消化道溃疡或出血者、肝肾功能不全者、严重高血压和充血性心力衰竭者、血细胞减少者、妊娠和哺乳期妇女,一定要遵照药物说明书的禁忌来服药,不可滥服乱用。

4. 服用镇痛药期间不宜饮酒或浓茶　否则会影响药物的吸收和代谢,也不宜与抗凝药如华法林合用,否则可能增出血风险。可见,只有合理服用镇痛药,尽量避免使用误区,才能发挥镇痛药的最佳效果。用药前应谨慎关注药物不良反应。非甾体抗炎镇痛药的不良反应发生率较高,长期单用非甾体类药时,个别人有可能出现含血的黑便,这是胃出血所致,应立即停药。

使用镇痛药应遵循"不过量、不饮酒、不空腹、不混服的原则"。严格遵照医嘱或按照说明书,足量用药。只要正确选药、剂量合理时间准确,大部分患者的疼痛可及时消除。换药、改变给药剂量,应事先咨询医生的意见,不要擅作主张,一般建议在餐后或稍进食后服药。另外,用镇痛药期间勿饮酒,以免乙醇干扰药物代谢,增加药物对肝肾的不良反应,加重对胃肠道黏膜的刺激。

不宜同时使用两种或两种以上的镇痛药,同时使用多种镇痛药会导致不良反应的叠加。特别注意一药多名,同一种化学成分的药物可能以不同的商品名出现,避免重复用药。如感冒时若使用多种镇痛药,应注意这些药物是否含有相同或相似的镇痛成分,以免药量累加增加肝损害。

(四) 治疗方案

一旦被诊断为腰突症就需要治疗。有80％的患者可经非手术疗法(绝对卧床休息、骨盆牵引理疗和推拿按摩等)缓解或治愈。如果经严格的非手术治疗无效,或者有马尾神经受压者、合并腰椎不稳、椎管狭窄者,可考虑手术治疗。

1. 急性腰痛应短期制动休息　脊椎退行性病变,以及急、慢性损伤是腰痛最常见的病因。不过,造成腰痛的原因较为复杂,很多局部及系统性疾病均可引发腰痛,故而在出现腰痛症状后,应尽早前往医院接受检查明确病因。

腰痛多为慢性,可急性发作或迁延不愈,并伴有腰部形态改变和功能障碍。好在腰痛具有自愈性,很多患者可通过服药和休息来缓解。急性腰痛患者在疼痛剧烈时,可短期卧床制动休息,一般以2～3天为宜,长期卧床对腰痛的恢复无积极治疗作用,还会使患者产生过多的心理负担,进而耽误功能恢复,造成慢性腰痛,甚至诱发肌少症。

针对许多急性发作的下腰痛患者不愿服用镇痛药物的现象,急性发作的腰痛患者除了适当的卧床休息,在医生的指导下进行药物治疗是控制疼痛的首选。非甾体消炎镇痛药、对乙酰氨基酚和骨骼肌松弛药可中度缓解急性腰痛,类阿片镇痛药、曲马朵、加巴喷丁可有效缓解疼痛。此外,患者千万不可盲目进行牵引、针灸、推拿,以及高频电疗、低中频电疗、直流电药物离子导入、光疗、脉冲磁场等物理治疗。

2. 慢性疼痛应坚持康复训练　慢性腰痛的康复治疗要因人而异,在保证适度休息的同时,也要开展适宜的运动。而且长期坚持康复运动才能收到效果。

随着年龄的增长,骨质丢失、肌肉和韧带的力量及弹性变弱都是无法避免的,开展适宜的运动和有效的预防必不可少。首先,老年人在日常生活中要保护好腰部,尽可能避免长时间弯腰、过度负重,以免加速椎间盘的病变。捡抬物品时,无论物品轻重都应蹲下后再捡,起立时也要靠两膝支撑起来。

此外,老年人的肌肉力量会逐渐减弱,且易劳损,平日里要坚持进行游泳、快走等运动来锻炼腰部肌肉。可适当开展增强腰腹部肌肉协调性的功能锻炼,如腰桥、小燕飞、平板支撑等,并注意腰部保暖。

若腰部疼痛持续加剧,或超过 3 周仍无法自行缓解,需要前往医院骨科或疼痛门诊就诊,通过详细的检查、化验等排除肿瘤等病变。

3. 重度患者需手术　近年来,随着临床技术的成熟和手术水平的提高,具有创伤小、恢复快、费用少等优点的微创手术已是治疗腰突症的一种优选的治疗手段。

在微创治疗腰椎间盘突出症的方法中,椎间孔镜技术是近年来较为多用的。椎间孔镜下椎间盘摘除术是针对性切除突出椎间盘碎片、减压神经根的直接技术。该技术通过内镜直视可清楚地看到突出的髓核、神经根硬膜囊和增生的骨组织,通过专用器械可以摘除突出组织、镜下去除骨质以及射频电极修复破损纤维环。可以说椎间孔镜术是目前创伤最小、效果最好的治疗手段。皮肤切口仅 7 mm,出血量不到 20 mm,术后仅皮内缝 1 针,无须拆线,即刻解除了患者的痛苦。术后,腰突症的症状将得到缓解,2 小时后便可独立行走,3 天后即可康复出院。

尽管椎间孔镜下椎间盘摘除术优势明显、疗效显著,但也并非人人适合。

需要进行手术的患者必须表现出神经根受压的症状和体征并须满足以下几个条件：① 持续或反复发作的根性疼痛；② 根性疼痛重于腰痛；③ 没有药物滥用及心理疾病史；④ 直腿抬高试验阳性。患者须经 4～6 周的严格保守治疗无效后，才可接受手术。但如果出现神经症状进行性加重，则需要立即手术。此外，为了精准确定突出或脱垂的髓核位置、性质和椎间孔骨质增生的情况，手术前要完善影像学检查，特别是 CT 和 MRI 检查。

（五）术后康复

功能锻炼对腰椎术后患者非常重要。术后卧床期间的四肢功能锻炼可以预防肌肉萎缩，防止神经根粘连，提高机体的抵抗力，预防并发症的发生。如扩胸运动、深呼吸运动能增加肺活量，促进肺换气，预防肺部并发症；每天进行腹部顺时针的按摩，可增强胃肠蠕动，减少腹胀、便秘及尿潴留的发生。

1. 术后主要锻炼手段　在医生和护士的指导下，做如下锻炼。

（1）伸肌和屈肌的锻炼　术后 48 小时后做双下肢的伸肌和屈肌的锻炼。① 伸肌锻炼：仰卧位，伸直膝关节，足用力背屈，坚持 5～10 秒后再放松，两腿交替为一组。开始时每次做 10～20 组，每日 2～3 次，逐渐递增锻炼次数。② 屈肌训练仰卧位，伸直膝关节，做足跖屈训练，每日 2～3 次。开始时每组做 10～20 次，以后逐渐递增锻炼次数。

（2）下肢肌肉的功能锻炼　术后第 3～14 天，做综合下肢肌肉的功能锻炼。方法为：仰卧位，做伸、屈膝髋关节的活动，两腿交替反复进行，每日 2～3 次，开始时每次 10～20 次，以后逐渐递增。

（3）腰背肌功能锻炼　术后 2 周后做腰背肌功能锻炼。可使其肌力增强，起到内支具作用，有利于腰椎的稳定性，巩固手术治疗效果。锻炼方法有 4 种：① "五点支撑"法仰卧位，头、双肘和双足跟为支点，腰背部尽量悬空。② "四点支撑"法仰卧位，双手和双足跟为支点，胸腰部挺起，躯干悬空。主要适用于青壮年。③ "三点支撑"法仰卧位，上肢放于胸前，头及双足跟为支点，腰背部尽量后伸，使背悬空。颈椎有病变者慎用。④ "小燕飞"俯卧位，腹部支撑，双上肢，双下肢及头部尽量后伸。这 4 种锻炼的原则为：每日 2～3 次，每次持续 5～10 秒，然后放下休息 5～10 秒，再重复上述动作。如此反复 5～10 次，循序渐进，逐渐增加训练数量和次数，以腰部肌肉无酸痛为适度。

2. 术后下地活动方法　手术后 1 周左右，拍片后根据内固定及骨质情况，可以佩带腰围或支具下床活动了。先将床摇起，在腰部垫一软枕，靠坐 20 分钟左右,以适应体位的改变。如无心慌、恶心等不适症状,可以臀部为中心,在床边空坐。如无不适,可在护理人员或家属的帮助下站立片刻,也可以借助习步架的力量原地抬腿。如无心慌或腿打软站立不住等情况,可借助习步架行走。下肢及腰部肌肉有力量后,方可逐渐独立行走。

3. 出院后

(1) 在饮食方面,可进食高蛋白质、高维生素、低脂肪、易消化的饮食,如鸡蛋、瘦肉、新鲜的瓜果蔬菜。避免暴饮暴食,注意饮食搭配。如有糖尿病,应控制饮食;如有心脏病或有出院带药者,按时服药;保持大便通畅。

(2) 多休息与锻炼。休息主要以卧床为主,卧硬板床为宜,保证充足的睡眠时间。继续功能训练,如股四头肌、腰背肌及腹肌的训练,要循序渐进地增加和量化;避免弯腰拱背的动作,也避免腰部侧弯、扭曲的突然用力;避免重体力劳动和激烈的运动;不穿高跟鞋;尽量少坐,多卧床,适当活动;坚持戴腰围或支具3个月。

附患者在锻炼时应遵循以下"三原则"

1. **腰椎术后的功能训练计划要因人而异** 根据年龄、病情、手术方式、身体状况及耐受性,决定康复锻炼的强度和内容。椎间盘突出椎间孔微创治疗患者,术后第2天就可带腰围下地活动;如果采用腰椎椎间盘摘除结合腰椎融合术,对脊柱结构稳定性有一定损伤,需要1周左右时间才可下地活动。

2. **任何功能性康复训练都要遵循"循序渐进"的原则** 数量由少至多,时间由短至长,强度由弱至强,次数逐渐增加。每个人的情况不同,锻炼的内容和数量也不同。在训练强度上,应由弱到强,并以腰部肌肉无明显酸痛为标准,建议每日2～3次,每次持续5～10秒,然后休息5～10秒,再重复上述动作,如此反复5～10个为1次。

3. **因地制宜,患者可根据具体情况来进行锻炼** 在训练时间上,最好每天早晚各1次,并要长期坚持。此外,一定要按时进行康复锻炼,而且要规范、标准、达量。在起初的1个月内或突然加大训练强度后,原有症状加重属于正常反应,在坚持锻炼3个月后,症状可完全消失。患者禁止弯腰搬运重物、弯腰后转身或突然过度弯腰或直腰等会伤害腰椎的动作。部分腰椎间盘突出微创术后患者时有臀部和大腿酸痛发生,此症状不一定是由神经根损伤或水肿引起,而是因为椎间盘摘除后,局部可能需要有一个适应过程所致,一般而言,3～6个月会自行恢复。

脊柱康复是一个循序渐进的过程,需要患者坚持进行耐心的康复锻炼。

【预防】

(一) 患者需预防马尾综合征

马尾综合征是指各种原因使马尾神经损害,在原发症状的基础上又出现鞍区感觉、括约肌功能、性功能三大功能障碍的症候群。临床症状有会阴部感觉麻木、大小便乏力甚至潴留、失禁和性功能障碍。

腰突症患者为什么会出现马尾综合征?患有腰突症的患者由于突出的髓核组织长期对神经造成压迫,造成局部神经缺血、缺氧和炎症反应。如突出物较大或偏向中央,马尾神经受压的程度则更加严重。在这样的病变基础上,长时间的压迫、外伤、不恰当的按摩或牵引等,加剧马尾神经缺血、缺氧甚至坏死,临床上就会出现马尾综合征。

患了腰突症患者一定要重视,积极治疗,不能拖延耽搁。一旦出现严重症状,一定要尽快手术。特别是一旦诊断为马尾综合征,要迅速进行手术解除马尾神经受压,最大限度地保护神经功能,促进症状恢复。否则,患者可能发生不可逆的大小便失禁、下肢麻木甚至瘫痪。

(二) 预防腰椎管狭窄

椎管狭窄可以预防,只要每天坚持正确锻炼。腰部锻炼能维持正常腰椎的曲度,可预防椎管狭窄,锻炼在家里就可实现。如果腰曲度大了,应每天坚持弯腰和双手抱膝的床上锻炼,每日锻炼 50～100 下,1 个月后,就会感到双腿有力,跛行也减少了;如果是腰曲度小了,就需要锻炼后伸腰背的办法,或在床上仰卧、屈膝、挺腹,每日练 50～100 次,锻炼 1 个月,也可使早期腰椎管狭窄的症状减轻甚至消失。

三十二、肩关节周围炎

【概述】

肩关节周围炎简称肩周炎，是老年人常见的疾病，又名冻结肩、凝肩。是由各种不同原因肩关节疼痛所引起的后果，与老年人结缔组织老化有关。

(一) 解剖与病理

肩关节严格地说应包括盂肱、肩锁和胸锁关节。肩胛骨与胸廓之间也存在活动，虽亦常称为"肩胸关节"，但无关节结构。盂肱关节是其中最主要的。肩关节周围肌肉和肌腱一般分两层，即肩峰三角肌下的外层及肩胛骨胸廓之间的内层，其中包括肩胛下肌、冈上肌、冈下肌和小圆肌与胸廓的关系。

盂肱关节囊及周围韧带较松弛，正常情况下可将肱骨头拉离关节盂达 2 cm，同时胸锁、肩锁及"肩胸"关节的活动还可能增加其活动幅度，所以肩关节是人体中活动度最大的，但又是不稳定的关节，正常肩关节的活动度：前举 180°，外展 180°，后伸 45°，60°，旋转 180°。

肩关节周围炎中关节囊及肩峰三角肌下面的外层是起一定作用的。内层中四条肌肉的联合肌腱与关节囊紧密相连，附着于肱骨上端，将大部分肱骨头包裹在内，形成袖管，也称肩袖。当肩关节外展超过 120°时，冈上肌将被挤压在肩峰和肱骨大结节之间，可能发生肩袖撕裂或冈上肌肌腱损伤。

肱二头肌长头肌腱部分在关节内，部分在隧道中，共 10～12 cm，分别受滑膜性及肌性纤维遮盖及埋藏，所以容易因慢性劳损而发生腱鞘炎或肌腱炎，同时退行变性亦可能出现较早。短头起自肩胛骨的喙突，肌腱较短，且均在关节外，腱鞘炎发生的机会较长头要少见，同时对关节功能的影响也较少。冈上肌肌腱亦常可因慢性损伤而受累，退行性变发生较早且较严重，在骨骼附着部分的肌腱尤甚，外伤性撕裂多发生在该区域。

在解剖上肩关节囊覆盖着大部分肱骨头，任何关节内的炎症，退行变性都可导致关节囊与肱骨头的粘连，而影响关节活动功能。肩关节周围的退行性变化可以长时期无症状地存在,但在某种因素下可出现急性、慢性或增殖性炎症症状。

肩关节周围炎病变过程中不会发生类似髋关节的骨关节病病理现象。

(二)临床表现

临床上一般可分为三个时期,急性期(凝结期)、慢性期(冻结期)、功能康复期(解冻期)。首先是凝结期。肱二头肌肌腱伸展时(如向后摆臂时),有不适及束缚感,肩前外侧疼痛,可扩展至三角肌止点。随着病变的加剧,患者会进入冻结期。在这个阶段,患者疼痛表现为持续性,夜间加重,影响睡眠,上臂活动及盂肱关节活动度受限达高峰,通常在 7～12 个月或数年后疼痛逐渐缓解,进入解冻期。

在解冻期(发病后 7～12 个月)炎症逐渐消退疼痛逐渐减轻。患者肩部粘连缓慢性、进行性松解,活动度逐渐增加。

严重者难以完成梳头、解胸罩扣、穿衣、洗脸、叉腰等动作,大大影响日常生活。有些患者即使在夏天,肩部也会觉得恶风怕凉。长期肩周炎患者可出现肌肉萎缩,以三角肌最为明显。

【康复照护】

(一)肩周炎患者的康复锻炼

锻炼的动作可以根据个人的情况选择,每天坚持,就会缓解肩周炎,恢复健康。

1. **后拉手** 患者站立或坐位,患侧手臂从前伸到后背,健侧手臂从上去背后拉患臂。一般两手是难以抓到,可以在两手之间拉住毛巾或者木棒,由健侧手臂向上拉,带动患侧手臂向上。然后再慢慢放下,反复升降。

2. **侧平举** 患者双臂自然伸直下垂,向两侧缓缓抬起,到最高程度时停 3～10 分钟,然后下落还原,反复进行。

3. **手首相触** 姿势不限,患侧手臂曲肘触摸头面,反复操作。

4. **甩手** 按摩放松肩部肌肉,然后身体脊柱旋转,带动手臂前后、左右晃动,幅度由小到大,速度由慢到快,以能耐受为度,每次 3～10 分钟。① 耸肩:两肩向上耸动,可以同时缩颈夹脊,高度递增,上去后可以适度保持一会儿再放下。耸肩是自治肩周炎的常用方法,对于肩部痛有非常好的缓解效果,每次30～50 次。② 手指爬墙:患侧手指沿墙向上做爬墙的动作,带动手臂外展上行,上爬到最高程度,再下落还原。反复上下,逐渐提高手指上爬的高度,也可以借助滑轮,双手各自拉住一端绳子,由健侧手臂抓住下拉,拉动患侧手臂向上。到最高处后稍停一会儿,再慢慢下落,反复拉动。③ 划圈:上身微微俯下,自然松垂手臂,务必放松不用力,在身体的带动下手臂做自然的顺时针和逆时针划圈。划圈幅度由小到大,持续 3～10 分钟。

需要提醒的是:① 康复练习要按时、按规律进行,且要持之以恒。② 建议在锻炼前热敷,可以松解紧滞的肌肉组织;锻炼后适度冷敷,可以缓解疼痛。③ 注意把控锻炼量,以运动后疼痛能忍受为度,微痛无妨,过痛不解则应该减少练习。④ 原则上是需要在疼痛点进行静力性维持,时间逐渐延长,再慢慢回到起始位置。⑤ 运动次数根据情况逐渐增加,不要超过肩关节忍受度。⑥ 运动尺度逐渐增大,以接近但又不觉疼痛为宜。

(二)肩周炎患者的康复治疗

1. **物理疗法**　微波、超短波和激光,用于急性炎症和深部组织的炎症,肩周炎的急性期就比较适合。

2. **超声波、激光**　对于有比较固定和明确的痛点,比如肱二头肌腱、冈上肌腱、三角肌滑囊等痛点。

3. **电磁波、磁疗**　对于整个肩关节都感觉疼痛的,可以通过促进肩部整体的血液循环,来达到消炎镇痛的作用。

4. **干扰电、经皮神经电刺激**　对于肩周炎的急性期都有较好的镇痛作用。

5. **低频、中频脉冲电刺激**　可以兴奋神经刺激肌肉,可应用于预防和避免肌肉萎缩,以及功能练习后起到一定的放松作用。

6. **红外线、蜡疗**　促进血液循环,缓解疼痛。

7. **针灸拔罐**　可以疏通经络、行气活血驱寒散瘀,从而缓解疼痛。

8. **肩关节活动被动运动仪**　持续被动活动关节可以增加肩关节的活动度,从而缓解关节活动障碍。

9. **功能锻炼**　是防治肩周炎再次粘连的重要方法,尤其是在阻滞、针刀、手法矫治后。可用爬墙、俯身划圈、擦背运动等方式进行。

(三)治疗方案

1. 按各阶段治疗

(1)在急性阶段肩关节宜在外展位上静止固定,同时给予镇静及镇痛药物。

（2）急性情况稍好转可在压痛点做普鲁卡因和（或）肾上腺皮质激素类药物（如醋酸泼尼松、醋酸氢化可的松或醋酸地塞米松）注射。

（3）亚急性时还可再给予物理治疗。局部注射时一定要注意注射部位，力求能注射到正确病变所在的部位，如滑囊、腱鞘等。颈肩部轻柔的按摩推拿能改善关节功能。有的病例须手术摘除钙化块。

（4）僵硬型肩关节周围炎如医疗体操及按摩推拿等无效时，可考虑在麻醉下施行手法，松解关节内粘连，但需慎重仔细，手法宜轻柔忌暴力。

2. 手法治疗

（1）手指爬墙　面墙而立，双手扶墙，手指顺转爬行而上，练习上举，观察哪侧严重，并记录下每日达到的最大高度。每日2次，每次30次以上。

（2）直臂外展　面壁直立，双臂下垂，直臂向两侧外展，记录每日抬高的最大角度。上午和下午各1次，每次运动30次以上。

（3）弯腰甩臂　腰部向前弯60°，患臂前后摆动，摆动范围越大越好。每日2次，每次甩动30次上。

（4）交叉拍肩　双臂在胸前交叉甩动，双手拍对侧肩头，双臂上下交替进行，每次拍打30次以上，每日练2次。

（5）拍背打背　双臂轮番前后甩动，左臂向右前方运动，拍打右肩，右臂向左后方运动，拍打左背，左右交替进行30次以上，每日2次。

（6）后身摸背　两臂后伸，以健侧手腕部，使患侧的手指尽量向上摸脊背部。

（7）旋臂运动　一手叉腰，另一臂左旋转运动，先顺时针旋转30次，再逆时针旋转30次，换对侧做同样运动，旋转弧度越大越好。

（8）手持体操棒　上举、后伸立位，双手持体操棒，做两直臂同时上举、后伸练习，健侧带动患侧，到感觉疼痛处停止，保持5秒，然后放下。

（9）游泳运动　游泳是治疗肩周炎的另一种好方法，开始可以轻轻地蛙泳和仰泳，让颈部及肩关节周围肌肉活动起来，习惯以后在行强度更大的自由泳，当然要根据自己的体力而定。一般每周1～2次，每次持续30分钟即可。

3. 特别注意

（1）每天的锻炼次数：一般情况下为每节重复8～10次，每日3次。以锻炼后不引起明显疼痛或原有症状不加重为宜。建议去正规医院康复医学科配合手法松动物理因子治疗，效果更好。

（2）其他肩关节疾病如肩袖损伤也有相类似症状，一定要到正规的医院找专业医师进行正确的诊断和治疗，否则一旦误诊，后果严重。

【预防】

日常生活中不应当参加剧烈体育活动，日常锻炼应进行充分热身，否则容易导致受伤；一旦受伤，应及时到医院就医。

1. **注意防寒保暖** 肩部受凉是肩周炎的常见原因，因此，在日常生活中注意防寒保暖，特别是避免肩部受凉，对于预防肩周炎十分重要。

2. **加强功能锻炼** 肩周炎的锻炼非常关键，要注重关节的运动，可经常打太极拳、太极剑、门球，或在家里进行双臂悬吊，使用拉力器、哑铃，以及双手摆动等运动，但要注意运动量，以免造成肩关节及其周围软组织的损伤。

3. **纠正不良姿势** 经常伏案、双肩处于外展工作者是肩周炎的高发人群，因此，这类人群应注意调整姿势，避免长期的不良姿势造成积累性损伤。

三十三、肩袖损伤

〰️〰️〰️🌿〰️〰️〰️

【概述】

肩袖的肌肉组成包括肩胛下肌、冈上肌、冈下肌和小圆肌。全部肩袖的肌腱交织在一起,加强了肩关节关节囊的稳定性。肩袖的主要功能是在上肢上举运动中平衡肩关节的力量,协助肩关节外展,且有协助旋转的功能。冈上肌附着于肱骨大结节最上部,经常受肩峰喙肩韧带的磨损,从解剖结构和承受的机械应力来看,该部位为肩袖的薄弱点,当肩关节在外展位做急骤的内收活动时,易发生破裂,又因肢体的重力和肩袖牵拉使裂口愈拉愈大,而且不易愈合。

肩袖损伤多见于两种情况:一种是一些铅球、铁饼、棒球等投掷类以及网球、羽毛球等上肢球类运动损伤,另一种就是多见于肩袖退行性改变基础上的轻微暴力损伤。前者多见于年轻人和运动员,后者多见于长期劳作的中老年人。对于老年人来说由于年老以后肩袖组织中水分减少,肌腱韧带的弹性下降变脆,肩袖周围的骨性管道也由于骨质增生而变得粗糙不堪,肩关节成千上万次的外展、前屈、上举活动,使得肩袖在粗糙的骨性管道内反复摩擦,就会使退变的肩袖磨损加重而发生炎症,出现活动时疼痛不适。

一旦因轻微的暴力导致局部撕裂,这时疼痛就会加重。如果此时能充分休息,肌腱会完成其自我修复;如果没有充足的时间休息让肩袖完成自我修复,反而加大活动量,就会使裂口一步步地扩大,甚至造成一部分肩袖的完全撕裂,这时候因为无法活动,肩袖周围没有明显的炎症反应,疼痛反而减轻,但病情进一步加重了。

因此,对于中老年人来说,区分肩周炎和肩袖损伤很重要。肩周炎是由于关节囊挛缩导致的肩关节疼痛和活动受限,专业名称叫"冻结肩",俗称"肩周炎",通过功能锻炼能改善关节粘连与活动度。而对于肩袖损伤,功能锻炼反而会加重病情。

至于如何区分这两者,就需要找专业医生通过检查来判断。一般通过 B

超就可做出定性诊断：肩袖有没有撕裂？撕裂的范围约有多大？再通过磁共振完成定位诊断，到底肩袖撕裂在哪个部位？通常情况下，肩袖小的撕裂可通过休息、6周的肩臂吊带固定以避免主动外展、外旋前屈和上举等动作，为肩袖自我修复提供一个稳定的环境。完全的肩袖修复可能需要3个月，这时候应避免提重物、主动上举过肩等活动。如果肩袖中度撕裂，出现明显的活动受限时，需行微创的肩关镜下肩袖修补手术。如果出现明显的肩关节活动受限，就说明肩袖巨大撕裂，此时需行小切口的开放手术完成肩袖修补。

因此，中老年人长期反复的肩关节疼痛，不能主观地判定为"肩周炎"而进行错误的功能锻炼，应该尽早寻找专业医生明确诊断，得到正确的生活指导。如果出现疼痛消失、肩关节活动受限，更应当予以重视，否则病情变得严重，只能手术治疗了。

很多人年纪大了肩膀疼总以为是肩周炎，其实不然。有很大一部分自己认为肩周炎的患者，其实真正的病因是肩袖损伤，因未能诊断明确从而导致治疗效果不佳。

这里有一个肩袖损伤自我检测的简单办法，叫作疼痛弧试验。患者肩外展60°～120°范围时，冈上肌腱在肩峰下摩擦，肩部出现疼痛为阳性征，这一特定区域的外展痛称疼痛弧。此外，肩袖损伤常表现为肩外展疼痛、放射痛、夜间痛，外展、内旋、外旋无力，主动活动受限（如果主、被动活动都受限可能合并肩周炎）。

所以，肩袖损伤和肩周炎的一个重要区别就是，肩袖损伤患者肩膀自己抬不起来或者抬起来疼痛（主动活动受限），在外力辅助下是可以抬的（被动活动不受限）。而肩周炎则主要表现为主动活动、被动活动都受限。

【康复照护】

（一）肩袖损伤保守治疗的康复

保守治疗患者需在疼痛控制良好、各方向被动活动基本正常后再进行康复锻炼。以下训练每个动作均为8～12次为1组，每次训练2～4组，每天早晚各1次。时间周期遵循4个6周，4个阶段原则，每个阶段6周。

1. 第1阶段　1～6周，辅助、主动关节活动。

水平擦拭灰尘：坐位，手臂放于水平桌面，做内收外展动作。

仰卧位"俯卧撑"：仰卧位，做俯卧撑动作。

侧卧位支持下前臂上举：健侧卧位，健侧手支持患侧做前臂上举动作。

2. **第 2 阶段**　6～12 周，主动关节活动或抗阻运动，负重重量 0.5 kg 哑铃（或一瓶 500 mL 水）。

倾斜擦拭灰尘：患者坐位，手臂置于倾斜桌面，做内收外展动作。

墙上滚球：立位，患侧手持球向上滚动至极限，维持 30 秒。

墙上爬行：立位，患侧手利用手指缓慢向上爬，爬至极限维持 30 秒。

前臂上举：立位，患侧手臂，上举至极限，维持 30 秒。

抗阻外旋：健侧卧位，上臂夹紧躯干，曲肘 90°，患侧手持哑铃，做肩关节外旋动作。

抗阻外旋：俯卧位，肩外展 90°，曲肘 90°，手持哑铃，做肩关节外旋动作。

外旋拉伸：立位，上臂夹紧躯干，曲肘 90°，双手持弹力带健侧固定，患侧做肩关节外旋动作至极限位置。

内旋拉伸：站在关闭的门旁，用一橡皮筋勾住把手，患侧手抓住橡皮筋的另端，上臂夹紧躯干，曲肘 90°，患侧手持弹力带，做肩关节内旋动作至极限位置。

3. **第 3 阶段**　12～18 周，耐力训练，负重重量：0.5 kg 哑铃（或一瓶 500 mL 水）。

肩胛骨划船式训练：分别进行高位、中位、低位划船式训练。

外展训练：立位，肩关节外展 90°，曲肘 90°，患侧持哑铃外旋。

上举：立位，患侧手持哑铃，前臂上举，维持 30 秒。

4. **第 4 阶段**　18～24 周，力量训练负重重量哑铃 1～2 kg（或一瓶 1 000 mL 水）。大部分肩袖损伤仅需要以上 1～3 阶段的康复锻炼，若患者从事体力工作、运动量较大，或竞技性运动，则需要接受第 4 阶段的康复治疗。

上举：立位，患侧手持哑铃，前臂上举。

外旋：健侧侧卧位，患侧持哑铃，上臂夹紧躯干，曲肘 90°做肩关节外旋动作。

外展：俯卧位，患侧手持哑铃，做水平外展动作。

负重外旋：俯卧位，肩外展 90°，曲肘 90°，手持哑铃，做肩关节外旋动作。

（二）治疗方案

肩袖损伤的治疗方法有很多，首先是保守疗法，包括口服非甾体类消炎镇痛药物、局部外用药和肩峰下间隙的封闭治疗,同时结合理疗和一些运动疗法保持关节正常的活动范围,通过肌力训练来保持肩部肌肉的力量。如果保守治疗3~6个月无效,则要考虑进行肩关节镜微创手术。手术后,患者经过一段时间康复训练,可以逐渐恢复肩关节的功能。

(三)肩袖修复术后的康复

1. 术后第一阶段(第0~3周):最大限度保护 这一阶段主要的康复目标是为患者受损的肩关节创造一个有利于恢复的环境,告知制动和严格保护对修复的重要性。在日常生活中不能频繁地使用患侧肢体,避免突然的运动。指导患者正确穿戴悬吊带,告知患者除在家中进行训练时,均应佩戴悬吊带。指导患者在睡眠时采取仰卧位,并在上臂后放置一个毛巾卷以支撑肩部,不鼓励患者采取患侧卧位。告知日间进行多次冷敷,每隔1小时进行10~20分钟冷敷,以降低炎症反应、减轻水肿和疼痛。

功能训练每日进行3~5次,应避免疼痛。逐渐增加肩关节活动度,本阶段训练的目标为内旋、外旋达45%,前屈达120%。

康复治疗内容包括以下方面。① Codman钟摆式练习:改善运动并减轻疼痛。注意确保这项运动必须是被动进行的,由躯干发起并带动肩关节在不同平面内做小弧度前后,左右摆动及顺、逆时针划圈运动,活动的范围不要超过90%。② 肩胛平面内前举的被动活动度练习:患侧上肢屈肘90°外展30°~45°,手臂下垫毛巾卷,通过健侧手抓握患侧手腕上举来带动患侧肩关节被动活动,达到最大角度时维持1分钟。③ 肩胛平面内主动辅助活动度练习:患侧上肢屈肘90°,肩外展30°~45°,手臂下垫毛巾卷,健侧手用一根木棒顶住患侧手掌,在维持平衡的同时将木棍前举,保持1分钟后对抗重力缓慢落下。④ 肩胛骨后缩练习。⑤ 患者平卧屈肘90°位,进行三角肌前屈、外展、后伸动作的等长肌力练习(肌肉在收缩时其长度不变而只有张力增加,这种收缩称为等长收缩,又称为静力收缩)。⑥ 肩以下关节活动无限制,确保患侧手的抓握、腕的屈伸、前臂的旋转和肘的屈伸功能正常。

2. 术后第二阶段(第3~7周):中度保护 本阶段的康复目标是继续改善关节活动度减轻术后疼痛并开始轻柔的主动活动肩关节。由于手术造成的疼痛开始减轻,患者自我感觉可开始提拿东西,但须注意物品重量要轻,避免做抬高过头的动作,以避免在这一阶段发生损伤。疼痛会加重炎性反应并引起活动障碍,故应避免在活动及训练中引起疼痛。根据手术医生意见,可以在

3～6周间解除悬吊制动。关节活动度在前屈、外旋、外展和轻度内旋方向上应有持续进展,目标使前屈和外展达到健侧活动度的80%以上。① 肩关节前屈:平卧于床上,双手持一木棒于体前,在患肢不用力的情况下,由健侧手用力使木棍尽可能上举达最大角度,并维持1分钟。② 肩关节外展:平卧于床上,双手持一木棒于体前,健侧向患侧推,使患侧上肢贴于床面,肩关节展开,达到最大限度后维持1分钟。③ 肩关节体侧外旋:平卧于床上,患侧肘关节屈曲90°并紧贴在体侧,健侧手用一根木棒顶住患侧手掌,在维持患侧肘关节紧贴体侧的同时,尽力向外推患侧手,达到最大限度后维持1分钟。④ 三角肌等长收缩训练:站立位,患侧手握拳,肘关节屈曲90°并紧贴在体侧,在保持身体、肩关节、上肢位置不动的前提下,进行前方、外侧、后侧抵抗训练,抵抗物可为健手及墙面等。⑤ 水平面以下肩胛骨稳定性训练。

【预防】

经常出现肩部疼痛的人,平时在办公室应该忙里偷闲,多做一些对肩部有益的小动作,这些小动作既可以减轻肩部的疼痛感,又可以起到肩关节保健的功效。

第一个动作"壁虎爬墙":通过模仿壁虎在墙上爬行的动作来锻炼肩关节。具体做法如下:面对墙壁站直身体,然后伸出双手或单手,沿着墙壁做缓慢向上爬行状,在锻炼时,尽量使上臂沿墙壁往上伸,然后再慢慢落回原处。反复练习15次左右。

第二个动作"弯腰晃肩":自然站立,慢慢向前弯腰,使上半身前倾,伸展双臂后,再屈肘伸肩,同时内收肩臂,依次活动使肩关节旋转。

注意:动作幅度宜由小到大,运动频率宜从慢到快。

第三个动作"内收肩关节":站直身体,两手伸向颈后,十指相扣,先用两前臂夹紧头部使肩关节尽量往内收,之后再张开两上臂,使肩关节往外、往上扩展。

第四个动作"外旋手臂":背对墙壁自然站立,双手握拳向上举起,尽量让拳背触到墙壁。

第五个动作"耸肩练习":站姿或坐姿均可,头要正直,挺胸拔颈,两臂垂直于身体两侧然后两肩同时尽量向上耸起。

注意:不是缩颈,颈部保持不动。两肩耸起后,停留30秒再将其自然下沉。如此一耸一沉为1次,20次为1组,每日坚持做3～5组。

　　长期坚持既能缓解肩部疼痛,同时又能促进肩颈部血液循环,防治肩周炎。有些人在初次练习以上动作时可能会伴随局部肌肉酸痛,肩部的拉伸幅度也不太标准,这都是很正常的情况,无须担心。只要慢慢练习,循序渐进,劳逸结合,很快就能将动作做得标准、流畅。

三十四、老年人跌倒骨折

【概述】

老人跌倒原因较复杂,而且发生率高,其后果对老人的损伤与脑卒中不相上下,在老龄社会是十分重要的事。世界卫生组织(WHO)为此专门出了两本书详细做了讨论,可见其重视程度。

70岁以上老人估计每10个人中,每年有3个跌倒,出院后第一个月可能有2个跌倒,10人可能有1个骨折成脑震荡,可能有5个人自己站不起来。老人跌倒90%以上会伤及髋部,其中一半会较严重。

(一) 老年人跌倒的内在因素

(1) 过去跌过跤。

(2) 年龄越大危险因素越高。

(3) 老人中女性危险性较男性高,但较年轻者男女相等。

(4) 独居,特别是老人不能从地板上爬起来。

(5) 用药:服用安定类药使危险性增加44%,服用精神病药、抗心律失常药、地高辛、利尿药、镇静药等均增加危险性,一般认为服这几类药危险性更高。

(6) 慢性病:心脏病、慢性阻塞性肺疾病、抑郁症、关节炎等都可使危险性增加32%;与甲状腺病及糖尿病、眩晕及尿失禁都有关。

(7) 动作及步态困难,肌肉软弱及平衡失调,如帕金森病等。

(8) 静坐行为,常不活动。

(9) 精神状况,如怕跌倒,更易跌倒。

(10) 营养缺乏,尤其是维生素D缺乏。

(11) 认知障碍,如各种痴呆。

(12) 视力障碍。

(13) 足有病,甚至鞋不合适。

（二）老年人跌倒的外在因素

（1）住在社区者30％～50％是因环境因素，如光线暗、地板滑、路面不平等，或因鞋及衣服不合适，或因拐杖等缺点。

（2）碰到危险因素的机会对于太活跃或不太活动的人都容易发生，因而是U字形曲线。

（3）出行。一般认为，80岁以上的老人主要是因内在危险因素，75岁以下者多因外在因素。当然以上危险因素越多则跌倒机会越大，如果这些因素全有则100％会跌倒，即使没有，老人跌倒机会是12％。

（三）老年人跌倒骨折

1. 老年人为何更易骨折　一般来说，运动伤害、交通事故这类高能量损伤多是年轻人骨折的主要原因，而老年人骨折却有所区别，往往是由低能量损伤造成，年纪越大所需能量越少。

骨质疏松是非常重要的一个原因。中年之后人体骨量减少、骨脆性增加，骨质疏松发病率增加，而"骨松"就意味着骨头非常脆弱，强度降低，轻微的受力就可能发生骨折。

50岁以上人群中骨质疏松症的患病率为，男性14.4％，女性20.7％。至于骨质疏松症的"后备军"低骨量的人就更多了，男性57.6％，女性64.6％。

老年人要充分重视骨质疏松的危害，及早检查，及早治疗。年轻人也要通过积极进行运动锻炼等方式提高骨量。因为骨质疏松性骨折是低能量骨折，也被称为"脆性骨折"。不少老年人并没有受到明显撞击，只是在人体高度跌倒，甚至还有的人坐车时"一个急刹车"，或者打个喷嚏、端盆水，就发生骨折。只有从源头上防治骨质疏松，才能尽可能避免这类骨折。另外，这种骨质疏松性骨折不仅恢复慢，患者有可能留下终身残疾，而且很可能发生二次骨折，增加对患者的伤害。

病理性骨折也是导致老年人骨折的一个重要原因。骨的原发性或转移性肿瘤是病理性骨折最常见的原因。随着年龄的增长，肿瘤的发病率不断增加。随着老龄化社会进程加快，高龄老人越来越多，肿瘤的发生也日益常见。除了原发性骨肿瘤，多种肿瘤如前列腺癌肺癌、乳腺癌、大肠癌等，都可能发生骨转移，继而引起病理性骨折。临床上有些老人直到骨折后检查才发现肿瘤的存在。这种情况需要引起大家警惕。

此外,老年人的各个器官生理退变也是导致骨折的原因之一。比如年纪大了视力下降,因为没看清台阶或湿滑地面而摔倒。平衡功能减退,走路失去重心跌倒。还有些老年人长期素食,或者肠胃功能弱,进食量少,导致营养不良、肌肉萎缩,也更易跌倒而发生骨折。

2. 老年人最常骨折的部位　腰椎骨折是老年人最常见的骨折部位,占40%～50%。比如老年人不慎滑倒时,臀部快速着地就容易导致腰椎骨折。另外,骨质疏松症人群更易发生椎体压缩性骨折,跌倒、外伤或者只是简单的生活劳作,都可能发生这种骨折。临床上不乏患者自诉没有"受伤",但不知不觉中因腰酸背痛、体力下降、驼背、活动受限等症状就医,进而发现椎体压缩性骨折。

其次是髋部骨折。髋部骨折在老年人中的发病率同样较高。据统计,1990年全球髋部骨折患者170万,到2050年估计有650万髋部骨折患者。值得一提的是,髋部骨折会明显增加老年人的死亡率,已经引起全社会的重视。有统计数据显示,38%的髋部骨折患者在一年内死亡。由于髋部骨折后需要长期卧床除了疼痛、身体功能丧失、自理能力下降、社会交往减少,各种并发症的风险却大幅增加。如护理不当,生活质量无疑会更加糟糕,这些都是髋部骨折可能带来的危害。

第三位是桡骨远端骨折,即腕部骨折。生活中,将要跌倒时人们常会习惯性用手撑地,老年人跌倒风险较高,因此造成手腕骨折的情况也不少见。

近年来高龄老年人,尤其是在80～90岁以上的老年人中,肩部骨折的发生率有较大提升,需要引起关注。

3. 髋部骨折为何凶险　髋部骨折的老人有"三高",即死亡率高、致残率高、并发症高。髋部骨折的老年患者中,1年内有1/3的人去世,1/3的人终身无法行走,1/3落下终身残疾。骨折本身并不可怕,手术治疗也不复杂,可怕的是伴随骨折而来的并发症。肺炎、压疮、泌尿系统感染及下肢深静脉血栓是髋部骨折的"四大杀手"。老人骨折后长期卧床咳嗽、咳痰能力下降,易发生坠积性肺炎,除引起败血症、毒血症、呼吸窘迫外,还增加心脏负担,引起肺源性心脏病。高龄老人长期卧床不能翻身,骨折处的皮肤受压易引起压疮,进而引起难以控制的感染、败血症。长期卧床、排尿不便、护理困难,老年人特别容易出现泌尿系统感染,由此发展而成败血症。老人骨折后在应激状态下血液本身处于一种高凝状态,加上双腿不能活动,下肢深静脉血栓发生的概率陡然增高,栓子一旦脱落堵塞于心肺,容易引起猝死。四个杀手个个都能致命,加上高龄老人常合并高血压、糖尿病、冠心病、肺气肿等慢性疾病,使得高龄老人髋部骨折的治疗更加复杂。

【康复照护】

(一) 老年人跌倒伤害后怎么办

1. 对于行动不便或视力不佳的老年人 需要十分小心防止跌倒。老年人冬天穿着较厚不方便运动,更容易摔倒,从而导致擦伤、扭伤乃至骨折等问题。因此,家属也更应注意生活中预防老年人跌倒。

老年人意外跌倒,因摔倒姿势、严重程度不同,常发生踝、腕关节的扭伤,髋部、足踝部、桡骨远端骨折等,如股骨颈骨折、股骨粗隆间骨折、第五跖骨基底部骨折、内外踝骨折等。此外,除骨科创伤外,老人摔倒也可能因为头部着地等,导致头部创伤,如脑震荡、颅骨骨折、脑出血等而影响生命。

2. 意外发生时的处理 首先,家属发现老年人摔倒后,不要着急扶起,应了解清楚情况再做处理,以防搀扶不当造成二次损伤;同时,引导周围行人或车辆避让,防止造成二次外伤。其次,及时判断伤者意识状态、生命体征等。如有胸痛不适、呼吸困难等,提示可能是心血管疾病引发的摔倒;如有头痛剧烈、恶心呕吐、意识模糊甚至询问发现对摔倒的记忆模糊(短暂性记忆丧失),提示可能存在神经系统疾病。此时应尽快拨打 120 等待救援并持续观察伤者呼吸心跳;如出现呼吸心搏骤停,则立刻采取心肺复苏、人工呼吸等急救措施,利用好宝贵的"黄金"抢救时间。如果伤者均无以上特殊情况,且老人无明显皮外伤,可自行活动,四肢以及各关节无明显的活动障碍、剧痛、出血、感觉异常时,则可协助老人站好,回家休养,注意观察。

3. 简单判断和应急处置

(1) 检查是否有皮肤破损、出血等 适当检查有无出血,如有擦伤、划伤甚至较大的出血,则可就近取清洁的毛巾、衣服或者围巾等进行简易包扎,控制出血,并送医处理,以免出血过多或伤口不洁而感染。

(2) 判断是否可能存在骨折 接下来,应该检查老人的肢体是否有明显的外形改变、异常的活动姿势,甚至肉眼可见的骨端外露,如果有以上任何一种表现,则很有可能发生骨折。应保护老人并安排就近路边休息,拨打 120 急救电话等待救援或自行联系车辆尽快送医。常见的骨折在明确诊断后,可根据骨折块是否移位影响长期功能、损伤神经血管等的情况,合理选择保守治疗或手术治疗。

（3）排除出血、骨折等以外的情况　除出血、骨折外，最为常见的便是关节扭伤，多见有踝关节扭伤，即俗称"崴脚"，可表现为踝关节活动受限、疼痛明显、局部肿胀等。如果遇到这种情况，不着急送医，那应该如何在现场或家中应急处理呢？这里介绍一个 RICE 原则。在急性关节扭伤的最初 48 小时内，所有的软组织损伤都应采用这个原则进行处理。

RICE，其实就是 4 个处理措施。它们分别是：① R：rest——休息，即受伤后应立即停止运动，制动休息，将受伤部位归位到起始状态，防止二次损伤和加重损伤。② I：ice——冰敷，即尽快使用冰袋、冰棍等冰敷，通过低温使得血管收缩并降低流速，从而减少血液流向受伤部位，减少肿胀。在家中冰敷可购买生物冰袋或进行简易操作，如将碎冰或棒冰装入不漏水的塑料袋中做成冰袋敷于患处，切不可直接使用冰块接触皮肤以免冻伤。每次冰敷大约 20 分钟，局部有轻微麻木感即可，伤后的前两天有条件可每 1～2 小时冰敷 1 次。老人扭伤进行冰敷时需要有家属陪同并及时观察，防止冻伤。③ C：compression——加压包扎，即使用弹力绷带等对受伤部位进行加压包扎，压迫毛细血管止血，尽量减少受伤部位出血或渗出，减少肿胀；加压包扎一般持续使用几天，可促进吸收和消肿。④ E：elevation——抬高，即休息时抬高患肢，能起到减轻出血，促进静脉回流，促进吸收、消肿、改善不适：具体操作时，如平卧时可用枕头垫高肢体，使受伤部位高于心脏，促进体液回流。以上 4 个措施也是普遍适用于任何部位的急性损伤的处理原则，如果发现使用了 RICE 原则仍未能缓解症状，及时到医院就诊。

（二）骨折术后康复最佳期

骨科术后的患者通常在术后 4～6 周回骨科门诊复诊。因为经过这么长的时间，骨折部位基本都有一个初步的愈合。这个阶段恰恰是骨折康复的"蜜月期"，如果缺乏专业的指导，又受到"伤筋动骨一百天"俗语的影响，多数患者采取静养、基本不动的做法，这样经过 4～6 周复诊的时候，肢体关节会出现不同程度的活动度丢失、关节粘连。医生需嘱咐患者自行回家多活动、多练习，尽可能提供详尽的和专业的康复指导。这是因为骨科医生擅长的是手术而不是康复。

通常术后 6 周至 3 个月是骨折术后康复的"黄金期"，一方面骨折有了初步的愈合，另一方面此时的康复疗效很显著。然而，令人遗憾的是大多数患者因为得不到骨科医生的推荐,自己又缺乏这方面的常识,依然得不到康复科的专业治疗。不可否认还是有一定数量的患者经过自身的锻炼可以基本恢复关节和肢体的功能。但同样不可回避的事实是,不少因为关节周围或者关节内骨折、复杂骨折的患者由于错过了康复的黄金期,最终留下了不可逆的后遗症。

术后3个月到术后半年,我们称之为骨折康复的"晚期",此期康复治疗依然有效,只是疗效大打折扣,要花费更多的时间和精力去跟关节粘连、僵硬做斗争,治疗的手段也要比之前的"蜜月期""黄金期"复杂很多,需要依靠更多专业人士的手法治疗,如关节松动术、支具的牵伸等方法。经过3个月密集高强度的康复治疗,还是有机会最大可能地挽救已经丧失的关节功能。

如果等到术后半年患者才来寻求康复治疗的话,建议患者直接去骨科接受微创或开放式的松解手术,术后再接受康复治疗。因为此时的关节挛缩已经定型,保守治疗几乎收效甚微,再去花费更多的时间和精力不值得,还是直接进行手术松解来的直接有效。当然术后更需要及时跟上康复,否则可能出现术后功能比术前功能还差的悲剧。

(三) 上肢骨折的康复治疗

1. 肱骨干骨折的康复治疗　骨折固定后,可开始练习指、掌及腕关节的活动,并练习收缩上臂肌肉,但勿旋转上臂。2～3周后开始肩肘关节活动,后期可进行全面肩肘关节训练。

具体方案为,采取手法复位外固定的患者,2周后可进行手腕主动伸屈训练;4～6周后进行肱二头肌、肱三头肌等肌肉的主动运动训练,腕关节可行抗阻力练习;8～12周后可进行全关节活动练习和肌力恢复训练。

经内固定手术后,1周内主要是休息、制动,同时可进行手指屈伸、腕关节背屈及上臂前臂肌群等长收缩练习;2～3周后进行胸大肌和背阔肌群收缩、三角肌保护性无阻力收缩、前臂内(外)旋、肩前屈、和外展及肘关节屈伸练习;4～6周后增加肩、肘、腕关节抗阻力练习,加强前臂内(外)旋练习,根据情况进行肩关节内外旋和后伸练习。

2. 前臂(尺骨、桡骨骨折)骨折的康复治疗　前臂骨折患者,初期可练习手臂肌肉活动(如用力握拳等);2～3周后开始练习肩、肘、腕关节活动,勿进行前臂旋转活动;后期方可练习前臂旋转活动。

具体方案是,1周内腕关节可进行主动屈伸练习,不能旋转;2～3周后,可进行肩关节伸屈外展、内收练习等;4～6周增加肩、腕关节抗阻力训练,自主的前臂内(外)旋练习;7～9周进行肩、肘、腕及手关节功能训练及腕关节尺偏、桡偏训练,着重训练前臂内外旋功能。

(四)下肢骨折的康复治疗

下肢骨折患者经手术固定后,早期抬高伤肢,进行大腿肌肉收缩练习,在医生指导下进行膝关节等的活动。下地时间须按照医生指导,开始不能完全用力(用单拐时拐应放在健侧),待骨折完全愈合后方可完全用力。具体方案如下。

1. 股骨干骨折的康复治疗 股骨干骨折的康复治疗可分为2期。术前可进行呼吸训练(特别是腹式呼吸训练)、腹背肌强化训练、健侧下肢及双上肢肌力强化、患侧踝关节和膝关节肌力强化、患侧臀中肌,强化练习等。

术后第2天至2周,在不引起疼痛情况下,进行从仰卧位到半坐位起坐训练辅助下髋膝关节屈伸及内(外)旋练习、臀中肌和臀大肌等长收缩练习;术后2～4周,在坐位下行主动髋膝关节活动度训练及坐位平衡训练。

2. 胫、腓骨骨折的康复治疗 胫、腓骨骨折的术后康复治疗包括以下几个方面。促进骨折愈合、维持肌力和关节活动度。臀肌、股四头肌和腓肠肌的肌力强化,改善和保持膝、踝关节活动度训练。早期可进行主动的髋外展、内收及屈曲练习。有石膏外固定患者,尽量避免做直腿抬高。

伤后2周至骨折临床愈合,除继续训练患肢肌肉等长收缩和未固定关节的屈伸运动外,可在内、外固定保护下,扶拐下床适当负重练习。手术内固定患者可早期进行膝关节屈伸和踝关节内外摆动的活动。

(五)髋部骨折的康复治疗

原则:应根据患者年龄、体质、耐受程度、全身情况手术方式、假体的类型,遵循个性化、循序渐进、由易到难、由被动到主动,强度以患者接受为宜、抓住各个时期重点进行训练的原则。

目的:主要以恢复肌力、关节活动度、下肢负重和日常生活能力训练为主。

1. 第一阶段(术后0～3天)

(1)目标 消除肿胀;减轻疼痛;维持肌力;预防并发症。

(2)措施 包括加压冷疗;抬高患肢;穿弹力袜;足底静脉泵;肌力训练:① 股四头肌等长收缩肌锻炼;② 腓肠肌锻炼;③ 臀肌锻炼;④ 上肢肌力训练。

(3) 效果评价 肿胀消退或减轻；疼痛评分≤4 分；良好的股四头肌、臀肌收缩功能。

2. 第二阶段(术后 4～7 天)

(1) 目标 消除肿胀；减轻疼痛；维持肌力的同时，增加关节活动训练；离床不负重站立及扶拐行走。

(2) 措施 包括：① 仰卧直腿抬高运动，抬高在 30°以内；② 屈髋屈膝运动，屈髋<60°；③ 扶物髋关节后伸、外展训练；④ 指导下患者由卧位→坐位，坐位→站立，站立→不负重行走；骨水泥型假体术后 3～7 天开始扶拐负重行走，生物型假体一般术后 3 周开始部分负重训练，并逐渐增加负重程度。

(3) 效果评价 股四头肌、臀肌收缩有力；髋关节前屈<60°、后伸 10°、外展 30°；患者扶拐下地行走疼痛评分≤3 分。

3. 第三阶段(术后 2～4 周)

(1) 目标 加强肌力训练；增加髋关节活动度；扶拐部分负重(30%～50%)行走；本体感觉训练。

(2) 措施 包括：股四头肌、臀肌主动加抗阻训练；扶拐部分负重(30%～50%)行走；健肢单腿站立平衡训练。

(3) 效果评价 较强的股四头肌、臀肌收缩；30%～50%负重行走无疼痛；髋关节前屈<90°、后伸 20°、外展 45°；健肢单腿站立>30 秒。

4. 第四阶段(4～12 周)

(1) 目标 消除疼痛；部分负重到完全负重；日常生活能力独立；增加本体感觉锻炼难度。

(2) 措施 包括继续加强力量训练；患肢部分负重到完全负重；健肢单腿站立、单脚小跳训练；日常生活能力训练：① 借助辅助设备完成穿、脱鞋袜训练；② 扶助下练习下蹲，斜坡行走，上、下楼梯训练；③ 上、下车；④ 如厕、洗澡等。

(3) 效果评价 髋关节全范围无疼痛；完全负重活动后无积水和疼痛；健肢单腿站立>1 分钟；下蹲时双下肢负重平衡；日常生活能力评分>90 分。

(六) 踝部骨折康复治疗

对于踝部骨折的康复治疗而言，有三种情况需要说明：一是不手术，只用石膏固定；二是手术后用石膏固定；三是手术后不用石膏固定。

采用保守治疗，即不手术而只用石膏(支具)固定者，遵循三阶段康复治疗原则。骨折经临床处理后即开始按前述 RICE 原则消肿。石膏(支具)内的小腿肌肉等长收缩(仅收缩肌肉,不运动关节),足趾屈伸运动,并进行膝、髋关节的主动活动。

第一阶段由于要消肿,患者常需卧床抬高患肢,对于体弱者要增加床上保健操的内容。第二阶段要鼓励患者在石膏(支具)的保护下,下床活动,患肢不负重,并加强肌力训练,防止肌肉过渡萎缩。第三阶段骨折愈合、石膏拆除,主要进行踝关节活动的恢复训练,可采用热敷等理疗方法与运动疗法。

手术后用石膏(支具)固定者,表明内固定仅能用于维持骨折块复位后的位置,但并不稳定。其康复方案与上述保守治疗者相同,但固定时间较保守治疗时间短。

手术后不用石膏固定者,表明内固定足够稳定,可以允许早期不负重活动。手术后当天即可开始肌肉的等长收缩,疼痛减轻后即可开始踝关节的被动与主动活动度训练、肌肉的等张收缩,以及足趾、膝、髋关节的主动活动。术后 1 周左右,可在支具保护下,不负重行走;术后 4 周左右,逐渐开始部分负重锻炼;术后 8 周左右,开始完全负重行走。踝关节得到早期活动,一般不会出现明显的关节僵硬。

足踝部骨折必然会影响整个足部各关节与踝关节的功能。踝关节是一个复杂的关节,它向足背方向的活动称为背伸,向足底方向的活动则称为趾屈。此外,它与中足的其他关节联动,还可产生内旋、外旋、内翻、外翻等活动。康复的重点在于踝关节屈伸及共肌力的训练,以最大限度地恢复其负重走的功能。

(七) 胸腰椎骨折康复治疗

1. 胸腰椎骨折分为稳定骨折和不稳定骨折 单纯的椎体模型压缩不超过椎体前缘原有高度的 1/3 者,称为稳定骨折;椎体骨折合并附件骨折、脱位、棘间韧带断裂、脊髓损伤及严重的椎体粉碎性骨折,称为不稳定骨折。

康复治疗的目的是防止躯干肌萎缩,促进骨折愈合,恢复脊柱的稳定性和柔韧性,防止下腰痛及消除长期卧床对机体的不利影响。

稳定骨折的愈合期康复应在不做复位及固定时,卧床 1 周左右,开始进行腰背肌训练。训练强度及时间应逐渐增加,并避免局部明显疼痛。训练中及床上翻身时,应避免脊柱前屈和旋转。4～5 周后如做卧位练习时无痛,可起床站立行走,时间逐渐延长。应采用俯卧位下床方法,由卧位起立时,先在床沿上俯卧,一腿先下地,然后撑起上身,再放下另一腿成站立位,中间不经过坐位,以免腰部屈曲,由站立位卧下时按相反顺序进行。骨折基本愈合后才可取坐位,但应避免屈腰坐。站立和坐位时可佩戴腰围。做石膏固定时,石膏干燥后即可开始做卧床背肌等长收缩训练,1～2周后,增加适度的腹肌练习。局部无疼痛时,可起床站立行走,做上下肢活动。约3个月,待骨折愈合,石膏去除,做进一步的腰背肌及腹肌训练,及腰椎柔软性练习。

不稳定骨折多需手术治疗,术后卧床1个月左右,继以石膏背心固定3～4个月。康复训练应适当延缓,术后2～3周开始轻度背肌训练。石膏干燥后,做背肌等长收缩训练及轻度腹肌训练。2个月后,开始站立行走。

2. 腰部骨折手术后要正确佩戴护腰 对于腰部骨折的患者,一般是医生为其定制腰围(临床上也叫支具),这种保守治疗的时间最多不超过6～8周。而手术后正确佩戴护腰,能有效地限制腰椎的屈曲活动,使受损的椎间盘得到充分休息,佩戴时间不超过2周。需要提醒的是,护腰只是一种保护支撑工具,佩戴护腰本身并不是治疗,腰部疾病一定要找到原发病治疗,才能达到缓解病痛的目的。

患者在佩戴时需要注意以下几点:选择护腰时应以腰周径及长度为标准,选择最适合自身的护腰;不要戴着护腰睡觉、吃饭,活动时佩戴即可;严重时短时间佩戴,症状减轻后在医生的指导下去除;佩戴护腰时间以3～6周较为适宜,不宜超过2个月。连续佩戴时间超过1个月,就有肌肉萎缩的危险;佩戴护腰期间尽量避免腰部过度活动;佩戴护腰时,应该加强腰背肌肉的锻炼,增强腰椎稳定性。

(八) 老年人使用手杖注意事项

1. 常见手杖的分类 一般来说,手杖可分为单足手杖和多足手杖两大类。

(1) 单足手杖 单足手杖与地面仅有一个接触点。好处在于轻巧且适用于上下楼梯,但提供支撑与平衡作用弱,适用于握力好、上肢支撑力强者,如偏瘫或骨折患者的健侧、老年人等。

(2) 多足手杖 多足手杖与地面有3个或个接触点。① 三足手杖:由于三足呈品字形,在任何平面都具有稳定性,适用于平衡能力欠佳而用单足手杖不安全和行走于不平路面上的患者。② 四足手杖:四足手杖的四个点可以构成无限个平面,当行走于不平的路面时,容易造成摇晃不稳的现象,因此建议最好在室内使用。一般四足手杖的使用多半是暂时性的,当步伐愈来愈稳后,就可以走向室外,改用一般手杖。多足手杖的优点在于支承面广且稳定性好,因此,多用于平衡能力欠佳、用单足手杖不够安全的患者。

2. 选配适合的手杖　选择合适长度的手杖是保障患者安全,并最大限度地发挥手杖功能的关键。

手杖的长度是站立位大转子至地面的高度。正确的手杖长度是当患者直立且手杖着地时,手肘应弯曲20°～30°。手肘弯曲20°～30°的目的在于使手能自由向前活动,而不影响身体重心的改变。实际测量时,可以测量由手掌心到第五趾骨外侧的距离,该距离一般为15 cm比较恰当。

手杖长度不恰当会产生的后果:① 手杖太长时,会增加承重时肘关节的弯曲及上臂三角肌的负担,也会使手腕往外溜,减少握力,还会使肩膀往上提,造成脊柱侧弯。② 手杖太短时,肘关节要完全伸直,往前时躯干要跟着往前弯,这不但加重了腰部肌肉的负担,也增加了上下楼梯的困难。

选择手杖时也要注意它的质量,一定要稳固。而如果感觉身体或腿没劲儿、走路摇晃不稳、下肢关节扭伤疼痛或有膝关节骨关节炎,可以选择使用手杖。很多老年人不愿用手杖,怕被人看作是衰老的表现,但使用手杖确实可以使老年人走路更舒服、安全和独立。

3. 手杖的使用方法

(1) 手杖步行方法:① 三点步行:绝大部分伤肢患者的步行顺序为伸出杖,然后迈出患足,再迈出健足,少数患者为伸出手杖,迈出健足,再迈出患足的方式步行。② 两点步行:即同时伸出手杖和患足,再迈出健足。这种方法步行速度快,适合于伤肢程度轻、平衡功能较好者

(2) 使用手杖在站立时,手杖的高度到腕横纹处,手握手杖时肘关节轻微弯曲。

(3) 手杖要好腿侧的手握着。左腿伤了,右手挂手杖;右腿伤了,左手挂手杖。行走时,手杖先向前一小步,迈出伤腿,再迈好腿。这样以好腿为重心支撑,身体略向好腿一侧倾斜,减轻伤腿侧的负重。

(4) 上下楼梯时,手杖使用原则是"好腿先上,坏腿先下"。

4. 注意事项　正确使用手杖的方法是:① 使用前将手杖调节到适合自己的高度;② 检查手把有否松脱、毛刺,谨防其破损手掌而影响安全使用;③ 检查手杖防滑脚垫是否坚固平稳,如若磨损应及时更换,在斜滑的路面上要特别小心。

手杖的维修和保养有以下几点:① 产品通风干燥处,若以清水擦洗干燥

后再存放或使用。② 产品维修需要专业的维修工具和设备,出现质量问题及时与供货商联系进行维修。

(九) 选购使用康复轮椅

轮椅是指带有轮子的座椅,主要用于功能障碍者或行走困难者代步。目前市场上的轮椅种类很多,按材料可分为铝合金、轻型材料和钢质的,如按类型可以分为普通轮椅和特殊轮椅。轮椅既是常用的代步工具,也是个人转移的重要辅助器具。

1. 轮椅的种类及适用人群

(1) 普通轮椅 标准型轮椅组成有轮椅架、车轮、轮胎、靠背、脚托及腿托、扶手等部分。适用人群为脑卒中、脊髓损伤骨折术后或行动不便的人。特点有:① 患者可自己操作固定式扶手或可拆卸式扶手;② 固定式脚踏板或可拆卸式脚踏板;③ 外出携带或不用时可折叠放置。

(2) 高靠背可躺式轮椅 适用人群为高位截瘫者及年老体弱多病者。可分段式调整角度或可无段式任意调整至水平(相当一张床),使用者可在轮椅上休息,还可拆卸头枕。

(3) 电动轮椅车 适用人群为无力驱动轮椅等但有单手控制能力的人。由蓄电池提供动力,一次充电续行能力在 15 km 左右,有单手控制装置,能够前进后退和转弯,但价格较高。

(4) 坐厕轮椅 适用范围为供不能自行如厕的肢残人和老年人使用。有小轮式坐厕椅、带便桶的轮椅,可根据使用的场合选择。

(5) 竞技轮椅 供残疾人进行体育活动时使用,分球类和竞速两类。设计特殊,使用材料一般采用铝合金或轻型材料,结实轻巧。

(6) 助站轮椅 供截肢或脑瘫患者进行站立训练,是种站坐两用轮椅。在选择轮椅时,要考虑到患者的认知功能以及至少有一侧上肢功能正常,能比较熟练地操纵轮椅。电动轮椅适合于四肢疾病或者上肢缺乏必要的轮圈推动能力者。

需要提醒以下这些患者严禁使用:认知功能障碍不能配合训练者,心肺功能不稳定者,在训练或者轮椅独立操作时有危险者。

坐位太浅、高度不够和坐位太宽、高度不够等都是不合适轮椅。如果选择了不合适的轮椅,会对使用者造成损害,如局部受压过大,形成不良姿势,诱发脊柱侧弯,造成关节的挛缩。需要强调的是,乘坐轮椅者承受压力的主要部位是坐骨结节、大腿及腘窝部、肩胛区。因此,在选择轮椅时要注意这些部位的尺寸是否合适,避免皮肤磨损、擦伤及压疮。

2. 如何正确操作轮椅

(1)患者自己操作轮椅(平地上操作轮椅)　向前推时,操纵前先将刹车松开,身体向后坐下,眼看前方,双上肢后伸,稍屈时双手紧握轮环的后半部分。推动时,上身前倾,双上肢同时向前推并伸直肘关节,肘关节完全伸直后放开轮环,如此反复进行。

一侧肢体功能正常,另一侧功能障碍的患者(如偏瘫、侧上下肢骨折等),可以利用健侧上下肢同时操作轮椅。方法如下:先将健侧脚踏板翻起,健足放在地上,健手握住手轮。推动时,健足在地上向前踏步,与健手配合,将轮椅向前移动。上下坡时过于危险,不建议自己操作。

(2)家属(照护人员)使用轮椅

上台阶:① 脚踩住轮椅下方横杠,手抓住推手手柄向跟前拉,将前轮翘起放到台阶上;② 将轮椅稍微推前一些,待后轮碰到台阶时将推手手柄提起,使轮椅腾空再向前推。

下台阶:① 背着身,将后轮放下至下一层台阶;② 脚踩住轮椅下方横杠,手抓住推手手柄向跟前拉,将前轮从上一阶放到下一阶。

使用轮椅上下坡:① 上坡:让患者上半身前倾,将轮椅匀速向上推着前进;② 下坡:照护人员背着身,一边轻拉刹车,边慢慢地下坡。叮嘱患者抓好扶手,身体向后靠。

使用轮椅进出电梯:① 进电梯:照护员先进电梯,先抬起后轮进入,再抬前轮向后退,进门刹车。② 出电梯:照护员先出电梯,先抬起后轮退出,再翘起前轮退出。

【预防】

(一) 关注老年人跌倒,提高其整体生命质量

进入老龄化社会以后,人们对实质性脏器病变比较重视,却忽略了肌肉、骨关节系统。骨关节系统是充分体现老年人生命质量的器官,人的寿命越长,关节和肌肉、骨骼所承受的压力越大,骨质疏松性骨折的发生率越高。

跌倒是骨折发生的重要因素,但不同的老年人跌倒及骨折的风险不同。对生活质量要求高、生活负担不是很重,老年人面临的骨折风险反而较大,而

常年劳作的老年人却很少发生跌倒及骨折,主要原因在于肌肉和骨骼的协调能力不同。骨骼本身以及肌肉的平衡能力正是骨折发生的两个独立因素。

遗憾的是,目前临床中对患者进行跌倒干预和预防工作的不是医生,而是护士,说明临床医生对跌倒的重视度并不够。从预防跌倒角度出发,防治骨折需要关注的不仅是骨质疏松问题,还有肌力下降、中枢神经系统问题甚至精神状态、活动范围等因素。

(二) 补充活性维生素 D 对预防老年人跌倒有重要意义

骨折的危险因素很多,如果老年人有骨骼本身的生物力学功能的下降,再加上一些外力作用,或者甚至没有外力作用,可能就会发生骨折。

老年人由于生理状况特点,常常存在维生素 D 的缺乏,引起骨质疏松并对肌力、神经肌肉的协调性也有影响,活性维生素 D 能够增加肌力,降低跌倒的风险。此外,老年人肾功能下降,即使补充了维生素 D,在肾也无法合成足够的 1,25(OH)2D3,也即活性维生素 D。所以,一方面建议老年患者进行适量的户外活动,增加阳光照射,以促进自身活性维生素 D 的合成;另一方面还要适当补充一些活性维生素 D,来弥补自身活性维生素 D 转化的不足。骨质疏松最大的危害就是骨折,如果能够减少骨折,对骨质疏松的治疗也就抓住了关键点。

(三) 预防老人跌倒伤害

在我国 65 岁以上的老年人中,跌倒是致伤害死亡的首位原因。它严重威胁着老年人的身心健康、日常活动及独立生活能力。

1. 预防老人在家跌倒 老年人跌倒的发生,并不像一般人认为的是一种意外,而是存在潜在的危险,因此老年人跌倒完全是可以预防和控制的。

(1) 设置适合老年人的环境设施 居室环境安全,光线要充足,夜间起床要开灯;地面材料应防滑、平整、干燥;床的高度以老人坐在床沿脚能够到地为合适;厕所、洗漱间、浴室需增设扶手、防滑垫或用防滑地板,降低跌倒的发生率。

(2) 警惕疾病引起的跌倒。

(3) 功能锻炼 适当的运动,可强化关节及肌肉、加强平衡力,也可预防倒。

2. 跌倒后起身姿势有要求

(1) 如果是背部先着地,应弯曲双腿,挪动臀部到放有毯子或垫子的椅子或床铺旁,然后使自己较舒适地平躺,盖好毯子,保持体温,如可能要向他人寻求帮助。

(2) 休息片刻,等体力准备充分后,尽力使自己向椅子的方向翻转身体,使自己变成俯卧位。

(3) 双手支撑地面,抬起臀部,弯曲膝关节,然后尽力使自己面向椅子跪立,双手扶住椅面。

(4) 以椅子为支撑,尽力站起来。

(5) 休息片刻,部分恢复体力后,打电话寻求帮助,最重要的就是报告自己跌倒了。

3. 老人跌倒的正确施救 发现老年人跌倒,不要急于扶起,要分情况进行处理,尤其要注意以下几点:① 迅速求救:不要急于挪动,立即拨打 120;② 局部冷敷:仅皮肉伤者红肿部位进行冷敷,禁止热敷、局部按摩和限制活动;③ 及时就医:等待 120 救护担架搬运,搬运动作一定要缓慢平稳。

(四) 预防老年人骨折

1. 合理营养 平时多吃含钙丰富的食物,如牛奶、鱼类、豆制品等,少食炒、烟、煎、炸食品,忌生冷油腻之品,忌抽烟喝酒。平时可以适当补充些维生素 D 和钙片,也有助于骨骼强健。

2. 合理锻炼 保持适当的体育锻炼和体力活动,一方面可以改善心肺功能,提高关节韧带的弹性;另一方面还能保持中枢神经系统的敏捷性,避免意外的发生。对老年人来讲理想的运动是扩胸、散步、慢跑、打太极拳、抖空竹等。但一定要避免过于剧烈的活动,特别要避免雨后地面湿滑不平的情况,运动需量力适度。

3. 注意安全 老年人的听觉、视觉、感觉都有所退化,在日常生活中尤其要注意安全,防止外伤和意外事故发生。例如:① 锻炼时选择安静人少的地方。② 外出时选择适宜的交通工具,最好有人陪同扶持;上街时最好不要骑自行车,不要到拥挤的公共场所。③ 在浴室中放置防滑垫。④ 在便池旁安装扶手,地板选用防滑材料。⑤ 保留夜间照明灯。⑥ 使用拐杖等。

三十五、老年眼病

【概述】

中老年视力下降通常由以下几个因素造成：白内障、青光眼、老年黄斑病变、屈光不正。50岁以上人群最好每年检查一次，尤其有家族史者更应重视眼科检查——视力、验光、眼压检查。一旦发现可疑，最好及时查找原因，及时治疗。

（一）白内障

最易导致失明。据世界卫生组织的调查，每个人步入50岁以后，都会出现不同程度的白内障症状。

白内障在80岁人群中可达到80%以上，有高度近视、糖尿病等情况的人发病年龄还会更早。及时的白内障手术不仅可安全有效地尽早提高视功能对比度，更重要的意义还在于可加深眼部的空间，有效降低青光眼发生发展的可能性。

白内障患者会感觉视力下降，他们看事物时一般都带淡黄色调、线条模糊，甚至轮廓变形。很多患者会觉得光线不足，或灯光有光晕，有些患者常常以为是近视所致，所以不断更换近视或老花眼镜。

一些人等待白内障成熟才考虑手术，这时必须使用更高能量的超声乳化晶体，因而手术时产生不良反应的概率更高。另外，需要提醒的是，太熟太硬的白内障也有导致青光眼的危险。在治疗上，以前大都采取白内障囊外摘除术，保留囊袋，植入6 mm直径硬片人工晶体，切口需要到8～10 mm，术后不用戴眼镜也能看清东西。近年来，医生采用超声乳化术摘除白内障，切口进一步缩小至2.2 mm，植入软性折叠式人工晶体，术后第一天就能正常生活。目前临床上已开始采用最新的"无刀"新手术，术后更精准、恢复更快，行走或做家务等日常行为不受影响。

（二）青光眼

青光眼可分为开角型青光眼和闭角型青光眼两种类型。研究发现,亚洲人患青光眼多为闭角型,占 70%～80%,患者会在自己不觉察的情况下,病情慢慢恶化,先是周边视力和夜间视力受影响,然后才影响到中央阅读视力。而青光眼早期有一定的隐匿性,九成以上的患者并不表现为典型青光眼症状,因而有时易误诊。如果能够早期发现闭角型青光眼的倾向,通过积极的医疗干预、治疗,可以有效控制病情。

青光眼是不能根治的,但能控制病情。青光眼的治疗包括药物和手术治疗。通过药物,可增加眼内房水的排出量,或者降低眼内房水的产生量,视病患情况所需。一般药物能安全地控制眼压数年。对早期患者来说,可采用局部点眼药治疗青光眼,但慢性闭角型青光眼不易控制或经常反复发作,药物治疗无效时,就应及时进行手术。

（三）老年性黄斑病变

老年黄斑病变是一个视网膜问题,是导致 65 岁以上人群视力下降的最主要原因之一。这是由于老化导致眼后视网膜上黄斑退化而影响视力的一种眼疾。发病初期症状不明显,不过随着黄斑的逐渐退化,患者开始觉得视觉中间部分出现一个盲点,看东西有点模糊,或者形体的线条出现扭曲,大小也异常。发展到后期,患者一睁开眼就会看到中央有个盲点或者黑斑,阅读写字变得很艰难,连辨认小东西或者亲友的脸孔也有问题。在治疗上,可服用叶黄素保护黄斑功能,严重时需造影后行激光治疗或注射药物,防止黄斑变性进一步发展而导致中心视力完全丧失。

【康复照护】

（一）饮食

1. **维生素 A 原和维生素 A**　维生素 A 有两种主要形式:维生素 A 原(主要为植物来源的 β 胡萝卜素)和已形成的维生素 A。β 胡萝卜素可以在体内转变成维生素 A,因此,含 β 胡萝卜素的果蔬是维生素 A 的良好来源。维生素 A 是构成眼感光物质的重要原料,体内维生素 A 充足,便可增加眼角膜的光洁度,使眼睛明亮有神。来源于动物性食物中的维生素 A,主要存在于动物肝、鱼肝油、蛋奶及其制品;来源于植物性食物中的β胡萝卜素和各种类胡萝卜素,主要存在于绿叶蔬菜、黄色蔬菜和水果类,如西兰花、豌豆苗、菠菜、胡萝卜、甘薯和枸杞子等。

2. 类胡萝卜素(叶黄素和玉米黄素) 在类胡萝卜素家族里,只有玉米黄素和叶黄素存在于眼睛的视网膜中,它们能吸收强损害视网膜的蓝色光线,保护视网膜免受伤害,保持视觉灵敏与清晰。富含叶黄素的食物有菠菜、花椰菜、洋葱、红苋菜、芦笋和油菜等;富含玉米黄素的食物有玉米、南瓜、橙子、菠菜和芥蓝等。

3. 花青素 花青素有强化毛细血管的作用,可稳定眼部的微血管,并增强微血管的循环。此外,它还是一种强抗氧化剂,可以减少自由基对眼睛的伤害,具有提高视力的作用。富含花青素的食物有蓝莓、黑莓、草莓、葡萄、樱桃、紫萝卜、胡萝卜、红石榴和紫米等。

4. 锌 锌具有促进维生素A代谢和生成的作用,有利于维护视觉健康。如果没有足够的锌,则会导致视力下降,弱光下视物不清。含锌丰富的食物有贝类和软体类海鲜、动物肝、瘦肉、黑芝麻、榛子以及核桃等。

5. 维生素E 维生素E具有很强的抗氧化性,它能减少眼球中的自由基,起到保护视力的作用。富含维生素E的食物有植物油、坚果、豆类及海产品等。

6. 维生素C 维生素C能防止视网膜受到紫外线伤害及晶状体老化,同时增加眼睛中细小血管的韧性并修复细胞,增进眼球健康。维生素C主要来源于新鲜水果和蔬菜,深色蔬菜、柑橘、柚子、猕猴桃、鲜枣、葡萄柚、青椒和草莓中的含量较高,蔬菜、水果的储存时间及烹调方式等对维生素C会有不同程度的破坏。

7. 维生素B_2(核黄素) 核黄素为体内多种黄素酶的辅酶,广泛参与体内的氧化还原反应。若核黄素缺乏,则会出现眼球结膜充血、视物模糊等症状。一般来说,蛋类、瘦肉、乳类、豆类和谷类是核黄素的主要来源。

(二) 运动

1. 锻炼身体,增强体质 人体是统一的整体,如果身体状态不好,就会影响视力。如患有贫血、神经衰弱、营养不良、内分泌紊乱或全身发热疾病期间,视力一般都会比平时差。当情绪低落、睡眠不足或长期生活无规律时,也会出现视力下降。因此,应注意多锻炼身体,增强体质。同时,还要养成良好的生活习惯、保证充足睡眠。

2. **做眼睛康复保健操** 专家提醒,做眼睛康复保健操应注意以下事宜:穴位到位、力度到位、卫生到位。尤其要确保手部清洁,眼部附近无感染。以下情况不能做眼保健操:① 处于新冠病毒感染期或具有密切接触史尚在隔离观察期的人,应暂停做眼保健操。② 眼部急性炎症、眼睛红肿、分泌物增多、急性传染性结膜炎(俗称"红眼病")。③ 有医生告知不适合做眼保健操的眼部疾病。开始做操前,轻闭双眼,身体坐正,双腿自然放松,双手自然搭在腿上,放松肩部,放松面部肌肉,深呼吸。

(1) 按揉攒竹穴 ① 穴位位置:双眉头凹陷处。② 操作手法:用双手大拇指螺纹面分别按于两侧穴位上;其余四指自然放松、弯曲,指尖抵在前额上。③ 节奏:随音乐口令,每拍按揉一圈,连做四个八拍。④ 力度:适中,轻微酸胀感为宜。

(2) 按压睛明穴 ① 穴位位置:鼻骨两旁近眼内角处。② 操作手法:用双手示指螺纹面轻按在两侧穴位上,其余四指自然放松、握起,呈空心拳状。③ 节奏:随音乐口令,有节奏地上下按压穴位,每拍一次,共四个八拍。

(3) 按揉四白穴 ① 穴位位置:下眼眶边缘下方的正中。将两手示指和中指并拢,轻按在鼻翼两侧,大拇指并在下颌凹陷处,随后放下中指,示指指尖所在的位置就是四白穴。② 操作手法:用双手食指螺纹面分别按在两侧穴位上,大拇指抵在下颌凹陷处,其余四指自然放松、握起,呈空心拳状。③ 节奏:随音乐口令,有节奏地按揉穴位,每拍一圈,做四个八拍。④ 力度:动作幅度不要太大。

(4) 按揉太阳穴,刮上眼眶 ① 穴位位置:太阳穴,在外眼角与眉梢之间、向后大约3厘米处的陷窝处。② 操作手法与节奏:先用双手大拇指螺纹面分别按于两侧太阳穴上,其余四指自然放松弯曲。随音乐口令,每拍按揉一圈,连做四拍。然后,大拇指保持在太阳穴位置上不动,用双手示指的第二个关节内侧,稍加用力从眉头刮到眉梢,两个节拍刮一次,连刮两次。如此交替,做四个八拍。③ 力度:适中,轻微酸胀感为宜。

(5) 按揉风池穴 ① 穴位位置:在颈后枕骨下,也就是两侧大筋脉外侧凹陷处。相当于耳垂水平。② 操作手法:将双手示指和中指并拢,然后把螺纹面按在风池穴上,其余三指自然放松。③ 节奏:随音乐口令,有节奏地按揉,每拍一次,做四个八拍。④ 力度:为保证按揉的舒适度,头部可稍微前倾。

(6) 揉捏耳垂,脚趾抓地 ① 穴位位置:耳垂正中,脚趾。② 操作手法和节奏:用双手大拇指和示指螺纹面,捏住耳垂正中眼穴,其余三指自然并拢弯曲,随音乐口令,有节奏地揉捏穴位,每拍揉捏一圈;揉捏的同时,双脚的全部脚趾跟随节拍作抓地运动,每揉捏耳垂一圈,做抓地运动一次。连做四个八拍。③力度:适中,轻微酸胀感为宜。最后需要提醒的是:眼保健操结束后,要记得张开双眼,向窗外眺望远处 1～2 分钟。

(三)良好的生活习惯

(1) 避免吸烟,不喝浓茶和浓咖啡,饮酒应少量。

(2) 避免一次摄入大量液体,如一次性过度饮水。

(3) 调整好心态,减轻疾病带来的焦虑和不安情绪。

(4) 生活要有规律,适当参加体育活动,全面增强体质,减缓全身各器官的衰老过程。

(5) 保持良好的睡眠。

(6) 衣领要宽松,青光眼患者最好不要穿领子较紧、较高的衣服。

(7) 有严重视野损害的青光眼患者不宜开车。

(8) 进入空调环境要有个缓冲的过程,如带一件外衣备用,尤其不要让冷风直接吹到头颈部。

(9) 改善照明、端正坐姿,最理想的光源为自然光源,不良的光源会在不知不觉中对眼睛造成伤害,太强或太弱的光对眼睛都是有害的。因此,务必选择良好的、亮度足够的照明灯具。读写姿势要端正,眼离书本一尺远,这个距离符合眼的生理调节功能,可以使眼肌的调节紧张度达到最小。

(10) 节制使用电子产品。电视、电脑由于光线强、图像有闪动感,看得时间过长,眼肌调节紧张和疲劳,就会损害视力,导致近视。因此,使用电子屏幕的时间要有节制,注意调节好屏幕的亮度,距离要适当,一般保持与电视的距离为 3 m 左右、与电脑的距离 50～70 cm,连续看电视、用电脑的时间不应超过 1 小时,每天不超过 4 小时。

(11) 经常望远,做眼保健操。用眼不提倡持久战,一般连续用眼 40 分钟就要休息 10～15 分钟。儿童青少年应积极参加户外活动,经常性地增加视距,开阔视野,放松调节,维护正常视觉功能。

(四)用药

1. 使用前注意点

(1) 清洁双手　在平时的生活中,手接触的东西最多,会沾染各种细菌病毒。养成良好的卫生习惯,可以减少感染各种病原体的风险。因此,在进行眼部操作之前,一定要使用七步洗手法对手部进行彻底的清洁消毒。

(2)检查药品状态　首先核对药品名称,然后观察滴眼液是否有变色、混浊、沉淀、絮状物等不正常现象。

通常情况下,大部分的滴眼液外观应该是清澈、透明、无杂质,如发现有异常现象则应丢弃。另外,当药品超过有效期时,即使外观没有任何异常也应当丢弃处理。过期药品的稳定性和安全性没有保障,继续使用可能会产生难以预料的后果。

如果药品还在保质期内,但是已经开封一段时间是否还能使用? 答案是,视情况而定。一部分眼药水的说明书中没有明确指出开瓶后的使用时间。建议开瓶后 4 周之内使用,超过 4 周就不要再用了,以免由于细菌超标对眼睛产生二次感染。另一部分眼药水的说明书中明确规定了使用时间,就应该按照说明书的时间要求来使用。例如:开盖后 15 天内用完的四味珍层冰硼滴眼液;开启后限当日使用的聚乙烯醇滴眼液等。所以,使用药物前务必留意药品说明书。

(3)清理眼分泌物　有些眼病(如细菌性结膜炎、角膜溃疡等),患者的眼睛会产生大量分泌物,这时需要先用棉签或生理盐水将眼睛清理干净,然后再使用滴眼液。否则,可能会导致药品药效发挥不良或形成继发感染。

(4)确定药品用量　一般来说,眼袋的正常容量为 0.03 mL 左右,一滴眼药水的量约为 0.04 mL,也就确认是 1~2 滴的量就足够了。滴入过多反而会造成浪费。

2. 使用时注意点

(1)滴眼时眼睛不要紧闭,否则会将药液挤出,轻轻闭眼即可。

(2)不要直接滴在黑眼球(虹膜)上,特别是药液温度较低的情况下。这样做可能会刺激眼球引起闭眼反应,导致药液无法滴入眼睛。

(3)不要让流出的药液回流到眼中,用棉签或纸巾擦去。

(4)眼药水的瓶盖翻转放置(瓶口朝上),不要让瓶口接触其他物体,以免受到污染。

(5)遵医嘱或按说明书使用滴眼液,不可过于频繁使用。

(6)如需使用 2 种以上的滴眼液,2 种药液之间应间隔 5~10 分钟使用。

(7)滴眼液应专人专用,不可混用。

（五）白内障的治疗

老年性白内障要早发现早治疗，如果出现视物模糊等情况，要尽早到医院眼科进行检查和治疗，寻求专业的帮助。

目前对老年性白内障并没有特效药。滴眼液只能对初发期白内障起到延缓病情发展的作用，晶状体一旦混浊无法逆转，手术仍是治疗老年性白内障唯一而且有效的方法。

随着科技日新月异，白内障手术更新换代，手术技巧和方法相较数年前有了很大的进步，目前先进的白内障手术属于微创手术，基本没有年龄限制，上至百岁老人，下到婴幼儿，都可以进行手术。一台顺利的白内障手术往往在半小时内就完成了。

（六）白内障手术后的康复

1. 术后当天 术眼要包盖，目的是使眼球减少转动，让眼睛得到充分的休息。尽量卧床休息，以室内活动为佳，避免过度活动，例如憋气、咳嗽等，在打喷嚏时动作一定要轻，更要避免低头取物。

保护术眼，由于眼垫遮挡术眼，影响立体视觉，嘱患者在室内和走廊活动时放慢速度，扶墙靠边行走；同时清除活动空间的障碍物，防止地面积水。

不能用流水洗脸，可用湿毛巾擦脸。

手术当日一般不对术眼滴眼药水，手术当天伤口轻度疼痛是正常反应，有时伴有头痛或恶心，这些症状一天后会渐渐消失。如果明显严重，多因眼压高引起，可以使用降低眼压的药物。

2. 术后第2天 根据医嘱可由医生去掉遮眼纱布，视力情况会因手术炎性反应及角膜水肿的影响而使视力提高可能不明显，但用药3天后视力会有所改善。

此时生活虽然能自理，但仍以卧床休息为主。

如感到术眼疼痛、流泪、轻度异物感、结膜下点片状出血、结膜充血等均属正常现象，但如果眼睛明显胀痛、头痛恶心、呕吐或视力突然下降，要及时报告医生以对症处理。

患者外出应戴上墨镜，以避免眼睛受到强烈光线的刺激。

术后用药，主要是以消炎药物为主，分为滴眼药和口服药，有的还会有静脉滴药。滴抗生素眼药水时，要把手洗干净，瓶口不能接触眼睛，按医嘱滴药。

注意测量体温、脉搏,如有发热,查明原因并对症治疗。

3. 白内障超声乳化手术一般不缝线 个别患者可能有缝线,也不需要拆除,需要拆除缝线的,一般要到术后 5～7 天。拆线后局部仍要点眼药水或药膏,以预防感染。但点药时要注意卫生,将手洗干净,对于年龄大的患者建议让家人帮助用眼药水或药膏。

4. 术后半个月内限制剧烈活动 洗澡洗头、洗脸时切勿让脏水溅入眼内。因为眼内的伤口是肉眼观察不到的,眼内的伤口愈合大概需要 3 个月的时间。

术后 1 个月内,患者要做到以下几点:① 不要过度用眼,尤其不要长时间地看书、上网或看电视。② 不要用手揉眼或者压迫眼球,避免伤口裂开。③ 戒烟戒酒,进食易消化的营养丰富食物,并保证充足饮水量(每日 1 000 mL),以促进伤口愈合。④ 有高血压和糖尿病的患者,一定要继续控制血压和血糖。⑤ 为防止术后便秘,多吃蔬菜和水果,如出现便秘应遵医嘱使用缓泻剂或灌肠剂,如开塞露等,以防排便时用力过猛,使眼睛局部伤口出血和伤口开裂。

术后 3 个月内患者应保持心情开朗,正确对待日常生活中的各种刺激,保证睡眠,预防感冒、咳嗽,咳嗽厉害时,要服镇咳药,以免影响伤口的正常愈合。

在病情稳定的情况下复查时间一般为:术后 1 周内(术后并发症高发时段)、术后 20 天(术后根据病情停药时间)、术后 3 个月(恢复稳定需验光配镜时间),后期建议患者每年复查一次即可。

(七) 青光眼的治疗

降眼压是目前治疗青光眼最重要的手段,包括药物、手术和激光治疗。

1. 药物 主要使用降眼压的药物,辅助一些扩血管、保护视神经的药物。

2. 手术 通过手术的方式建立新的通道,将房水引流出去,从而降低眼压。

闭角型青光眼患者绝大多数需要手术治疗,因为他们眼部的房角已经关闭,房水不能流出,必须通过手术建立一条新的通道让房水流出。因此,闭角型青光眼首选手术治疗。而开角型青光眼患者的房角是打开的,但是筛网的网孔不通畅,其中有一部分患者可以通过长期药物治疗降低眼压,控制病情,而另一部分药物治疗效果不理想者,仍需要手术治疗。

3. 激光 闭角型青光眼主要是因为前、后房流通不畅,使用激光在虹膜上打孔,可以让前、后房的流通更加顺畅。开角型青光眼主要是房水流出口的

"筛网"——小梁网不通畅,用激光照射来疏通小梁网,可以让房水更加顺畅地流出。

未经激光或手术治疗的闭角型青光眼患者,或者已经接受过治疗但存在明显高褶虹膜因素者,要避免在黑暗的环境中活动时间过长,夜间看电视和学习时务必要开灯。

(八) 青光眼术后康复

1. 避免术后出血 术后包扎双眼卧床休息 1～2 天,这期间要减少活动,尤其要避免头部过多活动。如果有咳嗽咳痰要对症处理,防止因咳嗽或活动剧烈牵拉伤口,导致伤口出血而影响愈合。

2. 饮食宜清淡 一般患者在手术后都习惯进行"食补",以加快伤口愈合和机体恢复。但青光眼患者手术后却是最忌"大补"。因为在手术中会在患者的眼内和眼外做一个滤过通道,相当于制造一个"伤口",但这个"伤口"却是手术能否成功的关键。在术后前 3 个月,医生们会想方设法延缓"伤口"的愈合。如果这时经常吃一些高蛋白质食品,甚至促进组织愈合的药物,就可能导致滤过通道瘢痕化,造成手术失败。宜吃一些低蛋白质、素食、纤维素为主的食物,刺激性食物以及烟、酒、咖啡等都要戒除。此外,还要特别注意术后不要服用参类补品和活血化瘀的药物,因为其可能导致患者在低眼压的情况下产生前房出血。

3. 保持乐观情绪 手术后一般会有轻度眼疼、流泪等刺激反应是正常的,如有眼胀疼甚至头痛、恶心等症状,应及时报告医生。要避免情绪低落、抑郁,防止情绪激动而引起病情复发。

4. 注意生活方式 伤口拆线后要注意养成生活规律、劳逸适度、睡眠充足等良好的生活方式。平日注意少量多次饮水,不一次大量饮水或喝浓茶,以免影响正常眼压调节。

5. 加强用眼卫生 术后第一周避免洗脸、洗澡,勿使水流入眼内,不要长时间阅读或在暗处停留时间过久。室内光线要适宜,防止过强或过暗,根据医嘱要定时按摩眼球(自眼球下部向上按摩),按摩时动作要轻,不可重压,每次 1～3 分钟,每日数次。同时要按医嘱定时滴眼药水,滴眼药水前先洗手,滴用 2 种以上眼药水时要间隔 5～10 分钟。

许多患者术后什么事情都不做,既不看书报,也不用眼,只待在家滴眼药水,这是错误的。患者进行一些力所能及的身体锻炼,可以使全身的血管扩张,降低巩膜上静脉的回流阻力、降低眼压、增加视神经的供血、给视神经提供更多的营养,有助于康复。患者在运动时要注意尽量做有氧运动,要避免长时间低头、弯腰或蹲下的运动,如瑜伽的倒立动作、举重、仰卧起坐等就不宜做。因为长时间的低头、弯腰或蹲下的运动会使颈静脉的血液回流阻力明显增大,巩膜上静脉的回流阻力增加。还应避免可导致眼压升高的吹奏管乐器等娱乐活动。

(九) 老年黄斑病变康复

1. 患者分辨早期症状较难　对于很多人来说,"黄斑变性"一词可谓耳熟能详,但究竟什么是黄斑变性,说不出所以然来。有许多患者常以有没有看见黄色斑块来判断自己是否患了黄斑病变,这是种误解,而且这种误解相当普遍。其实,如果中老年人经常看东西出现视物变形如弯弯曲曲、变小变大、视野模糊的情况,就应该警惕黄斑病变。因黄斑病变早期症状并不明显,所以容易与白内障等其他眼部疾病混淆。

黄斑不是眼睛里长的色斑,也不是什么异常组织,而是正常视网膜的一部分,位于视网膜中心区域,是人视觉最关键的部位。"变性"是种普遍存在的由细胞新陈代谢障碍导致的形态和功能改变。一般意义上讲的"黄斑变性",指的是与年龄增长有关的黄斑区变性类疾病,它的特点是多见于老年人,双眼发病进展较为缓慢。

2. 干性老年性黄斑变性的治疗　干性老年性黄斑变性的治疗效果不佳。对干性黄斑变性最好的治疗方法是多摄入营养素,如叶黄素、玉米黄素等,可在饮食中增加一些富含这些营养素食物,如玉米、南瓜、胡萝卜、菠菜、西兰花、猕猴桃等多种蔬菜和水果,也可以适当补充鱼油。然后每半年或一年,根据病情的轻重定期随访。

有高危因素的患者,如吸烟、饮酒等,要改变生活习惯,增加检查的频率。

预防干性黄斑变性主要有两个目的:一是不让黄斑细胞萎缩,细胞萎缩后不可逆,视力就会减退甚至失明;二是不让干性变成湿性。能达到这两个目的就是最好的治疗方法。

3. 湿性黄斑变性致盲性大　湿性老年黄斑变性危害最大,如果不治疗,视力会快速下降,严重者会在 2 年内失明。

眼底问题初步简单的自测方法就是阿姆斯勒方格表:一个 20 cm×20 cm 的大方格,每个小格的长宽都是 5 mm,中间有一个黑点。把方格表放在视平线 30 cm 的距离,在光线清晰平均的情况下,用一只眼睛凝视中间的黑点,如果发现方格表的中心或其他区域的白线出现弯曲、断裂或者变形,或者方格部分位置出现模糊或空缺,就有可能是眼底黄斑区出现问题了,需要找眼科医生做详细眼底检查。

4. 眼内注射抗血管内皮生长因子(抗 VEGF)类药物　可以有效抑制脉络膜新生血管生长,减少出血和渗出。相比其他的治疗方式,抗 VEGF 治疗能够改善视力,因此成为湿性老年黄斑变性的一种治疗方法。眼内注射的整个流程大需要 5～10 分钟,其中的注射部分仅几分钟就能完成,注射过程中患者甚至没有明显的感觉。眼内注射是眼科的常规操作,目前我国老年黄斑变性临床指南推荐每月注射 1 针抗 VEGF 药物,先连续 3 个月,后根据每月随访按需治疗。连续前 3 针治疗后,75% 的患者视力会获得改善。

5. 抗 VEGF 治疗外需注意什么　老年黄斑变性尚不能根治,患者需要坚持定期复查。每次打针后的 1 天、1 周及每月复查,坚持 1 年,以后医生根据患者情况制订复查频率。复查时,患者需进行常规的视力、眼压、OCT 检查,必要时进行眼底荧光造影检查。

黄斑变性虽然局限于眼睛,但生活习惯和饮食结构对疾病发展与转归也有影响。吸烟是已知的导致老年性黄斑变性的一个重要影响因素,患者应戒烟;要控制高血压和肥胖等全身性因素;多吃富含叶黄素的蔬菜,如菠菜、玉米等。尤其是 55 岁以上者,每年进行一次眼底检查必不可少。切记,只有改善行为、规范治疗,才能控制黄斑变性,保住视力。

【预防】

在日常生活中我们应从以下几方面来预防或延缓白内障的发生。

1. 避免过度视力疲劳　用眼应以不觉疲倦为度,并注意正确地用眼姿势、距离、光亮等。每用眼 1 小时左右,应让眼放松一下,如闭眼养神、走动、望天空或远方等,使眼睛得到休息。尽量不要长时间在昏暗环境中阅读和工作。

2. 避免长期过量接触辐射线　长期接触长波紫外线辐射,可导致慢性蓄积性晶状体损伤,诱发或加速白内障的生成和发展,所以要避免在强烈的阳光、灯光或其他辐射线照射下工作和学习。在户外活动时,应戴有紫外线滤过膜的眼镜,以防辐射线直射眼睛。

3. 坚持定期按摩眼部　可做眼保健操进行眼部穴位按摩。

4. 注意饮食的宜忌　白内障的产生与晶状体内缺乏维生素 C、B 族维生素、氨基酸、某些微量元素有关,应多食富含上述物质的蔬菜、水果、鱼、肉(动物肝脏)、蛋类食物,少食辛辣、油腻食物,并戒烟、酒。

5. **保持心情舒畅**　要避免过度情绪激动,保持心情愉悦。

6. **遵医嘱滴眼药水**　滴眼药水前洗净双手,药瓶口距离眼部 2~3 cm,滴药时勿按压眼球。同时滴两种或以上药液时先滴刺激性弱的,再滴刺激性强的,先滴眼药水后涂药膏,每次每种药要间隔 3~5 分钟。

7. **早筛查**　第一,要重视体检;第二,要重视眼部不适症状;第三,有青光眼危险因素者应定期到医院进行检查。通常每年一次眼底检查以及定期眼底检测。

三十六、老 年 性 聋

【概述】

老年性聋是指因听觉系统老化而引起的耳聋。人们常常将老年开始出现的双耳对称的渐进性感音神经性耳聋，在排除其他原因后诊断为老年性聋。目前中国患老年性聋的人至少占老年人群的 1/3 以上。老年性聋常有听觉重振现象，患者常述："别人说话低声时听不到，大声时又嫌吵。"部分老年性聋的患者可以伴有耳鸣，声为高频声，在夜深人静时出现，以后渐变为持续性，白天也可听见。

（一）引起老年人听力下降的主要原因

导致老年人听力下降的原因有很多，衰老、疾病、药物等都有可能导致听力下降，甚至多种因素共同作用而加速听力下降。主要的原因有以下五种：

1. **老年性聋** 老年性聋是老年人听力损失最常见的原因，是老年人身体机能减退的常见表现之一。65 岁以上老人中约有 1/3 患有听力障碍。即在人体衰老过程中，随着年龄增长出现的缓慢、进展性的听觉功能下降，早期多表现为双耳对称性高频听力下降，逐渐累及中、低频率，呈现全频率听力下降，可伴有持续性耳鸣、响度重振、言语识别能力的下降。

2. **突发性聋（突聋）** 我国突聋发病率近年有上升趋势。老年人自身免疫力降低、血管性疾病等可能会引发内耳血管痉挛、血管纹功能障碍、血管栓塞或血栓形成以及毛细胞损伤等，从而导致突聋。但目前，突发性聋的病因和病理生理机制尚未完全阐明，局部因素和全身因素均可能引起突聋。精神紧张、压力大、情绪波动、生活不规律、睡眠障碍等可能是突聋的主要诱因。

3. **噪声性聋** 人类生存环境中普遍存在着环境噪声、生产噪声和生活噪声，当人长期或反复暴露于强声环境下，则会导致耳蜗毛细胞和听神经的受损并最终坏死。接触噪声时间越长，听力损伤越重。

4. **中耳炎** 中耳炎分为急性和慢性。急性中耳炎延误治疗或治疗不当，即可转为慢性中耳炎。老年人体质差,如受凉、疲劳、抗病力低下,以及各种慢性疾病,如心血管疾病、糖尿病及呼吸系统疾病,也会大大降低抵御感染的能力,较年轻人来说容易诱发中耳炎。当有上呼吸道感染时,过度或不当的擤鼻方式会导致逆行性感染,也有可能会导致中耳炎。

5. 药物性聋　老年人如多病,用药多,吃药也会中耳的损害,有的是慢性听觉系统受损。

目前已发现的耳毒性药物已有百余种,如氨基糖苷类抗生素(如庆大霉素、链罐素、新霉素等)、利尿药、解热镇痛药、抗疟药、抗肿瘤药(如氨芥、顺铂)、其他类抗生素(如氯霉素、红霉素)等。应在医生指导建议下用药,并严格掌握其适应证。

(二) 耳聋诱发因素

诱发耳鸣耳聋的因素很多,如噪声污染、精神压力过大,以及部分药物如庆大霉素、链霉素、卡霉素等都会引起耳鸣耳聋。近年来伴随手机、电脑等新潮电子娱乐的普及,因不当用耳导致噪声性听力损伤的人数在增多。

【康复照护】

(一) 改变日常生活习惯

1. 老年人要养成良好的饮食习惯　要充分重视营养,平时多补充锌、铁、钙等微量元素。尤其是锌元素,对预防老年性聋具有很好的保健作用。富含锌的食物主要有海鱼、牡蛎、鲜贝类等,经常食用对预防老年性聋很有好处。

2. 老年人要注意保持心态平和,情绪稳定　老年人的血管弹性不足,如果情绪激动,很容易导致耳血管痉挛。特别是老年人血黏度高,更会加重内耳的缺血缺氧,致使听力下降。银杏叶片能较好地改善老年人的微循环,达到保健和治疗的目的。

3. 老年人应避免在噪声大的地方久待　因为长期的噪声刺激,可使听觉器官经常处于兴奋状态,使之产生疲劳。同时,噪声刺激还可使脑血管处于痉挛状态,导致听觉器官供血不足而致聋。另外长期的噪声刺激会使人心烦意乱,血压升高及发生神经衰弱,也影响听力。老年人要注意尽量避开噪声大的环境或场所,避免长期的噪声刺激。遇到突发性噪声时,要及时以手遮耳,并尽快远离,以减少噪声对耳膜的冲击。同时,整个社会也应注意消除噪声公害。

4. 戒掉烟酒嗜好 因为吸烟可致尼古丁中毒，饮酒可引起酒精中毒，都能直接损害听神经。长期大量吸烟饮酒还可导致心脑血管功能紊乱，引起或加重心脑血管疾病，使内耳供血不足，从而影响听力。所以老年人应戒烟酒。

5. 加强体育锻炼 坚持体育活动，能促进全身血液循环，从而使内耳血液供应得以改善。锻炼项目可以根据自己的身体状况和条件来选择，例如散步、慢跑、打太极拳等都可以，但要坚持。

（二）耳聋康复方法

目前临床上针对耳聋的康复措施有两类：一是助听器和人工耳蜗的植入，二是基因修复和干细胞再生。耳蜗毛细胞不可逆的损伤和缺失是导致听功能障碍的最主要原因，进行耳蜗毛细胞再生、重建听觉器官的结构和功能是目前促进听力康复的研究方向。

对于已经得了老年性聋的人，怎样才能阻止病情的进一步发展呢？其实，老年性聋和任何种感音神经性耳聋一样，只要超过 2 个月就比较难治疗了。因此建议在发现听力下降时及时就医，医生会根据病情提供合理的建议和治疗方法，一股会用一些改善微循环的药物和营养神经系统的药物。这些药物要规律地服用 2～3 个月，情况才有可能改善。

病情较严重的老年人就需要佩戴助听器了。但需要注意的是因为老年性聋的特殊性和老年人神经系统退化的必然性，非常严重者佩戴助听器后也不会达到很好的效果。在国外，患有老年性聋的老年人通过安装电子耳蜗（人工耳蜗）来改善听力状况。这种神奇的电子耳朵可以使极其严重的老年性聋甚至全聋的老年人的听力恢复到正常人的 80％以上。随着人们生活水平的提升和对生活质量要求的提高，相信这种造福于老年人的电子耳朵会在广大中国老年性耳聋人群中普及。

（三）佩戴助听器

老年人听力障碍虽不致命，却足以伤害老年人的身心健康，降低生活质量及社会功能。除了药物治疗，佩戴助听器是老年性聋的主要治疗措施。但很多老人戴上助听器没几天就忙不迭地打退堂鼓，想听的不想听的混在一块儿，不适应……其实，与适应眼镜和义齿一样，佩戴助听器也存在一个适应过程。

只要克服了心理上的障碍，按要求进行助听器的适应性训练，最终它都能成为那根合适的耳朵"拐杖"。此外,部分老年性聋的患者可以伴有耳鸣,常为高频声。开始时为间歇性,在夜深人静时出现,以后渐变为持续性,白天也可听见。

(四) 戴电子耳蜗在生活中的注意事项

1. **穿着**　以全棉衣服为最佳,这样可以减少衣服之间因摩擦而产生静电。在更换衣物时,必须谨记衣服穿好后再打开并佩戴言语处理器,而脱衣前先将言语处理器取下。

2. **下车**　为了避免静电对处理器的冲击,在下车时,让患者保持手握车门的姿势,直到脚踏在地上,才松开手。

3. **触摸处理器**　在寒冷和干燥季节里,人体会累积高压静电电荷,在拿取处理器时会导致放电。为了避免这类事件的发生,当拿取处理器时,可以先碰触自己或他人的身体或接地的金属物件,从而降低静电累积程度。

4. **电视与电脑屏幕**　新式的液晶屏一般不会有静电问题,但老式的荧光屏有静电累积,应防止患者在看电视或使用电脑时直接接触屏幕。

5. **气球游戏**　使用人工耳蜗的患者不要去摩擦气球,以免造成静电反应而致处理器程序丢失。

6. **雷雨天气**　在户外雷雨区活动时,一定要远离金属设施,并将言语处理器取下保护好。如果患者因打雷的巨大声响而出现不适,应及时取下言语处理器。

7. **运动时,这些项目要注意**

(1)非肢体接触的运动　乒乓球、羽毛球、网球、跳绳、跑步、滚铁环等均属于安全运动,但有些特殊情况可能导致其他意外。

在开展这类运动时,最好将长线与言语处理器藏置于衣物下,并且使用包装袋将处理器包装,从而避免处理器受到撞击、汗水污损,以及泥沙堵塞等污染。如在进行钓鱼活动时,要防止言语处理器不慎掉入水中。

(2)水上运动　比如游泳、戏水、漂流等。只要取下外部的言语处理器,大部分水上运动是可以进行的。其他如坐船、小艇等,也要配备安全头盔,以保安全。潜水运动具有一定的风险性,因为水压以及潜水所需的重装备都极有可能对人工耳蜗使用者造成伤害,需要谨慎。

8. **看病时,这些诊疗有影响**　使用人工耳蜗的患者,一旦生病就医,有些医疗行为也可能对人工耳蜗产生一定的影响。因此,以下这些医疗过程有可能损伤耳蜗组织或人工耳蜗设施。

(1) **外科手术** 患者如要接受外科手术,应注意手术中凡是使用带电的手术器械,均需谨慎,要和医生事先沟通,并参考厂方说明。不可以使用单极电刀或电凝(在开刀的患者背部或臀部会有一块垫片),而双极电刀或电凝不可以在靠近植入体 2 cm 的区域使用。

(2) **口腔科治疗** 患者接受口腔治疗时,牙科使用的电钻一般不会对植入体有影响,但如果该电钻手柄带有类似电刺激的测试功能,则需要避免人工耳蜗植入者使用。

(3) **X 线检查** 在进行 X 线检查时,建议将言语处理器关闭。

(4) **超声波检查或治疗** 使用诊断式超声波进行检查或超声波洗牙器时,目前没有发现会造成人工耳蜗系统的损坏。但是,不建议超声波探头直接对着植入体,检查的同时,请将言语处理器关机。

(5) **磁共振检查(MRI)** 尽量避免接近核磁造影的区域,如必须进行MRI 检查,应与人工耳蜗手术团队联系。

【预防】

(一) 减缓老年性耳聋进展

1. **远离噪声损害** 噪声会使本来开始衰退的听觉疲劳,导致内耳的微细血管一直处于痉挛状态,使内耳供血减少,导致听力下降。因此,听音乐、看电视、戴耳机听音乐的时候不宜把音量放得过大,一般放在 85 dB 左右即可。

2. **合理饮食** 少食过甜、过咸及膏粱厚味,防止动脉硬化产生内耳缺血,导致听力减退。

3. **戒烟少酒** 因为烟酒对听神经都有毒害作用,尤其是烟中的尼古丁进入血液,使小血管痉挛,血液缓慢,血黏度增加,造成内耳供血不足,从而促发耳聋。

4. **多吃含铁食物** 研究发现,人在步入花甲之年后,耳部微血管会逐渐变硬、变窄,红细胞也会逐渐变硬。变硬的红细胞容易阻塞微血管导致耳部微循环障碍,断绝毛细胞的氧和营养供应,造成老年性耳聋。补充铁元素可以扩张微血管,软化红细胞,保证耳部的血液供应,能有效地防止听力减退。故应多吃些含铁元素丰富的食物,如瘦肉、动物肝、黑木耳、豆类、菠菜等。

5. **科学掏耳朵** 掏耳朵其实是个不良习惯,易碰伤耳道,引起感染、发炎,甚至可能弄坏鼓膜。耳道奇痒时，可用小棉签浸少许甘油轻擦耳道。坚持按摩耳垂前后的翳风穴和听会穴增加内耳的血循环，有保护听力的作用。

6. 保持良好心态　精神紧张会引起内耳缺血，影响听力，如恼怒、动肝火等。平时多参加力所能及的锻炼，促使全身血液循环，加强内耳血液供应，延缓器官衰老。

7. 补充锌和维生素 D　研究发现，内耳耳蜗内锌的含量很高，远远高于其他器官。而 60 岁以后耳蜗内锌含量明显降低，影响耳蜗的功能而导致听力减退。因此，老年人必须适量补充锌。此外，老年性耳聋还与体内维生素 D 的代谢异常有关，老年人应多吃富含锌元素和维生素 D 的食物，主要有瘦肉、豆类、木耳、虾、蘑菇、牡蛎、各种绿叶蔬菜等。

（二）老年性聋早发现早治疗

别忽视这些听力下降的表现，很多人容易忽视耳聋出现的一些症状，从而延误治疗，错过了最佳治疗时间。在生活中如果出现下列 5 种情况时，就要小心是不是听力下降，发生耳聋了。

（1）可以听到声音，但听到的内容不是很清楚，常常出现"答非所问"的现象。

（2）与他人交谈时，会经常打岔或必须要求对方重复一些内容。

（3）自己说话的音量不知不觉会提高。

（4）自己看电视、听音乐时会被家人抱怨声音开得太大。

（5）可能会伴有耳鸣，头晕，精细动作不协调，记忆力减退，注意力不集中等。另外，还需要特别注意单侧耳朵听力下降的情况，以防突发性耳聋、听神经瘤的可能。老年人除了注意上述症状外，建议定期进行听力检测，及早发现，及早干预，远离"耳背"。

三十七、老年口腔病

【概述】

(一) 常见老年口腔病

龋病和牙周病是常见的老年口腔病,两者主要是由牙菌斑引起的。龋病早期一般没有不适的感觉,进一步发展就可形成龋洞,遇酸、甜、冷、热等刺激时会感到疼痛不适。如果不及时治疗,牙齿大面积侵蚀,变成残疾根、残冠,甚至导致牙齿丧失。牙周病开始牙龈会红肿,触碰时出血,如果得不到治疗,会出现牙龈萎缩、牙周溢脓、口腔异味、牙齿松动与脱落等,所以,牙周病是引起成年人牙齿丧失的主要原因。

(二) 口腔病可影响全身健康

1. **心血管疾病** 在牙周炎状态下,进入血流中的细菌和牙菌斑数量比牙龈健康时高得多。咀嚼时,少量细菌进入血流,而进入身体的这些细菌含有促凝蛋白,可能会堵塞血管和动脉,进而增加脑卒中和心脏疾病的风险。另外,牙龈炎中的一些不良细菌可能寄居在血管中,最终导致血管阻塞。积极治疗牙周疾病,可以在 6 个月内减少动脉粥样硬化的发病率。

2. **糖尿病** 牙龈及牙周病与糖尿病相关,可能增加糖尿病并发症的风险。近年来,2 型糖尿病患者牙周炎或牙龈疾病的发病率在逐渐增加。严重牙周病患者罹患 2 型糖尿病的风险是牙周病轻或没有牙周病者的 2 倍。这是由于口腔中的严重炎症会导致全身产生轻度炎症反应,反过来破坏机体的糖加工能力。机体产生的各种炎症分子中,有一些会与胰岛素受体结合,妨碍人体细胞利用胰岛素来促进对葡萄糖的吸收。

3. **阿尔茨海默病** 口腔卫生不良或者牙龈疾病可能会使发生阿尔茨海默病的风险增高。牙龈感染时所释放的炎性物质与大脑中的炎症反应有关,细菌通过进食、咀嚼、刷牙等日常活动,尤其是一些侵入性牙科治疗而进入血流,进而可能进入脑组织。每次细菌进入脑组织,刺激脑内产生免疫反应,释放出杀死神经细胞的化学物质,这可能是造成思绪混乱和记忆力减退等症状的原因。

4. 肺炎　口腔感染与发生肺炎的风险增加有关,牙周病患者罹患肺炎的数量比未患牙周感染者高 3.9 倍。由于肺部与口腔距离较近,即使健康的口腔中也有很多细菌,感染口腔中的一些致病菌可被吸入肺部,引起肺炎或加重慢性阻塞性肺疾病。而改善口腔健康可以减少呼吸系统感染。良好的牙齿和牙龈健康能帮助改善生活质量,任何时候开始进行口腔健康管理都为时不晚。与其他重大疾病一样,早预防、早发现和早治疗是防治口腔疾病及相关并发症的关键。保持良好的口腔卫生习惯,每天刷牙 2 次,每次 2 分钟,使用牙线、漱口液、无糖口香糖等来保持口腔清洁。定期进行牙齿和口腔检查也非常重要。

【康复照护】

(一) 调整饮食能健齿

1. 多吃含蛋白质、含钙和磷、含维生素丰富的食物　蛋白质对牙齿钙化十分重要。足够的钙磷是形成牙齿的基础。而牙龈的健康需要维生素 A 和维生素 C,牙釉质的形成需要 B 族维生素。

2. 控制含糖食物的摄入　甜食容易黏附在牙面,发酵生酸引起龋齿。

(二) 牙齿保健操

加强牙齿保健,预防牙周病或龋齿是老年人日常锻炼生活中一项不可忽视的内容,下面的叩齿就是很好的牙齿锻炼。

叩齿保健法,即每天早、中、晚各叩齿 100 下,做的时候采取端坐位,神思平稳,上下唇微闭合,将上下牙反复地分开合上,相互叩击出声,注意,叩齿力量以不致引起疼痛为叩。这样做对促进牙槽骨新生有良好的效果。

叩齿结束后,将手指伸入口中在牙龈上揉按数十次,每次由后向前,由轻到重,长期坚持可以促进牙龈血液循环,防治牙周疾病。

需要注意的是,如果本身就患有牙周病,牙齿已经开始松动了,那就不可以再做这种保健运动,要赶紧去医院诊疗,并对松动的牙齿进行固定。

如果条件许可,可以定期进行口腔健康检查,最好每 3 个月检查一次。

（三）保持口腔清洁

1. 正确清洁牙齿

（1）以 2～3 颗牙为单位，将刷头置于颊侧牙颈部，刷毛朝向牙根的方向，使刷毛与牙长轴呈 45°，轻轻加压用力，使刷毛部分进入牙龈沟内。

（2）用短距离水平颤动的动作在同一部位数次往返，然后将牙刷向牙冠方向转动，刷颊面。

（3）刷完第一个部位后，将牙刷移至下一组 2～3 颗牙的位置，注意与前一个牙面保有重叠的区域，继续刷下一个部位。

（4）刷完上下牙齿的唇（颊）面，接着用同样的方法刷后牙的舌（腭）面，不要遗漏。

（5）用同样的方法刷牙齿的舌面，也就是牙齿的内侧面。

（6）刷咬合面时，刷毛指向咬合面，稍用力作前后来回刷。

（7）全口牙齿按照自己习惯的顺序依次刷完，不要遗漏任何一颗牙齿的任何一个牙面即可。

刷牙时间一般建议每日早晚各 1 次，每次至少 2～3 分钟。饭后宜温水漱口，配合牙线效果更好。

2. 进食后漱口必不可少　除了早晚各一次的刷牙之外，每次进食后漱口对维护口腔清洁也很重要。尤其午餐后我们往往没有刷牙的习惯，这个时候漱口必不可少。

（1）饭后半小时内可用清水漱口，清水漱口时温度应适宜，不宜太冰或太热。

（2）取用正确的漱口水量（10～20 mL），一次性倒入口腔，禁吞服，持续漱口 20～40 秒，保证漱口过程中漱口水能覆盖全部口腔。

3. 用牙线代替牙签　牙签在我们日常生活中随处可见，甚至很多餐饮店中都会提供免费牙签。当牙齿中嵌入异物时，很多人就习惯用牙签来剔除。但是用牙签并不是妥当的做法，而应该用牙线代替牙签。牙线清洁牙齿具体方法：

（1）用牙线清洁上牙时，用一手拇指与另一手的示指绷紧牙线，两指相距约 1 cm。将牙线拉锯式地进入牙齿的邻接面，成"C"字形包绕一侧牙面，上下刮除牙面的菌斑。

（2）用牙线清洁下牙时，改用两手示指绷紧牙线，上下刮牙缝的左右两个相邻面。使用上述方法依次清洁所有牙齿邻接面的牙菌斑。

4. 定期洗牙去"顽垢"　除了每天做好自我口腔清洁外,有时候还需要口腔科医生帮助清洁牙齿上的菌斑、牙结石等难以去除的"顽垢"。

某些疾病患者和特殊人群需禁忌洗牙,包括:

(1) 出血性疾病(血小板减少症、白血病、未控制的甲亢等,必要洗牙时应预先使用适量抗凝血药物)。

(2) 心血管疾病(活动性心绞痛、半年内发作过的心肌梗死、未控制的高血压、心力衰竭、佩戴心脏起搏器患者)。

(3) 口腔组织局部急性炎症期。

(4) 孕前期和孕后期的孕妇。

(5) 急性传染性疾病(急性肝炎活动期、结核病)。

(6) 其他(如口腔恶性肿瘤未处理)。

(四) 选择合适的牙刷和牙膏

1. 牙刷的选择　长期使用大头硬毛牙刷,又采用不正确的横刷牙方法会造成牙齿楔状缺损或牙龈损伤。因此,在牙刷的选择上要注意以下几点:

(1) 圆头型刷毛,刷毛软硬适中。

(2) 刷头大小要以能在口腔中灵活使用为宜。

(3) 可按年龄选适当的牙刷。

(4) 刷柄要有适宜的强度和韧性,以利于缓冲,不至于折断。刷柄上要有防滑阶梯,以增加使用时的稳固性和把持力。

2. 牙膏的选择　牙膏具有消除菌斑清洁抛光牙面、使口腔清爽等作用。目前,我国使用的牙膏主要有普通牙膏、含氟牙膏和药物牙膏三大类。

(1) **普通牙膏**　如果牙齿健康情况较好,选择普通牙膏即可。

(2) **含氟牙膏**　在普通牙膏的基础上添加氟化物,可以提高牙齿的抗腐蚀能力,降低龋齿发病率。

(3) **药物牙膏**　在普通牙膏的基础上添加药物,能预防和治疗口腔病。不过,添加的药物难以在短时间内发挥药效,而且还有耐药性等问题。

另外,正在矫正牙齿者,应在专业口腔医师的指导下认真刷牙,保持牙面清洁。在出现牙龈出血后,应更注意刷牙,可在出血部位略微多放些牙膏,轻柔地反复多刷几次,并结合牙线彻底清除牙菌斑。

需要强调的是,吸烟会使牙菌斑和牙石堆积增多,牙槽骨吸收加快,会促进牙周病发展,是牙周病的高危因素。

(五) 知情、补牙方法和补牙材料

1. 怎样选择"补牙"方法 龋齿的修复有多种方法,而牙齿缺损的修复分为直接修复和间接修复两种。

(1) 直接修复 牙洞比较小的情况下,可以直接修复。这种修复方式相对简单,而且可以尽量多地保存牙体部分,一般当天就可以完成。

(2) 间接修复 如果牙洞或牙齿的缺损范围比较大,当天不能完成修复,要经过较复杂或耗时的工艺制作后,择期完成修复,包括嵌体、贴面和牙冠。

2. 装假牙 对于牙列的缺损,则需采用"装假牙"的方法来修补,主要有三种方式。

(1) 种植牙 无论美观还是功能都最接近天然牙,是最佳的选择。但要求缺牙部位的牙槽骨正常,否则需要植骨后才能做种植牙。

(2) 固定桥 又称固定修复,它是依靠旁边两个牙齿代偿缺失牙的功能,这两颗牙齿就需要承受更大的压力,技术要求较高,但是美观舒适、功能佳。

(3) 活动假牙 方法最简单,但是稳定性差。

对于病情复杂的患者,可以根据病情采用多种不同的方法联合治疗,包括口腔内科治疗、口腔外科治疗、种植治疗、正畸治疗和修复治疗等。可根据患者的需求,必要时多个专科协作制订最佳治疗方案,以最大限度地维护患者的口腔健康。

3. 补牙材料哪种好 最早使用的补牙材料是银汞合金,后来又出现了树脂材料,现在还可以用瓷材料做成嵌体来补牙。那么,哪种材料更好呢?

(1) 银汞合金 有些人担心牙齿中有那么一块汞合金在里面,长此以往会不会中毒? 银汞合金在固化以后,不会再释放有害的汞,因此对于口腔中原有的银汞充填材料也不必过于担心。

(2) 树脂 是目前常用的补牙材料。树脂材料也有不同的种类,医生会根据牙齿缺损的部位、程度等具体情况,来选择流动性好的树脂或者更耐磨损的树脂等。

(3) 瓷 如果牙齿缺损范围比较大,也可以考虑嵌体修复。嵌体一般是瓷材料,根据缺损的形状制作嵌体,然后用黏合剂粘到缺损的部位。

（六）牙齿缺失的危害

很多老年人对口腔保健的认知还停留在每天刷牙的基础上，因此不仅出现了"老掉牙"的情况，牙周炎等导致的不同程度的牙缺失问题，还存在很大的健康危害。

（1）邻牙因无依靠，会向缺牙间隙倾斜，时间长了会造成周围邻牙的松动；缺牙间隙不及时修复会形成咬合紊乱，使全口牙齿的正常功能遭受破坏。

（2）咀嚼功能下降，影响肠胃健康。多颗牙缺失或全口牙缺失患者，如未能及时进行缺失牙修复的话，咀嚼功能严重下降，食物未经过口腔的研磨就进入消化系统，长此以往加重肠胃负担，易引发慢性胃肠疾病。

（3）无法正常进食高纤维的肉类、蔬菜等，使人体的营养平衡破坏，降低人体的免疫力。

（4）缺牙，尤其是前牙缺失，会影响发音及外在形象，对生活和工作造成困扰。

（七）拔牙

1. 拔牙前

（1）*疾病的影响*　拔牙前将自己的身体情况告知牙医，尤其是一些有凝血功能障碍、有严重的心脏病以及糖尿病患者。这样可以避免拔牙时血压过高或者拔牙后伤口难以愈合等情况。

（2）*药物的影响*　① 是否停用抗凝药与抗血小板药？对于长期服用阿司匹林、氯吡格雷或者华法林预防心脑血管疾病的患者来说，医师为了防止拔牙后难以止血，会建议拔牙前停用阿司匹林3～7天或停用华法林使 INR 值低于＜1.5，才可拔牙。然而，停用抗血小板药或抗凝药物，会使患者心肌梗死或脑梗死的风险增高。因此，在拔牙前应详细咨询医师，评估出血风险与栓塞风险，综合考量再决定。如果拔牙不超过 2 颗，且术前经过精心准备、配合术中的熟练及精确操作以及妥善的术后处理措施，不必停用小剂量阿司匹林。② 拔牙使用局麻药为主，拔不同的牙时可能略有区别，一般以普鲁卡因、利多卡因和丁卡因较为常见。对于重症肌无力的患者，最需要禁忌的是神经肌肉阻滞药（肌松药），而局麻药则是相对安全的。在局麻药中，可以避免使用酯类的局麻药，而优先选择酰胺类局麻药，比如利多卡因、丁哌卡因等。因此，将自己的身体状况告知牙医很重要。医生会根据患者身体状况慎重选择方案和麻药。

2. 拔牙后

(1) 是否使用抗生素 不是所有拔牙后患者都要使用抗生素,如果患者口腔局部存在一些致病菌就需要评估患者的自身状况以及拔牙情况,从而考虑是否使用抗生素。如果患者体质弱、年龄大,或者有严重的糖尿病等危险因素、拔牙颗数较多(≥3 颗)或创伤较大等情况下就需要使用抗生素预防感染。一般使用头孢类或甲硝唑类抗生素。

(2) 是否可以吃东西 拔牙后最好在 2 小时内不要吃东西;当天应吃软食为主,不宜过热,宜用另一健侧咀嚼。当天还应注意尽量不要漱口、刷牙,这会引起创面难以愈合。

(八) 装牙

牙齿缺失的修复手段,需根据具体情况以及患者的主观意愿选择。医生应尽量告知患者合适的修复手段,从而让患者做出合理的选择。

1. 装牙并非"越快越好" 拔牙后 3 个月左右再装牙比较合适,这是因为创口的完全愈合需要一个过程。拔牙后会露出一个牙槽的窝洞,里面充满了血凝块。几天后窝洞内生长肉芽组织,慢慢地填满这个创口,以后窝洞逐渐长平,直到创口完全愈合。创口愈合后,牙槽骨还需有一个吸收过程,要到 2 个月后才能稳定。如果创口没有长好就装牙,由于牙槽骨的吸收,拔牙创口还在变化,假牙与牙龈组织间会出现间隙,造成食物嵌塞、假牙松动而不稳固,可能要重新再装。

2. 镶牙的选择 因为外伤、龋齿、牙周病等原因而造成牙齿缺失,会带来很多不良后果和功能缺陷。目前主要有 3 种缺牙修复方案。

(1) 活动义齿(活动牙) 活动义齿是可自行摘戴的一种修复体,缺失单个牙、多个牙或全口牙都可采用。活动牙的优点有运用范围广、价格便宜、对周边牙齿损伤较小;但缺陷也十分明显,如功能恢复差、异物感明显、使用寿命短、使用不方便等。

(2) 烤瓷牙 其优点是强度高、可恢复形态与功能、耐磨性好、色泽美观逼真、表面光滑、不变形、不变色。其在舒适性、价格等方面都达到了患者可以接受的水平,但烤瓷牙修复是以损伤周围健康牙齿为代价的,而且这种损伤可能会带来并发症。

(3) 种植牙 是利用人工种植材料制成各种形状的骨内种植体,植入颌骨内或牙槽窝内作为基牙,恢复单个牙缺失。也可与另一端的天然牙或种植牙联合制作固定桥或活动义齿。虽然种植牙也有治疗周期长等缺点,但这些缺点与烤瓷牙和活动牙的缺点相比是可以忽略的。不过价格较昂贵是阻碍人们选择种植牙的一个因素,另一个因素是患者对种植牙没有客观的了解。

(九) 牙齿修复后保养

首先,清洁牙齿是必要的,可以跟正常牙齿一样刷牙、漱口,维护口腔卫生和健康。

其次,对修补的牙齿更要加强"保护",不能咬硬物,比如软骨、小核桃壳、食物中混入的砂石、碎骨头等。因为烤瓷的硬度不如牙齿,坚硬的东西可能导致其碎裂。

第三,要避免过度撕扯修补的牙齿,否则容易导致贴面、牙冠等脱落,比如咀嚼蹄筋、牛腱、法式面包等坚韧的食物。

第四,选用树脂材料修复的牙齿,不能喝可乐等碳酸饮料,以避免材料染色和分解。而烤瓷材料比较稳定,不会受到影响。

(十) 种植义齿健康

1. 种植义齿的日常维护

(1) 控制菌斑　种植体周围炎中的微生物种类比传统的牙周炎更复杂,而种植体与种植基台之间的微小间隙也会增加微生物的聚集以及清理的难度。因此,种植牙患者应更加重视每日口腔卫生的维护。包括:① 刷牙,早晚各 1 次,每次不少于 3 分钟,也可在每次饭后增加数次。牙刷最好选用软毛、小头,使用巴氏刷牙法,又称龈沟清扫法或水平颤动法。② 使用牙线和牙间刷:牙线最好每日 1 次,仔细清理每一道牙缝。对于牙间隙较大的患者,可在医生指导下在指定部位使用牙间刷加强效果。③ 冲牙器:清洁包括牙刷、牙线不易达到的死角,可在每晚刷牙、使用牙线后,再用冲牙器彻底清理全部菌斑。④ 漱口水:可用市售漱口水进行日常维护,对于有牙龈充血肿胀的患者,推荐使用 0.12% 氯己定含漱液,或遵医嘱。

(2) 戒烟　吸烟是牙周炎和种植体周围炎的主要危险因素之一。相对于非吸烟者,吸烟者常常具有更明显的炎症表现、更深的种植体周袋及更严重的骨吸收。因此,对于计划或已经进行种植体修复的患者,戒烟是获得更长久疗效的必要措施之一。

（3）控制原有的相关系统性疾病　如糖尿病、干燥综合征、骨质疏松等，其中糖尿病已被证实与种植体周围炎具有高度相关性。糖尿病患者机体代谢功能下是导致种植体周围感染和种植体脱落的主要原因。因此，控制血糖水平对防范种植体修复后并发症的发生很重要。

2. 种植义齿的定期复诊　修复完成后每2～3个月复诊1次，此后无异常者可每半年到一年复诊1次。复诊医生会对有菌斑、牙石沉积的种植体进行器械去除，对伴有牙周病的患者通过治疗而控制病情。有些患者可能需要手术治疗，通过切除性手术使牙周袋变浅、修整骨外形、再生性手术等，促使种植体周围骨再生等。切记种植牙的长期维护与随访需要患者与医生的共同努力。

【预防】

（一）老年人"爱牙五条"

（1）每天有效刷牙两次。
（2）倡导使用含氟牙膏。
（3）健康饮食保护牙齿。
（4）定期进行口腔检查。
（5）牙齿缺失及时修复。

（二）预防口腔疾病

1. 口腔溃疡　很多人因吃饭胃口变差而选择酸、辣等刺激性较强的食物。另外一些人通常会晚睡或者熬夜，或喜欢在路边吃烧烤、喝啤酒，这些饮食习惯最容易造成口疮。饮食要以清淡为原则，少吃太咸太油腻的麻辣火锅、烧烤等，多吃新鲜蔬菜和水果。若出现长时间不愈合的溃疡要及时到口腔门诊就诊。

2. 牙髓炎等牙痛相关疾病　冷饮等强烈的冷刺激可使较严重的龋齿发生疼痛，不治疗就有可能引发牙髓病、根尖周病、颌骨炎症等一系列并发症。同时，吃过多的冷饮可加重各种原因引起的牙本质敏感。经常食用含糖量较高的饮料及冰激凌，也是引发龋齿的主要原因之一，因此应及时治疗龋齿。建议：不要贪图凉爽，食用过冷食物；及时治疗龋坏牙齿；鼓励儿童饮用白开水，食用甜食后要漱口。

3. **牙周炎**　当出现牙龈出血、红肿、牙齿松动移位、咀嚼无力时,表明牙周炎已经存在。一旦出现上述症状应及时就医。更重要的是预防为主,养成良好的口腔卫生习惯,定期做好口腔检查,定期洁牙,并保证充足睡眠。

4. **口臭**　睡眠不足、精神紧张、过度疲劳,可引发暂时性生理性口臭。良好的口腔习惯可治愈大多数口臭,清洁舌背、刷牙、漱口都是行之有效的方法。当存在慢性顽固性口臭时,应注意检查是否存在其他器官的疾病。

5. **牙外伤**　各种原因导致牙外伤后,不论病情严重与否都应立即到正规医院口腔科就诊。

三十八、眩　晕

【概述】

眩晕(vertigo)是对自身平衡觉和空间位象觉的自我感知错误,感觉自身或外界物体的运动性幻觉,如旋转、升降和倾斜等,临床常需要与头晕(dizziness)鉴别。头晕仅有头重脚轻、站立或步态不稳,无自身或外界物体运动或旋转感。眩晕的分类如下。

(一) 系统性眩晕

据病变部位又分为周围性眩晕(真性眩晕)和中枢性眩晕(假性眩晕)。

1. 周围性眩晕(真性眩晕)　病因有如下几种。

(1) 内耳病变(耳源性眩晕)　① 梅尼埃病。② 急性迷路炎,见于中耳炎或迷路手术后。鼓膜穿孔后症状加重。③ 内耳损伤。④ 鼓膜内陷或受压。⑤ 耳石和前庭终末感受器病变。表现为"变位性眩晕"是与头部或身体姿势变动相关的短暂的眩晕发作。

(2) 前庭神经病变　① 药物中毒。② 脑桥小脑三角肿瘤或蛛网膜炎,如听神经肿瘤。③ 前庭神经外伤,但少见。④ 前庭神经元炎,无听力改变,仅有前庭神经症状。常在上呼吸道或消化道感染后发病,或有头部慢性感染灶。

2. 中枢性眩晕　病因有如下几种。

(1) 脑血管病　① 脑干和小脑的出血,出血量少,仅有头晕和头痛。② 脑干和小脑的梗死。③ 椎基底动脉供血不足。

(2) 占位性病变　为脑干小脑或顶颞叶的肿瘤、脓肿、结核瘤、寄生虫病等。

(3) 变性、炎症和脱髓鞘疾病　如延髓空洞症、多发性硬化、癫痫、遗传性共济失调等。

(二) 非系统性眩晕

是前庭系统以外的系统性疾病引起。特点是头晕眼花或轻度站立不稳,无眩晕感和眼震,通常不伴恶心、呕吐。

1. **颈性眩晕**　椎动脉型颈椎病。

(1) 颈椎骨质、关节、横突孔的增生及骨赘形成,颈肌、颈部软组织病变、肿物或颅底畸形等引起椎动脉受压而发生缺血所致。椎动脉本身有病变如粥样硬化性狭窄等则更易发病。

(2) 颈交感神经丛受直接或间接刺激,引起椎动脉痉挛或反射性的内耳微循环障碍而发病。

2. **高血压或低血压病引起眩晕**　低血压分为原发性低血压、直立性低血压和症状性低血压三大类。

3. **心脏疾病**　在某些疾病,如阵发性心动过速或房室传导阻滞导致耳器官缺血可引起眩晕及耳鸣、耳聋等症状。

4. **更年期综合征**　表现有多种多样,眩晕是表现之一。

5. **眼源性眩晕**　眼源性眩晕可以是生理现象,也可以是病理性的。

6. **其他原因**　如神经官能症眩晕、贫血、低血糖和亚健康等均能导致眩晕的发生。

(三) 眩晕、头晕、头昏三者鉴别诊断

1. **三者给人的感觉不同**

(1) 眩晕　以发作性的客观上并不存在而主观上却又坚信自身和(或)外物按一定方向旋转、翻滚的一种感觉(运动性幻觉)。受损靶器官应该是主管转体等运动中平衡功能的内耳迷路半规管壶腹嵴至大脑前庭投射区间的神经系统。

(2) 头晕　以在行、立、起、坐、卧等运动或视物之中间歇性地出现自身摇晃不稳的一种感觉。受损靶器官分别(或同时)是本体觉、视觉、耳石觉(主管静态和直线运动中的平衡功能)等相关(主要是神经)系统。

(3) 头昏　以持续的头脑昏昏沉沉或迷迷糊糊不清晰的一种感觉。受损靶器官是主管人类高级神经活动的大脑皮质。

2. **三者的发病机制不同**

(1) 眩晕　眩晕的发病主要是由半规管壶腹嵴至大脑皮质的神经系统不同部位,遭受人为(转体和半规管功能检查)或病变损伤所引起的一侧或双侧兴奋性增高(刺激病变)、降低(毁坏病变)和(或)双侧功能的严重对称失调,前庭系统向大脑皮质不断发出机体在转动或翻滚等的"虚假"信息,诱使大脑皮

质做出错误的判断和调控失调所致。

（2）头晕　头晕的发病主要是由本体觉、视觉或耳石觉的单一或组合病变，导致外周感觉神经的单一或多系统的各自信息传入失真，且不能协调一致和大脑调节失控所引起的一种直线运动或视物中的摇晃不稳感。头晕仅在运动或视物之中出现或加剧，一旦活动或视物停止、静坐、静卧或闭眼后症状可自动减轻或消失。当本体觉和（或）耳石觉发生功能障碍，只要视觉功能正常，睁眼时可不出现症状，但一旦闭眼或进入暗处即可出现头晕和平衡障碍，提示视觉代偿功能在机体活动中的重要作用。

（3）头昏　头昏主要是由大脑皮质兴奋性、抑制性的强度，相互转换和相互诱导的灵活性和持续性，以及对内对外反应性和持续性的降低，导致整体大脑皮质功能普遍下降或弱化所致的一种临床症状。头昏呈持续性，时轻时重，休息、压力减轻和心情舒畅时改善，反之可加重。

3. 三者的检查方法不同

（1）眩晕　主要是分别通过前庭-眼球反射、半规管的温度和转体（含大型人体离心机）等多种临床和实验室检查方法进行的，并可协助病灶的定位定性诊断。

（2）头晕　主要是分别通过问诊、功能性脑电图、简易认知和言语功能量表、条件反射、脑力负荷试验等多种临床和实验室方法，对大脑皮质兴奋性（特别是耐受力）和抑制性（尤其是鉴别抑制和睡眠抑制）两个过程的强度，相互转换和相互诱导的灵活性和力度，以及对负荷试验的反应性予以检查。

4. 三者的治疗原则不同

（1）眩晕治疗　① 病因治疗。② 抗组胺类药物如异丙嗪。③ 扩张颅内血管、改善血液循环的药物，如氟桂利嗪。④ 改善循环药物如敏使朗、眩晕宁等中西药制剂。

（2）头晕治疗　是加强治病病因的治疗和促进神经功能恢复的药物治疗为重点。头昏是以正确的劳逸结合、生活规律促进脑细胞功能的药物治疗、减轻脑力负荷和思想压力为核心。头晕别忘进行颈动脉影像学检查，颈、椎动脉的 CT 或 MRA 血管成像检查尤为重要。

【康复照护】

（一）眩晕的康复要点及注意事项

1. 调节情绪　眩晕者应保持安静、心情舒畅，情绪稳定。

2. **注意安全,防止意外** 平时应监测自己的"生命数据"(如血压、脉搏等),并注意先兆症状,如发现突然眩晕、剧烈头痛、视物不清、肢体麻木等,应及时去医院治疗。

3. **注意饮食调养** 眩晕患者的饮食宜清淡、富有营养,忌食肥甘辛辣之物。可常食用鱼肉、蛋、蔬菜、水果等食物。防止进食过饱,晚餐以八分为宜;日间多喝淡茶,注意多摄入含蛋白质、镁、钙丰富的食物,既可有效地预防心脑血管疾病,也可减少脑血管意外的发生。

4. **加强锻炼,增强体质** 患者宜注意加强锻炼,并根据身体情况制订合适的锻炼方案,持之以恒,循序渐进。

5. **日常养生要点** 避免感冒以避免诱发和加重心血管疾病。避免空调冷风直吹颈肩部,注意保暖。居室宜安静。避免用脑过度、精神紧张。保证充足的睡眠和休息,因颈椎病引起眩晕者,睡眠时要选用合适的枕头。

6. **改变体位要缓慢** 眩晕患者容易发生跌倒。在起床、改变体位时,动作一定要慢。眩晕患者可以遵循"防跌倒三部曲":

(1)在床上平躺 30 秒,随后再慢慢起身。

(2)在床边坐 30 秒,而后站立 30 秒,无不适后方可缓慢行走。

(3)行走时,穿好防滑拖鞋。若发生眩晕,要第一时间抓住身边的防护栏,然后慢慢蹲下,再呼叫周围人来帮忙。

7. **平衡训练防跌倒** 脑卒中患者的平衡功能往往会下降,眩晕症状较多,而坐位平衡是脑卒中患者躯体活动的基础,需要对此加强训练。

(1)**静态平衡训练** 坐于无支撑的床边或椅子上,髋膝踝关节均屈曲90°,脚踏于地面,双足分开约一足宽,双手置于膝上,以保持平衡、预防跌倒。

(2)**自动平衡训练** 转头、转身,观察躯体失衡情况;双手交叉,引向躯体前、后、左、右、上、下移动;健手从身体一侧取物,放置另一侧。

(3)**他动平衡训练**(在他人的帮助下完成) 使患者在受到突来的外力推拉时,仍能保持平衡,诱发出患者的保护性姿势反射。

(二)眩晕急性发作就诊

1. **发作期一般治疗** 低盐低脂饮食,静卧,避免声光刺激,解除精神紧张等。

2. **发作期药物治疗**

(1)抗眩晕:可选服氟桂利嗪 5~10 mg,每日 1 次;敏使朗 6 mg,每日 3

次。(2) 止呕吐：必要时可选用吗丁啉 10 mg，每日 3 次。

3. 其他治疗 合并焦虑和抑郁等症状者行心理治疗，必要时给予抗焦虑、抗抑郁治疗。

4. 查找病因和治疗 病因明确者积极根治内耳病变。听力已丧失而久治不愈者，可行迷路破坏手术或前庭神经切断。

5. 中成药治疗 眩晕宁片的作用机制非常广泛，可以和西药共同服用。

（三）中老年眩晕中医辨证用药

查找原因并在医生指导下对症治疗。

1. **肝火上升** 主症：眩晕耳鸣，头痛且胀，每因烦劳或恼怒而头晕，头痛加剧，面红目赤，口苦咽干，急躁急怒，舌红、苔黄脉弦数。以龙胆泻肝丸治之。

2. **肝肾阴虚，肝阳上亢** 主症：眩晕耳鸣，缠绵持久，视物昏花，腰膝酸软，五心烦热，心烦急躁，不寐多梦，肢体麻木，口苦咽干，舌质红，苔薄黄，脉弦细而数。以杞菊地黄丸治之。

3. **肾精不足** 主症：眩晕健忘，腰膝酸软，遗精滑泄耳鸣，发落齿摇，不寐多梦。偏于阴虚者则五心烦热，舌质红，脉弦细而数；偏于阳虚者则畏寒肢冷，夜尿频，舌质淡、脉沉细。偏阴虚者以知柏地黄丸或左归丸治之；偏阳虚者以右归丸治之。

4. **气血两虚** 主症：头晕眼花，动则加剧，心悸气短，不寐多梦，神倦懒言，面色无华，唇甲色淡，饮食缺乏，或便溏，舌质淡，苔薄黄或薄白，脉细弱。以人参归脾丸或十全大补丸治之。

5. **中气不足** 主症：头晕耳鸣，倦怠嗜睡，少气懒言，四肢无力，便溏，舌淡苔薄白，脉虚软无力。以补中益气丸治之。

6. **瘀血阻络** 主症：头晕或头痛，偶有心烦心悸，面色青，舌有瘀斑或紫暗，脉沉细涩。以血府逐瘀丸治之。

7. **阴亏两瘀** 主症：头晕头痛，不寐健忘或痴呆，四肢麻木，筋拘急，步履不稳，言语不清，两目干涩，五心烦热，舌质红脉弦细。以首乌延寿丹治之。

尤其注意的是中老年肝阳上亢（相当于高血压病）型的眩晕，病情严重者可猝然昏倒，有发生卒中（脑溢血、脑血栓）的可能，故及时防治尤为重要。

【预防】

（1）眩晕症早诊断，早治疗。疗效分级，眩晕评定。

（2）清除局部和全身病灶。

（3）保持生活规律，睡眠充足。

（4）避免紧张和情绪波动。

（5）锻炼身体，戒除烟酒。

（6）组胺脱敏注射对梅尼埃病预防有一定效果。

三十九、失　　眠

【概述】

　　失眠是指各种原因引起的睡眠不足，包括睡眠时间、睡眠深度及体力恢复的不足，失眠的诊断标准包括至少每周发生 3 次，并至少已 1 个月。失眠又分为三个亚型。

　　1. 入睡困难型　就寝半小时甚至 1～2 小时仍难以入睡，多见于神经官能症、焦虑症或经历重要生活事件者。

　　2. 睡眠表浅、易醒、多梦型　每晚醒 3～4 次以上，醒后不易入睡，每晚觉醒 15%～20% 的睡眠时间（正常人一般不超过 5%），多见于具有紧张个性的个体。

　　3. 早醒型　多于凌晨 3～4 点醒来，醒后不能入睡，多见于抑郁症患者。

（一）老年人失眠的后果

　　老年人的睡眠障碍可以导致各种不良后果，如生活质量下降、情绪障碍、社会活动能力下降、对睡眠药物的依赖以及认知功能缺陷等。睡眠的不足会导致日间困倦、易激惹、注意力及记忆力下降以及全身乏力等。老年人的睡眠障碍和与年龄相关的各种慢性疾病相互影响，睡眠障碍与增龄相关的各种疾病呈正相关，睡眠障碍还和多种精神障碍相关联，最多见的是抑郁和焦虑的风险明显增加。长期的睡眠障碍患者与对照组相比死亡率有所增加。

（二）失眠诊断

　　《中国成人失眠诊断与治疗指南》制订了中国成年人失眠的诊断标准。

　　1. 失眠表现　入睡困难，入睡时间超过 30 分钟。

　　2. 睡眠质量　睡眠质量下降，睡眠维持障碍，整夜觉醒次数≥2 次，早醒。

　　3. 总睡眠时间　减少，通常少于 6 小时。

　　4. 日间功能障碍　睡眠相关的日间功能损害包括：① 疲劳或全身不适。

② 注意力、注意维持能力或记忆力减退。③ 学习、工作和(或)社交能力下降。④ 情绪波动或易激惹。⑤ 日间思睡。⑥ 兴奋、精力减退。⑦ 工作或驾驶过程中错误倾向增加。⑧ 紧张、头痛、头晕,或与睡眠缺失有关的其他躯体症状。⑨ 对睡眠过度关注。

5. 失眠分类 根据病程分为:① 急性失眠,病程≤1 个月。② 亚急性失眠,病程≥1 个月,<6 个月。③ 慢性失眠,病程≥6 个月。

【康复照护】

(一) 改变日常生活习惯

1. 早上 不管晚上睡得如何,早上都按时起床,不赖床。起床后拉开窗帘,或者到室外走走,晒晒太阳。

2. 中午 尽量不要午睡,避免打盹。就算瞌睡了,也要告诉自己到晚上睡觉的时间才可以休息。午后避免喝咖啡、浓茶、可乐、奶茶等富含咖啡因的饮料。

老年人午睡要因人而异,不是所有老年人都适宜午睡,如体重超过标准体重 20% 的老年人,或血液循环系统有严重障碍的老人,特别是因脑血管狭窄而经常出现头晕症状的老年患者并不适合午睡。这是因为睡眠时心率相对缓慢、脑血流减少,容易导致老年人大脑暂时性供血不足,造成自主神经功能紊乱而引发其他疾病。

3. 晚上 晚饭不要大吃大喝,也尽量不喝酒。许多人误认为乙醇可以帮助睡眠,实际上乙醇虽然可以让人迅速进入睡眠,但会减少深度睡眠的时间,反而不利于拥有一晚高质量的睡眠。睡前 1 小时可以洗个热水澡,使身体放松。水温以 37～40℃ 为宜,超过 40℃ 会加快心跳,使人过于兴奋,难以入睡。若要泡澡,则以 37～40℃ 的温水中泡 10～20 分钟。

(二) 合理膳食,改善睡眠

1. 少吃不利于睡眠的食物

(1) 丰盛油腻的晚餐 晚上吃得多或进食一堆高脂肪的食物,会延长胃的消化时间,导致夜里无法好好睡觉。每日最丰盛的一餐应安排在早上或中午,晚餐则尽量吃得少一点儿。

(2) 含咖啡因的饮料 喝咖啡是现代生活方式的一部分,早晨来杯咖啡或茶,或是午后喝也许能让人一天精力倍增。但是摄取太多的咖啡因会兴奋神经系统,使呼吸及心跳加快、血压升高,容易使人焦虑不安甚至失眠。

(3)辛辣刺激的食物　辣椒、大蒜及生洋葱等辛辣的食物会造成某些人胃部灼热及消化不良从而干扰睡眠。

(4)会产生气体的食物　肚子胀满了气,令人不舒服也睡不着,如豆类、洋葱、马铃薯、地瓜、芋头等,那么晚餐少吃一些产气食物也许有帮助。

(5)留意含咖啡因的药物　某些非处方药和处方药也会含有咖啡因,例如镇痛药、减肥药、利尿药和抗感冒药。这些药物中的咖啡因可能与一杯咖啡的咖啡因含量相当,甚至更多。所以要仔细查看非处方药或处方药的标签或说明书,确认服用后是否会干扰睡眠或导致失眠。

2.多吃有助于睡眠的食物

(1)含色氨酸的食物　色氨酸(一种必需氨基酸)是天然安眠药,能使人心情放松、愉悦,减缓神经活动从而引发睡意。牛奶、小米含有丰富的色氨酸。

(2)富含 B 族维生素的食物　维生素 B_2、B_6、叶酸及烟酸,都被认为和帮助睡眠有关。维生素 B_2 有维持神经系统健康、消除烦躁不安的功能,能使难以入眠及常在半夜醒来的人改善睡眠状况。B 族维生素可以帮助制造血清素,而且它和维生素 B_2 一起使用,可使色氨酸转换为烟酸。人体如果缺乏烟酸,常会焦虑、易怒进而睡不好。医学上,烟酸常被用来改善因抑郁症而引起的失眠。富含 B 族维生素的食物包括酵母、全麦制品、花生、胡桃、蔬菜,尤其是绿叶蔬菜、牛奶、动物肝脏、牛肉、猪肉、蛋类等。

(3)富含钙和镁的食物　钙质摄取不足不仅会增加骨质疏松症的危险,也可能使人睡不好。钙质摄取不足的人,容易出现肌肉酸痛及失眠。每天固定喝 1 杯牛奶,有利于钙的摄取。镁是极重要的微量元素,在调节人体睡眠功能方面起到关键作用。失眠是缺镁的症状之一,深绿色带叶蔬菜、南瓜子、芝麻、豆类中的扁豆以及某些鱼类等都含有丰富的镁。

(三) 运动

保持活动量,定期活动有助于累积睡眠动力,促进良好的睡眠。失眠患者可以向医生、心理治疗师、康复师学习放松技术,学习如何控制肌肉,减轻过度觉醒状态,帮助自己平静身体,为睡眠做准备;也可以尝试呼吸练习、冥想。

介绍一套简单的睡前助眠运动,较为舒缓,主要采用拉伸和放松肌肉的运动方式,适合大部分有睡眠障碍的患者。

（1）**石头和布** 用后脑枕住双手仰卧在床上，把所有的脚趾都紧紧地抓扣住握拳，保持"石头"状。然后一面吸气，一面将双脚趾向头部方向跷，展开呈"布"状，跷到无法忍受为止，再呼气放松脚趾。重复动作 10 次。

（2）**转首摆尾** 仰卧，吸气时，头向右歪，下肢向左扭转。呼气时，身体还原。然后再吸气时，头可左歪，下肢向右扭转。呼气时，身体还原。重复动作 10 次。

（3）**后卧拉伸** 盘腿坐在床上，双手抱膝向后倒，躺倒后双腿伸直，一只手抓住另一只手的腕部，上肢与下肢向身体远端拉伸，把身体拉长。重复 5 次。

（4）**入眠冥想** 最后仰卧在床上，双眼微合，把注意力集中在双手或双脚上，全身肌肉放松，用手或脚的沉重感来体验肌肉的松弛程度，越觉沉重表明肌肉越松弛，同时进行缓慢均匀深长的呼吸。

（四）用药

1. 失眠的药物治疗 镇静催眠药物前治疗失眠的主要临床手段常用的有苯二氮䓬类催眠物、非苯二氮䓬类催眠药物、褪黑素受体激动剂类催眠药物镇静作用的抗抑郁药物和抗精神病药物等。

（1）**苯二氮䓬类药物** 苯二氮䓬类药物是目前临床上最常用的一种镇静、催眠和抗焦虑药物。根据起效及作用时间长短分为短效、中效和长效三种。短效药物有咪达唑仑、三唑仑、奥沙西泮等，半衰期约 2～10 小时，主要用于入睡困难者。中效药物有劳拉西泮、阿普唑仑、艾司唑仑等，半衰期 6～24 小时，主要治疗夜间维持睡眠困难、易醒患者。长效药物有地西泮、氯硝西泮、氟硝西泮等，半衰期在 24 小时以上，可用于治疗夜间维持睡眠困难和早醒患者。

苯二氮䓬类药物对不同类型的失眠可以起到良好的治疗作用，但其所产生的不良反应，尤其是对老年人群的影响不容忽视。常见不良反应包括口干、乏力、便秘、视力模糊、宿醉、药物耐受性依赖、戒断反应、认知功能损伤等。

（2）**非苯二氮䓬类药物** 目前，国内临床常用的非苯二氮䓬类药物有唑吡坦、右佐匹克隆、扎来普隆。此类药物不影响健康人的正常睡眠生理结构，甚至可以纠正失眠患者的睡眠紊乱，而且次晨无残留效应，不易产生耐药性和药物成瘾性，无反跳性失眠。

唑吡坦的半衰期为 1.5～2.4 小时，适用于短期治疗入睡困难者，最常见不良反应是头痛、头晕和嗜睡,进而可导致跌倒,目前未被批准长期使用。右佐匹克隆的半衰期为5～7小时,对入睡困难和夜间维持睡眠困难、早醒等不同类型的睡眠障碍都有效。该药最常见的不良反应是味觉不适和头痛。扎来普隆是一种超短效药物,半衰期约为1小时,对入睡困难的患者有效,但不适合长期使用。扎来普隆不良反应与剂量有关,主要为头痛、嗜睡、眩晕,大剂量单次用药可致语言能力下降、记忆力减退。

(3)褪黑素受体激动药　瑞美替昂是一种褪黑素受体激动药,2005年由美国FDA批准上市。它没有催眠性不良反应、戒断反应和反跳性失眠,常见的不良反应有嗜睡、头晕、恶心、疲劳和头痛。

(4)其他新型催眠药物　除此之外,许多其他药物也有镇静效应,但不推荐失眠患者常规使用。这些药物包括抗抑郁药、抗精神病药等。

2. 应用安眠药及注意项　值得一提的是,药物治疗必须与心理疗法、有规律的体育锻炼和精神松弛等共同进行,并应作为药物治疗的短期试验来进行。所有失眠患者都应接受针对任何可能诱发或加重失眠的躯体疾病精神障碍、物质滥用或睡眠障碍的治疗。

镇静催眠药物的作用随剂量不同而异,小剂量产生镇静作用,中等剂量可引起类似生理性睡眠,大剂量则产生麻醉作用。在能保证睡眠情况下建议选用最小剂量。但也不要因为害怕不良反应而减量,用药剂量需遵医嘱。

镇静催眠药物连续服用时间不宜过长,否则易产生耐受和依赖。催眠药大多经过肝解毒、肾排泄,若经常服用催眠药物应注意定期随访肝、肾功能。

3. 老年人失眠怎样选药　有调查显示,超过50%的老年人存在睡眠问题。老年人睡眠障碍的原因错综复杂,某些疾病如夜尿症、睡眠呼吸暂停综合征等对睡眠都有影响。因此,失眠时最好不要急于用药催眠,应首先找出失眠的原因,并设法消除这些原因。其中最常见原因有躯体因素,这是因各种疾病的不良刺激引起的失眠;此外,还有环境因素和心理因素。

对于各种疾病的不良刺激所引起的失眠,须针对病因给予治疗。而对于环境因素和心理因素,应首先使用非药物治疗。非药物治疗包括放松训练、生物反馈、控制刺激、睡眠限制等。

在非药物治疗失眠无效的情况下,才考虑药物治疗。镇静催眠药的选择应根据患者需要。临床上使用的镇静催眠药主要有巴比妥类、苯二氮䓬类、非苯二氮䓬类。目前,大量的药理实验以及临床应用证明,苯二氮䓬类药物较巴比妥类药更安全、依赖性小、价格便宜,长期应用,停药后戒断症状轻,过量服用后也容易被唤醒,是使用较广泛的催眠药之一。对于难以停药的慢性顽固性失眠患者,可交叉应用不同种类的苯二氮䓬类药物或非苯二氮䓬类药物治疗,以降低药物依赖。但剂量不宜过大、时间不宜过长,症状改善后要逐渐减量至停用。

对于难治性失眠伴抑郁、焦虑的患者,加用适量抗抑郁药,避免联用两种及以上苯二氮䓬类镇静催眠药物治疗,症状改善后应尽早停药。

老年人治疗失眠应避免使用长效苯二氮䓬类制剂如氟西泮等,这类药物会引起依赖、失效、耐药和药物性失眠。

4.服药安全

患者务必注意以下用药原则和注意事项,以减少药物不良反应、提高用药安全。

(1)交替用药,每种药使用不超过2周。

(2)采用最低的有效剂量,不要随意加量。

(3)间断用药,尽量不连续使用。

(4)睡眠恢复或症状改善后逐渐停药,避免反弹。

(5)是否服药主要根据白天的工作效能和生活质量,有较严重的日间症状时才服用。

(6)服药后应该马上睡觉,不要再从事其他活动,否则容易因意识模糊而晕倒、摔倒等。

(7)服药第二天醒来后,不要立即下床,躺两三分钟后再起来,减少摔倒概率。

(8)长期用药者最好每2个月查肝肾功能和血象。此外,安眠药不建议长期使用。失眠患者应与精神心理科医生讨论商量,尝试非药物治疗,来提高夜间睡眠质量。

5.什么时候能停安眠药 药物是治疗失眠的主要手段之一,药物通常作用快、疗效肯定。药物的使用应根据每个人的具体特点,结合药物特点,选择用药,不建议拿其他人的安眠药来尝试,最好到专业的医生那里咨询指导具体用药。

当患者感觉能够自我控制睡眠时,可考虑逐渐减量、停药。对应急性、一过性失眠,可以按需使用,外部环境改善后停用一般都是可以的。

对于慢性的长期失眠不建议在睡眠改善后突然终止药物,因为一旦停药,发生失眠反弹,一般来说该现象是暂时的,大多无须重新用药。但如果失眠的原发因素持续存在,症状可能会反复。如失眠与其他疾病(抑郁障碍)或生活事件相关,病因去除后,也应考虑停药。减量方法为将药物分开(片剂)或减少夜间用药(胶囊),周五或周六夜间开始减药较为合适,以后每1周或2周减少1次,持续治疗停止后可间歇用药一段时间。停药应有步骤,需要数周至数月时间。

(五) 睡眠质量评估

世界卫生组织对睡眠质量的评价标准:① 能在30分钟内入睡。② 睡眠沉,呼吸深长不打鼾,夜间不易惊醒。③ 起夜少,无惊梦现象,醒后很快忘记梦境。④ 早晨起床后精神好。⑤ 白天头脑清晰,工作效率高,不困乏。

【预防】

人的一生中约有三分之一的时间是在睡眠中度过的,良好的睡眠不仅能改善记忆力,保证充沛的精力和良好的状态,还能降低罹患2型糖尿病、高血压病、呼吸系统疾病、心脏病、抑郁症等疾病的风险。

暂时性失眠患者需要从生活细节做起,养成良好的睡眠卫生习惯尤其重要。做到以下几点可以使睡眠质量得到显著改善。

(1) 按时就寝起床,养成规律性的作息习惯可以避免对身体的过度消耗,早睡早起身体好。

(2) 创造舒适的睡眠环境,降低睡眠时的噪声,卧室避免光线刺激都会为良好的睡眠带来保障;另一方面,选择舒适的枕头和床铺可以让身体得到最大程度的放松。

(3) 定期进行体育锻炼,适度的运动总会为身心带来调整。

四十、慢 性 便 秘

【概述】

便秘是临床上最常见的胃肠道症状之一,常表现为排便费力、排便次数减少、排硬便或干球便、排便不尽感、肛门直肠堵塞感,甚至用手辅助排便。慢性便秘在过去相当长时期内被人们所轻视,近年来,便秘患病率逐渐升高,而且便秘与急性心脑血管疾病、痴呆、结直肠癌发病有着密切关系,已引起越来越多的关注。

(一) 什么是便秘

在我国,成年人便秘的发病率是 4‰～6‰,60 岁以上老人的便秘发病率高达 22‰,女性发病率高于男性。那么什么是便秘呢? 便秘可以用 3 个"太"来概括:太少,太硬,太小! 即:① 排便次数减少,每周排便少于 3 次。② 粪便干硬,典型表现是排出的粪便同山羊的差不多。③ 排便困难,费了九牛二虎之力,才排出一点点。

一般来说,如果持续 3～6 个月都发生便秘就需要进行药物治疗。

(二) 如何判断便秘

目前,对于功能性便秘多采用罗马Ⅱ诊断标准。

1. 症状。持续 6 个月以上,近 3 个月症状必须满足以下两条及以上,即排便费力,排便为块状或硬便,有排便不尽感,有肛门直肠梗阻和阻塞感,需要用手辅助排便,排便少于每周 3 次。

2. 不用泻药几乎没有松软的大便。

3. 不足以诊断为肠易激综合征(IBS)。

(三) 便秘原因

1. **膳食结构不合理** 蔬菜水果、五谷杂粮吃得太少,膳食纤维严重缺乏,导致大便形成困难、肠动力不足。对应之策:多吃蔬菜水果,特别推荐芹菜、萝卜、韭菜等富含膳食纤维的食物；多吃五谷杂粮，特别推荐红薯、玉米、小米、燕麦等。

2. 坐的时间太长　运动太少，肠道蠕动缓慢。对应之策：坚持体育锻炼；睡前按摩腹部，可顺时针按摩腹部 50 下，再逆时针按摩腹部 50 下，可改善肠道蠕动缓慢的问题。

3. 喝水太少　以致肠道失润而使大便干燥。对应之策：早上起床后先喝 300～500 mL 清水，帮助清理肠道。茶和咖啡虽有利尿作用，但还是要多喝水。

4. 生活不规律　不能做到早睡早起，错过最佳排便时间。对应之策：适当早起，留有足够的如厕时间。养成在清晨六七点钟排便的习惯，因为这段时间是人体内大肠蠕动最旺盛的时间。

5. 精神压力太大　导致肠易激综合征。虽有便意，却无法顺利排便，或排便后仍有残便感。对应之策：学会舒缓压力，放松心情。由于减肥或降脂等原因，长期过少摄入油脂类食物，造成肠道干涩不润滑。对应之策：可以尝试在睡前喝一小勺橄榄油，并在日常饮食中适量摄入天然植物油脂。

（四）便秘有哪些危害

日常生活中，有相当一部分人认为便秘只不过是大便难解，身体没有什么大的影响。殊不知，便秘对身体健康的危害是很大的。

临床中，冠心病、心绞痛、心律失常等患者因便秘时排便用力而造成迷走神经对心脏的抑制反射，导致急性心肌梗死、急性心脏停搏、心脏综合征的突然发生，并可谓屡见不鲜。

便秘会加重肺气肿、自发性气胸、高血压等疾病的症状或发生意外。便秘可以引起或加重痔疮、肛裂、肛门感染、直肠脱垂等肛门直肠疾病。

长期便秘者的肠内易积聚有害气体，产生鼓肠，使静脉回流受阻和消化功能出现障碍；能引起上腹饱胀不适、食欲缺乏、嗳气、恶心、腹痛、肠鸣、屁多等症状；还会使身体出现中毒症状，如头晕乏力、精神淡漠、口苦、心烦易躁等。此外，长期便秘也可诱发直肠癌等。

【康复照护】

（一）饮食

膳食注重补充纤维素和水分。保证纤维素的摄入对于预防便秘很重要，纤维素建议每日摄入量为 25~35 g。

每种食物中的纤维素含量是不一样的，相对而言，香菇、黑木耳、杏仁、黄豆等含量较高，可以适量多吃一些。蔬菜和水果含量相当。米饭、面制品的纤维素含量低，肉类基本不含纤维素。

因此建议，每日进食 2~3 个水果和 500 g 以上蔬菜。多吃全麦面包、麦片等；多吃豆类如红豆、绿豆等；多选高纤维的菌类如金针菇、云耳、发菜等。

多吃富含 B 族维生素类的食物，可促进消化液分泌，维持胃肠道正常蠕动。

常吃乳制品。牛奶是天然的缓泻药，便秘患者若在睡前饮用 150~200 mL 牛奶，次晨就易产生便意。另外，也可以多吃优酪乳、乳酪等发酵乳制品来补充益生菌，调整肠胃功能。

以五谷杂粮和根茎类为主食；平时可以用糙米替代部分白米煮饭。若能加燕麦、薏仁等营养谷物更好；吃面包、面条时，可选全麦制品。番薯、马铃薯等根茎类通便效果也极佳。

多以豆类替代肉类，以豆类及其制品如豆腐，有高纤维素无胆固醇与抗氧化的效果。而豆浆与豆奶也是很好的通便食品。

充分的液体摄入可以促进结肠的运动，帮助排便。老年人口渴感觉功能下降，对缺水不敏感，可影响排便频率和粪便重量。

除非患有心、肾功能不全等不宜过多饮水的人群，一般人群建议每日摄入水分 1.5~2 L，便秘时要更多些。

便秘者可以增加晨起第一次的饮水量，最好清晨空腹先喝一大杯水，再适当活动，可湿润胃肠道，软化粪便。

不爱喝白开水的人，也别用咖啡、浓茶、可乐等含咖啡因的饮料取代，因为它们会利尿且抑制肠道蠕动。实在不能接受白开水，可以改喝胡萝卜蜂蜜汁、花草茶、梅子汁等蔬果汁。

(二) 运动

1. 加强锻炼 对老年便秘患者而言，考虑到老年人身体功能下降，伴随有多种慢性病，甚至可能因病卧床，所以运动要根据个体情况安排，在能力范围内增加日常活动量。

若是卧床或坐轮椅的老年人，可以通过转动身体，挥动手臂等方式尽可能增加锻炼。还可以每天坚持下面两个"小动作"。

（1）**按摩腹部** 平卧放松，从右下腹开始沿着向上-向左-再向下的顺时针方向按摩腹部，即顺着升结肠-横结肠-降结肠-乙状结肠的次序环形按摩。每天早餐后和晚睡前正确按摩腹部，每次 30 分钟。

（2）**提肛运动** 平卧或坐位时进行收缩肛门运动，即正常排便时的一收一放动作，以锻炼提肛肌的收缩力，改善盆底功能，摆脱便秘困扰。

2. 生物反馈训练 排便不仅是肛门的事，还需要身体其他部位的肌肉来配合。作为一种完全无创的排便训练法，借助仪器设备可将排便时肛门直肠局部的压力和电活动直观地反映在屏幕上。在治疗师的帮助下，患者可纠正错误的排便活动，从而使出口顺畅，治疗便秘。目前，该方法主要用于治疗盆底失迟缓或盆底松弛引起的出口梗阻型便秘，是国内外推荐的治疗方法。

（三）改变不良排便习惯

可能不少人都没有注意到，有些"坏习惯"也会影响排便，比如排便时腹部收缩，或是排便时肛门紧张；还有的人习惯在排便时阅读、看手机，蹲坐的时间"不由自主"就会变长；还有些人因为排便习惯不定时，便意来袭的时候因为不方便而只能忍……这些不良习惯也是造成便秘的"帮凶"，所以应该有意识改变。

1. 养成良好的生活方式 首先要养成定时排便的习惯，不管有无便意，早晨起床后首先是蹲厕所，形成条件反射，养成良好的排便习惯。其次，要进行适量的运动，如快走 20～60 分钟；仰卧，将脚高举过头，像踩脚踏车一样进行运动。再次，要足量饮水，每日约 2 000 mL，以提高粪便的含水量，通过增加粪便的容积来改善便秘症状。

2. 改变坐姿助排便 坐式排便时，可在脚下放置小板凳，垫高小腿，使膝盖超过臀部。上身向前倾，双肘放在大腿上，挺直腰背，腹部向前鼓出，利用腹压向下排便；集中注意力，深呼吸几口气后屏气、腹肌收缩、盆底肌放松。该姿势可以让直肠肛管夹角变直，更容易排出大便。

3. 按摩帮助排便 对于慢性便秘患者来说，平时可以躺在床上，两手掌相叠，在腹部围绕肚脐顺时针方向做按摩，当按摩至左下腹时，要适当加强手指压力，以不感到疼痛为度。按摩时长为 10 分钟左右，能加快肠道的蠕动，避免便秘。这一招需要长期坚持。

（四）用药

1. 合理选择药物 除了以上对生活习惯、饮食、运动的注意和锻炼之外，对于老年人慢性便秘,可以在医生和药师的指导下,选择性地使用一些药物辅助治疗。

(1)刺激性泻药　主要特点为刺激肠蠕动,对排便动力衰弱和缺乏有一定的帮助,但有时会发生腹痛,水、电解质紊乱等不良反应,不宜长期服用。

(2)高渗性泻药　主要特点是经结肠细菌的作用,降解为低分子酸类,增加便秘的渗透性和酸度,使肠腔的容积增加,刺激蠕动。

(3)盐类泻药　含有不被吸收的阳离子和阴离子,由于渗透压的作用,使肠腔内保留足够的水分,促进肠蠕动。

(4)润滑性泻药　用于干粪便或排便功能较差者,如大众熟知的开塞露,用药后刺激肠壁,可引起排便。

2.推荐老年便秘常用药物

(1)麻仁润肠丸　麻仁润肠丸是一种中成药,能够润肠通便。如果便秘的同时伴有小便黄少、胸腹饱胀,可以选用此药,每次服用 1～2 粒,空腹服用效果最好(空腹指饭前 1 小时或饭后 2 小时),1 日 2 次。一般情况下,服药1～2 天起效,用药疗程一般不超过 1 周。服药期间饮食要清淡,不要饮酒和食用辛辣的食物。

(2)乳果糖口服液　乳果糖口服液是一种西药,能刺激结肠增加蠕动,保持大便通畅,缓解便秘。此药于早餐时一次服用,如果不喜欢这种药的甜味,可以加水稀释或与饮料同服。

治疗老年人便秘开始时每日服用 30 mL,一般 1～2 天起效。随着便秘症状改善,可将药物减量至每日服用 10～25 mL 维持治疗。刚开始使用此药时可能会有腹胀的症状,随着用药的继续症状可消失,如果出现腹痛和腹泻,可能是因为用药量较大,此时应该减少用药量。

一般用药疗程为 2～4 周,患者在正常排便后可再服药 1 周,调节肠道节律到稳定的状态。长期卧床的老年患者应规律用药,最好不要间断,以维持正常排便,预防粪便嵌塞。

很多老年人担心乳果糖会影响血糖,其实在常规治疗便秘的剂量下,此药不会对糖尿病产生任何影响。

麻仁润肠丸和乳果糖口服液这两种治疗便秘的药物各有特点,老年患者可根据自身情况进行选用。但需要强调的是,药物只是缓解症状,要从根本上治疗老年习惯性便秘,还应该从调整生活方式做起。饮食需要多吃新鲜蔬菜和水果,多饮水、多运动,养成良好的排便习惯。

（五）随访检查

可以采用无痛胃肠镜检查。在做胃肠镜检查前，注射安全、高效的静脉麻醉药，受检者进入睡眠状态，就能去除因检查所产生的恶心、疼痛等不适，医生的操作过程也能更加准确、精细。检查完成后几分钟人即可清醒，休息 10 分钟左右即可自行回家。无痛胃肠镜检查尤其适合高血压、冠心病或高龄长者。

普通胃肠镜检查也并非患者想象得那么难受。若患者能够很好地配合医生，且医生的肠镜操作动作轻柔娴熟的话，非麻醉的肠镜同样没有明显的不适感。

【预防】

（一）预防便秘

预防便秘建议做到以下三点：多吃粗粮或含有很多纤维素的食物，少吃细粮；每日至少喝 6 杯水，每杯 250 mL 左右；定期进行中等强度的锻炼，并养成定时排便的习惯。

（二）如何预防便秘复发

便秘患者痊愈后，为了预防复发，更应注意平时自我保健。

1. **纠正不良饮食习惯**　主食充足，多吃粗纤维食物，如芹菜、韭菜、菠菜、青菜、玉米等。粗纤维能软化大便，增加粪量和肠管内容积，提高肠管内压力，刺激肠蠕动，有利于排便。少吃精细饮食，禁食辛辣刺激性食品，如辣椒、芥末、大蒜、烈酒等，功能性便秘患者，可定时服用小麦麸皮纤维，但肠道器质性狭窄者不宜食用。

2. **纠正不良排便习惯**　忽视便意，中老年女性较多，早晨忙于家务，或急于上班而来不及排便，也有因职业环境如营业员、接待人员等不便离开岗位。经常强忍排便会导致便意淡漠，影响正常排便反射，如厕时阅读书报、玩手机更是种常见不良排便习惯，不利于排便反射的连续进行。另外，蹲位排便，因肛管直肠角增大，更有利于排便，但年老体弱者需量力而行。

3. **每日要有足够的饮水量**　特别老年人或做体力劳动者，肠管内水分被大量吸收，所以要预防便秘就要多饮水，但不宜过度饮茶或含咖啡的饮料。根据中医"咸能软坚"的理论，如果能养成每日晨起空腹饮一杯淡盐开水，对防治便秘有重要作用。足量饮水,可使肠道得到充足的水分保持大便通畅。

4. **平时多吃具有润肠通作用的食物**　如蜂蜜、黑芝麻、核桃仁、花生仁、香蕉、柿子、梨、猕猴桃、火龙果等。这些食物有良好的润肠通便作用,能使粪便润滑柔软,防止阻塞。洋葱、萝卜、南瓜、土豆、红薯等,食后易在肠内产气,可加快肠蠕动,有利于排便。

5. **养成良好的生活习惯**　生活起居要有规律,保证充足的睡眠,积极参加体育运动,加强锻炼,可打太极拳、八段锦等,保持乐观的精神状态,有助于改善消化道功能。

6. **及早采用预防便秘的措施**　少用或不用能引起便秘的药物,积极治疗肠道疾病,尤其是在一些疾病的恢复期,如腹部手术患者,要及早采用预防便秘的措施。

四十一、压力性尿失禁

【概述】

尿失禁简单说小便不受控制自己从尿道口流出。尿失禁的原因很复杂，与膀胱和括约肌肌肉功能失调、排尿神经失去控制、前列腺增生等因素有关。由于病因不同尿失禁有各种不同表现：咳嗽打喷嚏时尿液流出的大多数是压力性尿失禁；经常尿急来不及上厕所，小便在身上的是急迫性尿失禁的典型表现；患前列腺增生症的老年男性晚上"尿床"多半是充溢性尿失禁；尿道手术后尿液不停地流而没有自主排尿的则要考虑真性尿失禁了。

压力性尿失禁是指打喷嚏、咳嗽或运动等腹压增加时出现不自主的尿液自尿道外口漏出。这里需要指出的重点是不自主的尿液漏出，也就是不受意识控制的漏出。

（一）压力性尿失禁相关因素

1. **年龄** 随着年龄增长，女性尿失禁患病率逐渐增高，高发年龄为45～55岁。可能与随着年龄的增长而出现的盆底松弛、雌激素减少和尿道括约肌退行性变等有关。

2. **生育** 生育的次数、初次生育年龄、生产方式、胎儿的大小及妊娠期间尿失禁的发生率均与产后尿失禁的发生有显著的相关性。

3. **盆腔脏器脱垂** 盆腔器官脱垂和压力性尿失禁严重影响中老年妇女的健康和生活质量。压力性尿失禁和盆腔脏器脱垂密切相关，两者常伴随存在。

4. **肥胖** 肥胖女性发生压力性尿失禁的概率显著增高，减肥可降低尿失禁的发生率。

5. **遗传因素** 遗传因素与压力性尿失禁有明确的相关性。压力性尿失禁患者患病率与其直系亲属患病率显著相关。

6. **其他可能相关因素** 雌激素变化、子宫切除术、吸烟、体力活动、便秘以及慢性咳嗽等。

（二）压力性尿失禁原因

女性压力性尿失禁与两种原因有关。一种为绝经期后，因雌激素水平降低，盆底肌肉缺乏雌激素养护，出现盆底脏器脱垂，导致控尿不佳，造成压力性尿失禁，主要表现为腹腔压力增加时膀胱颈（阀门）收缩力不够，尿液不自主流出；另一种为顺产妇女由于之前生产过程中胎头对盆底肌肉造成压迫，绝经期后失去雌激素保护时，肌肉可能因既往的产伤导致压力性尿失禁。

（三）压力性尿失禁程度

尿失禁症状：大笑、咳嗽、喷嚏、跳跃或行走等各种腹压增加状态下，尿液是否有不自主的漏出；停止腹部加压动作后漏尿是否随即终止。

根据临床症状，尿失禁可以分为以下几种程度。

轻度：一般活动及夜间无尿失禁，腹压增加时偶发尿失禁，不需要戴尿垫。

中度：腹压增加及起立活动时，有频繁的尿失禁，需要戴尿垫生活。

重度：起立活动或卧位体位变化时即有尿失禁，严重地影响患者的生活及社交活动。

简单归纳为一句话就是：不笑不漏是轻度，一笑就漏是中度，一动就漏是重度。

（四）哪些检查可以帮助确定诊断

女性压力性尿失禁的检查，最关键的还是通过医生的体检。医生主要检查患者漏尿点的数目配合妇科双合诊，同时排除其他疾病。

客观检查包括 B 超检查，主要检查患者的残余尿量，是否存在上尿路疾病，以及是否存在结石、肿瘤等其他并发症。此外，还包括尿化验，以排除患者是否为感染引起的急迫性尿失禁。还可以进行尿动力学检查，查看患者漏尿点的压力，了解患者膀胱逼尿肌的收缩力情况等。

尿液的形成过程受很多因素影响，包括饮水量、饮食、药物、肾病和其他系统疾病等。因此，尿量或尿液成分异常，除了提示泌尿系统疾病外，还提示有其他系统疾病的可能。高血压、糖尿病、高尿酸血症和痛风、自身免疫性病甚至肿瘤等患者，需要定期监测尿液。

（五）膀胱过度活动症患病率高影响生活质量

膀胱过度活动症（OAB）是一组以尿急症为特征的症候群，而尿急、尿频、夜尿、急迫性尿失禁为其四大核心症状。我国 OAB 的总体患病率为 6.0%，男、女患病率相当。41 岁及以上人群 OAB 的患病率为 11.3%，即每 10 人中就有超过 1 人患有 OAB。而且随着年龄的增加患病率逐渐升高。

OAB 对患者的生活质量的影响很大，它涉及生活的方方面面，包括心理、社交、工作、家庭生活以及日常运动。OAB 患者因怕找卫生间不方便，不愿出远门门或参加社交活动，甚至无法出门。也有老年 OAB 患者因为匆忙上厕所，导致骨折等意外发生。其中近 1/3 的 65 岁以上老年 OAB 患者发生摔倒，因摔倒而引起的髋部骨折导致了多种更严重的问题，约 10% 的髋部骨折患者会在 1 个月内死亡。另外，夜尿作为 OAB 的症状之一，与高血压、心血管疾病和卒中的发生显著相关，会增加高血压、心血管疾病、卒中等心脑血管疾病的发生风险。

【康复照护】

（一）行为训练

事实上，OAB 患者接受治疗的时间越早，越有利于症状的控制。为更有效地解除尿急、尿频等 OAB 症状，常常需要联合行为训练和药物治疗。目前常用的行为治疗主要包括以下 3 点。

1. **养成良好的生活习惯**　注意饮水的方式，避免不合理的饮食。每天喝 6~8 杯水，避免一次性摄入大量的水。入睡前不再饮水。

2. **膀胱训练**　一种简单、经济、有效的 OAB 辅助治疗方法，通过延迟排尿和定时排尿缓解症状。所谓"延迟排尿"就是指尿急时不要立即如厕，而可以先忍会儿等待排尿的感觉减弱，期间将注意力集中到呼吸，缓慢地做 5~10 次深呼吸，以干扰大脑传递的尿急错误信息。所谓"定时排尿"就是指无论是否需要，每小时排尿一次，此后逐渐增加排尿间隔，直至能够憋尿 3~4 小时甚至更长时间。

3. **盆底肌肉训练**　有助于更有效地控制膀胱排尿。具体做法是快速而有力地挤压盆底肌肉，每次 5~10 次，尿急冲动可以有效减弱。平日里，患者可以在排尿尝试收缩盆底肌肉来停止排尿，重复这个动作几次，直到熟悉盆底肌群收缩的感觉；接着，再收缩盆底肌肉 3 秒、放松 3 秒，循环 10~15 次，每天至少要进行 3 次以上。

为控制 OAB 症状,行为训练的同时还应配合药物治疗。目前常用的一线治疗药物 M 受体拮抗药,就是通过阻止逼尿肌不自主收缩来防止膀胱痉挛,抑制异常的排尿冲动,从而使膀胱能够存留更多的尿液,减少尿频和意外漏尿的发生。目前 OAB 已被纳入国家卫计委慢性病防治管理范畴,患者需要做好"长期作战"的思想准备,药物治疗疗程应至少为 3 个月,如果中断治疗,多数人会出现 OAB 症状反复的情况。

(二) 随访观察

自测预判:由于 OAB 具有长期的进展性,如果不及时治疗可能加重病情。高达 88% 的原发性逼尿肌过度活动(IDO)相关的 0AB 症状可持续存在长达 10 年以上,因此,如果存在尿急、尿频等症状,应尽早治疗,解除困扰。

正因为患者对 OAB 认识的不足,容易错过就诊的最佳时机。其实 OAB 十分常见,无须感到尴尬,即使在家中也可以借助评分表(OABSS)自行筛查,通过简单的方法进行预判。OABSS 是有效的自我监测工具,主要用于评估和量化 OAB 症状的严重程度(表 2 - 11)。值得提醒的是,尿急是 OAB 的核心症状,无尿急这一主诉则不能确诊 OAB。

表 2 - 11 OABSS 评分表

问 题	症 状	频率/次数	得分(请打√)
1. 白天排尿次数(尿频)	从早晨起床到晚上入睡的时间内,小便次数是多少?	≤7	0
		8~14	1
		≥	2
2. 夜间排尿次数(夜尿)	从晚上入睡到早晨起床的时间内,因为小便起床次数是多少?	0	0
		1	1
		2	2
		≥3	3
3. 尿急	是否有突然想要小便、同时难以忍受的现象发生?	无	0
		每周<1	1
		每周≥1	2
		每周=1	3
		每周2~4	4
		每日≥5	5

(续表)

问　题	症　状	频率/次数	得分（请打√）
4. 急迫性尿失禁	是否有突然想要小便、同时无法忍受并出现尿失禁的现象？	无	0
		每周<1	1
		每周≥1	2
		每周=1	3
		每周 2～4	4
		每日≥5	5
总分			

注：OAB 的诊断标准：问题 3（尿急）的得分≥2 分，且总分≥3 分。

　　自我评估结果显示为 OAB 症状，应即刻前往医院就诊。患者可以主动提供 OABSS 自测结果，以帮助医生更好地了解相关症状。同时，患者可以告知合并疾病和用药史，帮助医生分析病因并为制订治疗方案提供依据。其他有无吸烟史、饮食是否科学合理等也是医生关注的生活方式，可以找到疾病相关的风险因素。同时，患者还将接受简单的体格检查，以排除其他疾病。此外，通过尿液分析可以评估患者是否存在尿路感染、血尿或糖尿现象。当初始检查不能明确诊断时，需要借助辅助检查以排除其他疾病。在此期间，患者应积极配合医生，建立良好的沟通，有助于早日缓解症状。

　　OABSS 总评分就是这 4 个问题评分的总和。选择最近 1 周内最接近您排尿状态的得分。基于评分结果，当问题 3（尿急）的得分≥2 分，且整个 OABSS 得分在 3 分以上，就可诊断为 OAB；同时还可基于 OABSS 得分来判断 OAB 症状的严重程度，其中得分 3～5 分属于轻度 OAB；得分 6～11 分属于中度 OAB；得分≥12 分属于重度 OAB。

　　OABSS 反映了患者病情变化的精确指标，其总评分评估药物疗效的敏感度高于任何单一症状的评估。因此，OABSS 是个简单方便、可靠的 OAB 协助诊断评估工具，并且使 OAB 的诊断更为规范。特别注意的是，尿急是 OAB 的核心症状，无尿急这一主诉者不能确诊 OAB。

（三）治疗方案

　　由于尿失禁影响患者生活质量，所以选用哪种方法是医生和患者沟通后权衡利弊的结果。轻度压力性尿失禁患者推荐进行盆底功能锻炼，可通过持续 2～3 个月以上的自身锻炼逐渐缓解压力性尿失禁的症状；中度患者进行生物反馈治疗比自行盆底功能锻炼效果更好；以上锻炼方式重度患者受益不大，重度患者可能存在尿道活动度过大或出现膀胱颈下移表现，需进行微创手术来缓解尿失禁的症状。

1. 保守治疗

（1）控制体重　肥胖是女性压力性尿失禁的明确危险因素，减轻体重可改善尿失禁的症状。

（2）盆底肌训练　通过自主的、反复的盆底肌肉群的收缩和舒张，增强支持尿道、膀胱、子宫和直肠的盆底肌张力，增加尿道阻力、恢复盆底肌功能，达到预防和治疗尿失禁的目的。此法简便、易行、有效，适用于各类型的压力性尿失禁。

可参照如下方法实施：持续收缩盆底肌（提肛运动）2～6 秒，松弛休息 2～6 秒。如此反复。0～15 次为 1 组，每日训练 3～8 组，持续 8 周以上或更长。盆底肌训练可结合生物反馈、电刺激治疗进行，经常在专业人员的指导下进行盆底肌训练可以获得更好的疗效。

（3）生物反馈　是借助置于阴道或直肠内的电子生物反馈治疗仪，监视盆底肌肉的肌电活动，并将这些信息转换为视觉和听觉信号反馈给患者，指导患者进行正确的、自主的盆底肌训练并形成条件反射。其他包括电刺激治疗和磁刺激治疗。

（4）药物治疗　主要作用在于增加尿道闭合压，提高尿道关闭功能。目前常用的药物有度罗西汀、雌激素和选择性 α_1 受体激动药。从疗效上看，药物在一定程度上可改善压力性尿失禁的症状，结合盆底肌训练可获得更好的疗效。但是高血压患者需要注意选择性 α_1 受体激动药是不可以使用的，因为这类药物会增加患者的血压。

女性绝经后雌激素水平的下降导致尿道的保护功能下降，所以尿失禁患者可以使用雌激素局部治疗从而达到刺激尿道上皮的生长，增加尿道黏膜静脉丛供血、增加支持盆底结构肌肉的张力等效果。

2. 手术治疗　治疗压力性尿失禁的手术现在已经比较成熟。尿失禁手术是微创的，"吊带"手术只需在阴道前壁做 1～2 cm 的切口放"吊带"到尿道中段来加固和支撑尿道。除经阴道的手术外，也有一些经其他的部位，如腹部正中切口，游离尿道后进行悬吊。同传统手术相比，"吊带"手术操作时间短，平均只要 30 分钟左右便可完成。由于手术是微创的，所以损伤小，不会遗留明显的手术痕迹。且手术在局部麻醉下进行,病人恢复快,平均住院日只需 2—3 天,部分病人还可于门诊完成手术。

压力性尿失禁手术治疗也是有严格适应证的,主要包括以下几方面(任意满足这一条)。非手术治疗效果不佳或不能坚持、不能耐受、预期效果不佳的患者、因重度压力性尿失禁,严重影响生活质量的患者;对生活质量有较高要求的患者;伴有盆腔器官脱垂等盆底功能病变需行盆底重建者,同时存在压力性尿失禁。

手术的主要目的是恢复患者正常的排尿功能。常见的手术类型主要包括尿道中段吊带术和尿道旁注射术等。需要提醒的是,女性压力性尿失禁手术并非一劳永逸,需注意隔 3～6 个月于泌尿科进行随诊,主要为定期检查尿流速。少数患者可能因体质生物学材料相容性不佳,出现尿流速下降或残余尿增加,需长期检测排尿状态。另外组织相容性不佳的患者术后可能出现生物学吊带侵蚀阴道、有异物感或侵蚀尿道而产生刺痛感,少数侵蚀到膀胱可能引起结石,如有以上不适感需及时至泌尿科门诊随访复查。

(四) 防止发生并发症

在诊断压力性尿失禁的同时,必须高度重视可能影响压力性尿失禁治疗效果的合并疾病,主要包括膀胱过度活动症、盆腔脏器脱垂、逼尿肌收缩力减弱和膀胱出口梗阻。

1. **膀胱过度活动症**　如果出现了尿频、尿急伴或不伴压力性尿失禁,即应怀疑合并有膀胱过度活动症,高度推荐用排尿日记详细了解患者症状具体程度。压力性尿失禁合并膀胱过度活动症的治疗应以改善患者生活质量为最终目的。

2. **盆腔脏器脱垂**　盆底筋膜、韧带松弛是压力性尿失禁与盆腔脏器脱垂的共同发病原因,所以两种疾病常合并发生。

3. **逼尿肌收缩力减弱**　逼尿肌收缩力减弱常见于老年妇女、主要表现为排尿困难。由于尿失禁与排尿困难是两个极端,首先需要明确哪个对患者的生活质量影响更大,同时也应当明白尿失禁给女性患者生活质量造成的麻烦远大于排尿困难。手术后可能会出现残余尿量增加,或出现尿潴留。

4. **膀胱出口梗阻**　女性膀胱出口梗阻多数属于功能性的,可自行恢复。

【预防】

目前无确切预防方法。压力性尿失禁发病机制与盆底括约肌萎缩和松弛有关,正确锻炼盆底括约肌,有助于预防压力性尿失禁的发生,锻炼不当可能起反作用。

1.**普及教育** 压力性尿失禁是中老年女性的一种常见疾病。首先,公众需要认识并了解这是一种可以预防和治疗的疾病,应该早预防、早发现、早治疗。对于压力性尿失禁患者,还应注意心理疏导,向患者及家属说明本病的发病情况及主要危害,解除患者心理压力,将其对患者生活质量的影响降到最低限度。

2.**避免危险因素** 根据尿失禁的常见危险因素,采取相应的预防措施。对于家族中有尿失禁发生史、肥胖、吸烟、高强度体力运动以及存在便秘等长期腹压增高者,如果出现尿失禁,应评估生活方式与尿失禁发生的可能相关关系,并据此减少对易感因素的接触机会。

(1)盆底肌训练 通过自主的反复的盆底肌肉群的收缩和舒张增强盆底肌张力、恢复盆底肌功能、增强尿道阻力,可达到预防和治疗尿失禁的目的。

(2)生物反馈 借助电子生物反馈治疗仪,可指导患者进行正确、有效、自主的盆底肌肉训练,患者可更直观地观察到收缩的效果,掌握收缩强度,并形成条件反射。

第三部分

附　录

中华人民共和国老年人权益保障法（节选）

（1996 年 8 月 29 日第八届全国人民代表大会常务委员会第二十一次会议通过 根据 2009 年 8 月 27 日第十一届全国人民代表大会常务委员会第十次会议《关于修改部分法律的决定》第一次修正 2012 年 12 月 28 日第十一届全国人民代表大会常务委员会第三十次会议修订 根据 2015 年 4 月 24 日第十二届全国人民代表大会常务委员会第十四次会议《关于修改（中华人民共和国劳动法）第六部法律的决定》第二次修正 根据 2018 年 12 月 29 日第十三届全国人民代表大会常务委员会第七次会议《关于修改（中华人民共和国劳动法）等七部法律的决定》第三次修正）

第一章 总 则

第二条 本法所称老年人是指六十周以上的公民。

第五条 国家建立和完善以居家为基础、社区为依托、机构为支撑的社会养老服务体系。倡导全社会优待老年人。

第七条 保障老年人合法权益是全社会的共同责任。国家机关、社会团体、企业事业单位和其他组织应当按照各自职责，做好老年人权益保障工作。

第十一条 老年人应当遵纪守法，履行法律规定的义务。

第二章 家庭赡养与扶养

第十三条 老年人养老以居家为基础，家庭成员应尊重、关心和照料老年人。

第十四条 赡养人应当履行对老年人经济上供养、生活上照料和精神上慰藉的义务，照顾老年人的特殊需要。赡养人是指老年人的子女以及其他依法负有赡养义务的人。赡养人的配偶应当协助赡养人履行赡养义务。

第十五条 赡养人应当使患病的老年人及时得到治疗和护理；对经济困难的老年人，应当提供医疗费用。对生活不能自理的老年人，赡养人应当承担照料责任；不能亲自照料的，可以按照老年人的意愿委托他人或者养老机构等照料。

第十六条 赡养人应当妥当安排老年人的住房，不得强迫老年人居住或者迁居条件低劣的房屋。老年人自有的或者承租的住房，子女或者其他亲属不得侵占，不得擅自改变产权关系或者租赁关系。

老年人自有的住房赡养人有维修的义务。

第十七条 赡养人有义务耕种或者委托他人耕种老年人承包的田地，照管或者委托他人照管老年人的林木和牲畜等，收益归老年人所有。

第十八条

家庭成员应关心老年人精神需求，不得忽视、冷落老年人。

与老年人分开居住的家庭成员，应当经常看望或者问候老年人。

用人单位应当按照国家有关规定保障赡养人探亲休假的权力。

第十九条 赡养人不得以放弃继承权或者其他理由，拒绝履行赡养义务。赡养人不履行赡养义务，老年人有要求赡养人付给赡养费等权利。赡养人不得要求老年人承担力不能及的劳动。

第二十三条 老年人与配偶有相互抚养的义务

第二十五条 禁止对老年人实施家庭暴力。

第三章　社　会　保　障

第二十八条 国家通过基本养老保险制度，保障老年人基本生活。

第四章　社　会　服　务

第三十七条 地方各级人民政府和有关部门应当采取措施，发展城乡社区养老服务，鼓励、扶持专业服务机构及其他组织和个人，为居家的老年人提供生活照料、紧急救援、医疗护理、精神慰藉、心理咨询等多种形式的服务。

对经济困难的老年人，地方各级人民政府应当逐步给予养老服务补贴。

第三十八条 建立适应老年人需要的生活服务、文化体育活动、日间照料、疾病护理与康复等服务设施和网点，就近为老年人提供服务。

发扬邻里互助的传统，提倡邻里间关心、帮助有困难的老年人。鼓励慈善组织、志愿者为老年人服务。倡导老年人互助服务。

第五十条 各级人民政府和有关部门应当将老年医疗卫生服务纳入城乡医疗卫生服务规划，将老年人健康管理和常见病预防等纳入国家基本公共卫生服务项目，鼓励为老年人提供健康、护理、临终关怀等服务。国家鼓励医疗机构开设针对老年病的专科或者门诊。医疗卫生机构应当开展老年人的健康服务和疾病防治工作。

第五十一条 国家采取措施,加强老年医学的研究和人才培养,提高老年病的预防、治疗、科研水平,促进老年病的早期发现、诊断和治疗。

国家和社会采取措施开展各种形式的健康教育,普及老年保健知识,增强老年人自我保健意识。

第五章 社 会 优 待

第五十六条 老年人因其合法权益受侵害提起诉讼交纳诉讼费确有困难的,可以缓交、减交或者免交;需要获得律师帮助,但无力支付律师费用的,可以获得法律援助。鼓励律师事务所、公证处、基层法律服务所和其他法律服务机构为经济困难的老年人提供免费或者优惠服务。

第五十七条 医疗机构应当为老年人就医提供方便,对老年人就医予以优先。有条件的地方,可以为老年人设立家庭病床,开展巡回医疗、护理、康复、免费体检等服务。提倡为老年人义诊。

第六章 宜 居 环 境

第六十一条 国家采取措施,推进宜居环境建设,为老年人提供安全、便利和舒适的环境。

第七章 参与社会发展

第六十六条 国家和社会应当重视、珍惜老年人的知识、技能、经验和优良品德,发挥老年人的专长和作用,保障老年人参与经济、政治、文化和社会生活。

第八章 法 律 责 任

第七十三条 老年人合法权益受到侵害的,被侵害人或者其代理人有权要求有关部门处理,或者依法向人民法院提起诉讼。

人民法院和有关部门,对侵犯老年人合法权益的申诉、控告和检举,应当依法及时受理,不得推诿、拖延。

第七十五条 老年人与家庭成员因赡养、抚养或者住房、财产等发生纠纷,可以申请人民调解委员会或者其他有关组织进行调解,也可以直接向人民法院提起诉讼。

人民调解委员会或者其他有关组织调解钱款纠纷时,应当通过说服、疏导等方式化解矛盾和纠纷;对有过错的家庭成员,应当给予批评教育。

人民法院对老年人追索赡养费或者扶养费的申请,可以依法裁定先予执行。

第七十八条 侮辱诽谤老年人,构成违反治安管理行为的,依法给予治安管理处罚;构成犯罪的,依法追究刑事责任。

后　记

　　编著者已步入耄耋之年,身患多种疾病,需用药和手术,且在家自我康复和自我照护,又同龄患病老友常咨询疾病康复治疗和训练问题,遂产生一个念头,把平时收集的由临床专家撰写的医疗预防和康复科普文章,结合自身生活、工作实践的心得体会,融会贯通汇编为《老年慢病家庭康复照护》一书。

　　本书分为三部分。

　　第一部分　名词解释:老年慢病、家庭康复、家庭照护和法律保障。

　　第二部分　参阅病症,含有肿瘤、脑卒中、老年高血压、冠心病、糖尿病等40多种病症,每个病症按概述、康复照护和预防分述。

　　第三部分　附录节选《中华人民共和国老年人权益保障法》。

　　本书是提供给老年朋友及家属、照护者参考的一本科普读物,但愿能助力老年患者的家庭康复照护,以及维护老年患者合法权益。

　　本书编写过程中,得到院领导和老同志们的支持和鼓励;得到复旦大学附属中山医院郭津生教授和上海科技教育出版社蔡婷编辑的审阅、修改并定稿。得到亲友提供资料、抄写、打印等帮助,谨此表示衷心感谢。

　　本书编写过程中,编著者虽然力求把工作做得好一点,但限于专业水平和医学进展快速,难免存在诸多缺点和错误,祈希读者批评指正。

　　温馨提示:老年患者在康复治疗和康复锻炼的过程中,应遵医嘱。愿天下老年朋友健康长寿。感恩党和政府对老年人的关怀。

　　搁笔之余,给自己和家人留下小诗一首:

　　人生自古谁无死

　　世间何必留芳名

活者奋进不止步

告别俭简归大海

编著者

于司法鉴定科学研究院

上海瑞金康复医院

2020 年 10 月